W0329830

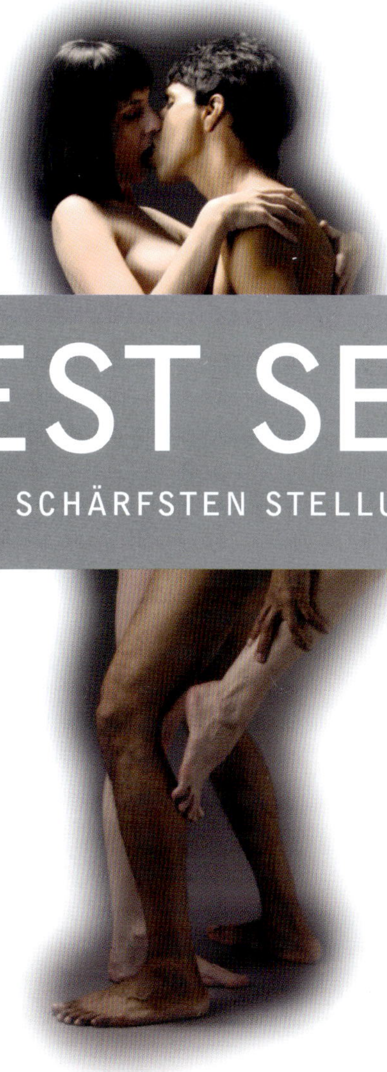

BEST SEX

DIE 101 SCHÄRFSTEN STELLUNGEN

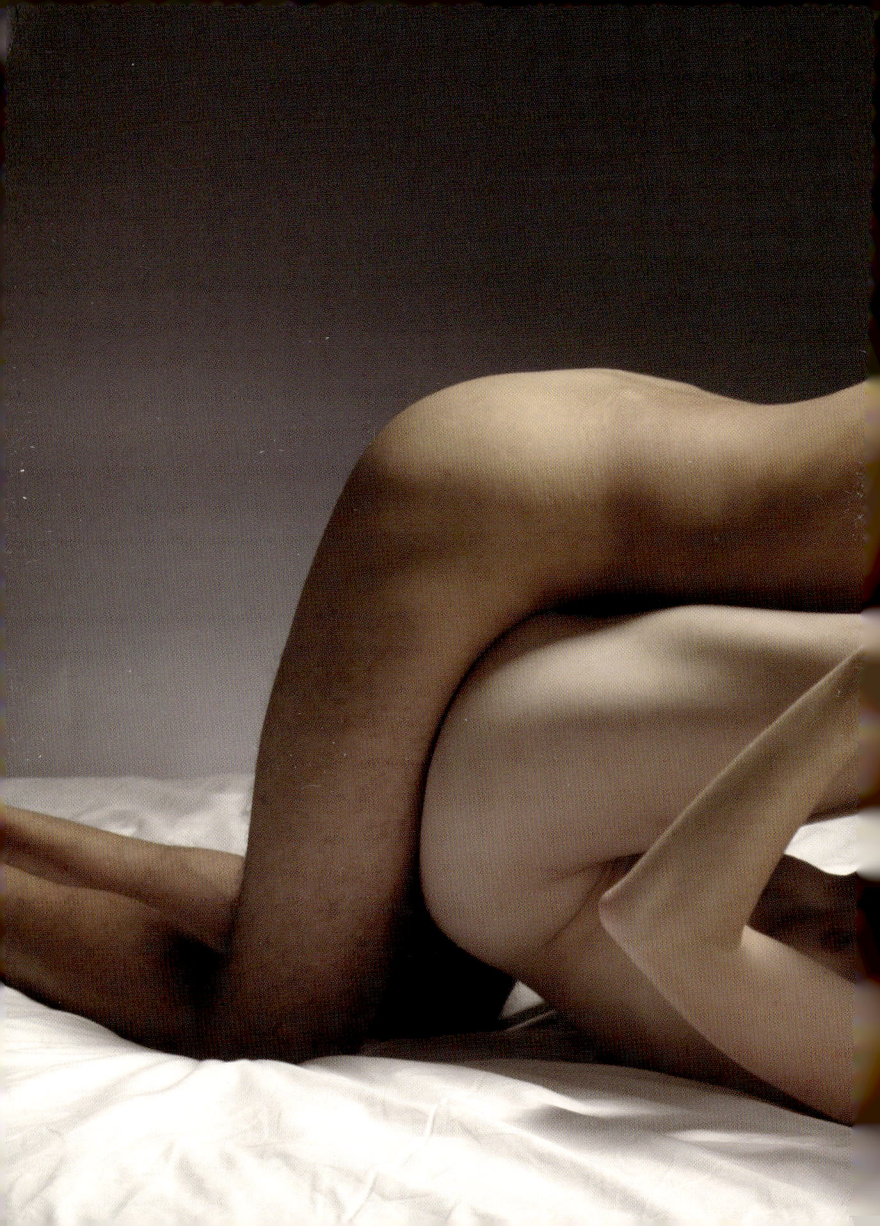

BEST SEX

DIE 101 SCHÄRFSTEN STELLUNGEN

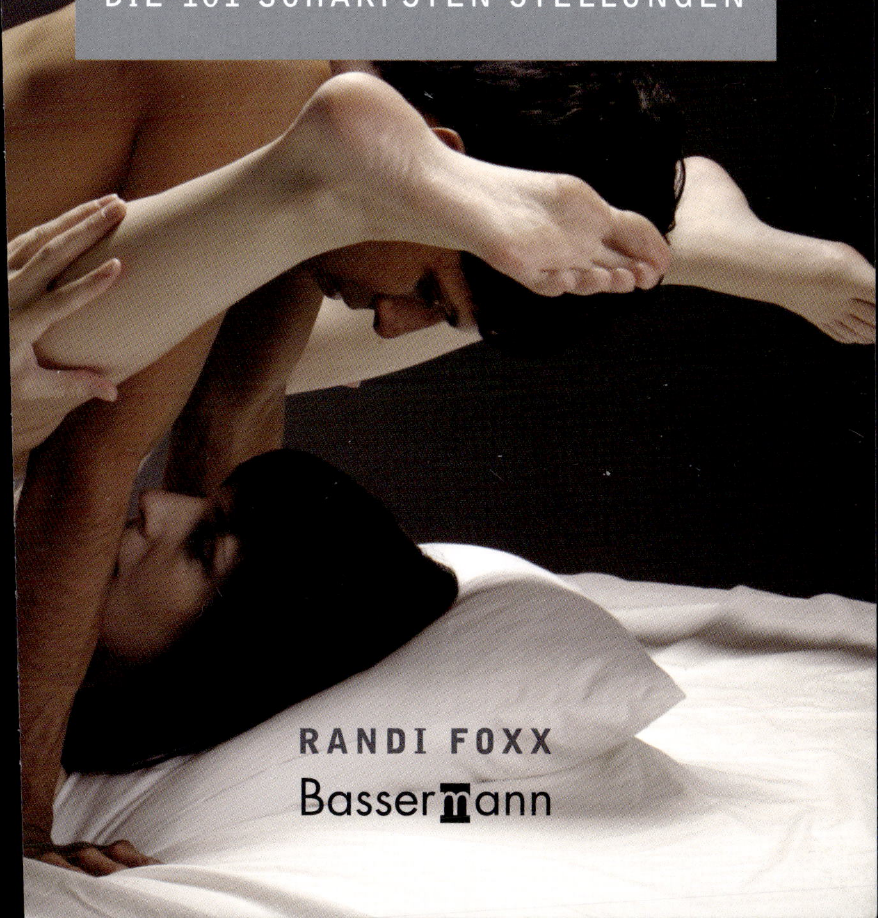

RANDI FOXX

Bassermann

ISBN: 978-3-8094-2183-2

© der deutschen Erstausgabe 2007
by Bassermann Verlag, einem Unternehmen
der Verlagsgruppe Random House GmbH,
81673 München
© der englischen Originalausgabe:
© Hylas Publishing 2007
Originaltitel: Sex 101
Das vorliegende Buch ist eine Übersetzung des
im Original bei Hylas Publishing LLC,
129 Main Street, Suite C, Irvington,
NY 10533, USA erschienenen Buches.

Die Verwertung der Texte und Bilder, auch auszugsweise, ist ohne Zustimmung des Verlags urheberrechtswidrig und strafbar. Dies gilt auch für Vervielfältigungen, Übersetzungen, Mikroverfilmung und für die Verarbeitung mit elektronischen Systemen.

Umschlaggestaltung: Atelier Versen,
Bad Aibling
Fotos: Robert Wright
Übersetzung: Berliner Buchwerkstatt,
Martin Rometsch
Redaktion: Berliner Buchwerkstatt,
Vera Olbricht
Gestaltung und Satz: Berliner Buchwerkstatt,
Andrea Päch

Die Informationen in diesem Buch sind von Autoren und Verlag sorgfältig erwogen und geprüft, dennoch kann eine Garantie nicht übernommen werden. Eine Haftung der Autoren bzw. des Verlags und seiner Beauftragten für Personen-, Sach- und Vermögensschäden ist ausgeschlossen.

Printed in Singapore

817 2635 4453 6271

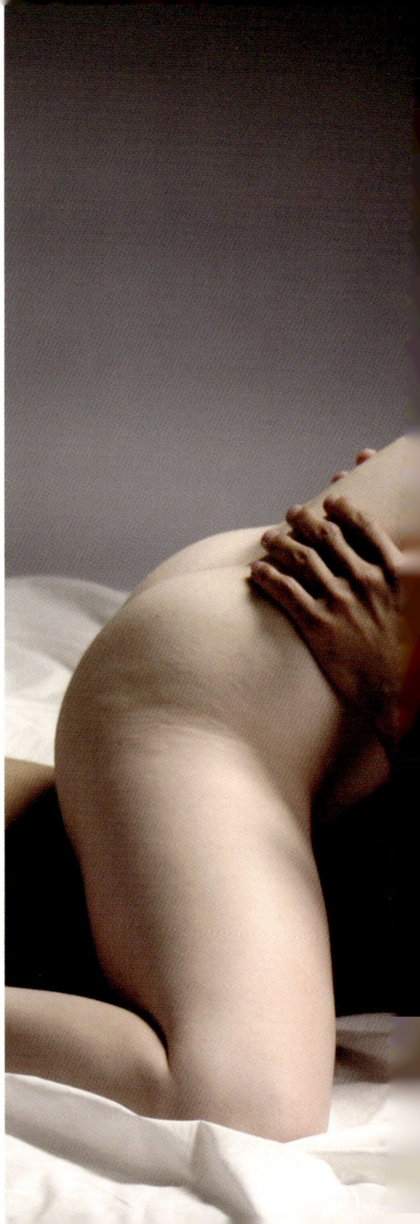

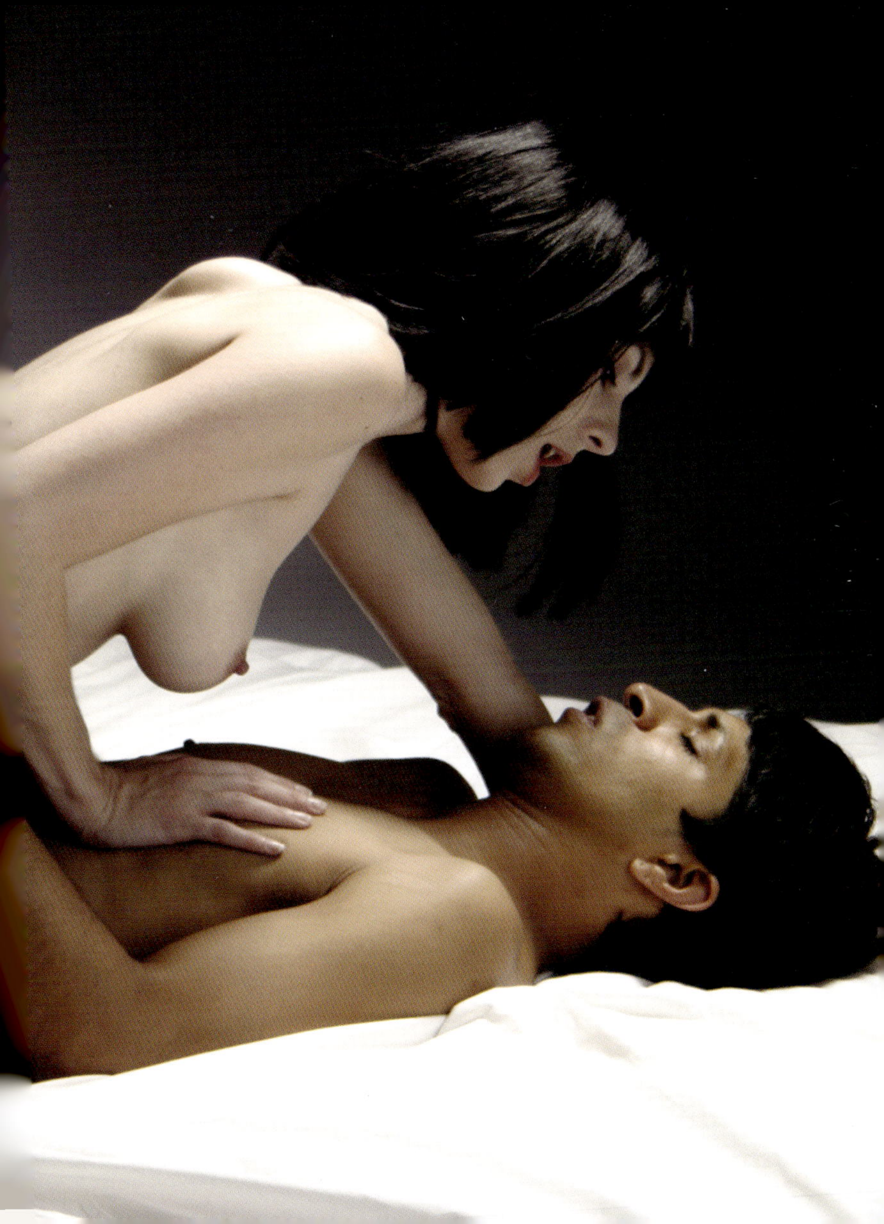

Inhalt

Teil 1: Bett-Action . . . 8

1 Lineal A . . . 10
2 Rhythmische Fußreibung . . . 12
3 Lineal B . . . 14
4 Immer an deiner Seite . . . 16
5 Schwein in einer Decke . . . 18
6 Der reuige Sünder . . . 20
7 Das Erwachen . . . 22
8 Das Erwachen am Spieß . . . 24
9 Inneres Erwachen . . . 26
10 Schere . . . 28
11 Spalten eines Bambus . . . 30
12 Hammerkopf . . . 32
13 Klappmesser . . . 34
14 Klappmesser seitlich . . . 36
15 Kletter-Efeu . . . 38
16 Umgekehrte Schubkarre . . . 40
17 Der Krebs . . . 42
18 Der umschlungene Krebs . . . 44
19 Der offene Krebs . . . 46
20 Die Presse . . . 48
21 Das Fahrrad . . . 50
22 Seitliche Presse . . . 52
23 Halber Lotus . . . 54
24 Ganzer Lotos . . . 56
25 Indras Gemahlin . . . 58
26 Knien und strecken . . . 60
27 Knien und seitlich strecken . . . 62
28 Knien und nach hinten drücken . . . 64
29 Seitlich knien und strecken . . . 66
30 Wellenkamm . . . 68
31 Beckenstoß . . . 70
32 Beckentanz auf dem Schoß . . . 72
33 Umschlungener Beckentanz . . . 74
34 Kamas Rad . . . 76
35 Kamas Rad im Liegen . . . 78
36 Schlangenfalle . . . 80
37 Schlangenfalle im Liegen . . . 82
38 Die endlose Umarmung . . . 84
39 Fußpaare . . . 86
40 X zeigt den Punkt . . . 88
41 Der Mährentrick . . . 90
42 Die Zange . . . 92
43 Die Spinnerin . . . 94
44 Meditation hinter dem Rücken . . . 96
45 Die Nadel . . . 98
46 Löffel an Löffel . . . 100
47 Löffel an Löffel gestreckt . . . 102
48 Ins Haus gleiten . . . 104
49 Ruhesessel . . . 106
50 Die Umschlingung . . . 108
51 Das bockende Wildpferd . . . 110
52 Hast du Lust? . . . 112
53 Kauernder Tiger, verborgene Leidenschaft . . . 114
54 Lasst uns beten . . . 116

55 Körperumarmung 118
56 Gebeugte Körperumarmung ... 120
57 Körperumarmung im Liegen ... 122
58 Aufschrei 124
59 Süße Hingabe 126
60 Der Korkenzieher 128
61 Der gebeugte Korkenzieher 130
62 Umgekehrte Nackenklammer .. 132
63 Die Wippe A 134
64 Die Wippe B 136
65 Die Rückenbeuge A 138
66 Der Thron 140

Teil zwei: Durch die Hintertür .. 142
67 Hündchen 144
68 Das holländische Hündchen ... 146
69 Hündchen seitwärts 148
70 Rückenkraulen 150
71 In Liebe gehüllt 152
72 Baby-Elefant 154
73 Offener Elefant 156
74 Der Elefant 158

Teil drei: An der Kante 160
75 Umklammerung im Sitzen 162
76 Gebeugte Umklammerung im Sitzen 164
77 Die Rückenbeuge B 166
78 Der Vorstoß 168
79 Die Kobra 170
80 Der Pilot 172

Teil vier: Die stehende 0 174
81 Der Überfall 176
82 Steh ihm bei 178
83 Der Tango 180
84 Der Harnisch 182
85 Die Rückenbeuge C 184
86 Begegnung mit der Kuh 186
87 Der Staubsauger 188
88 Der aufrechte Staubsauger 190
89 Der Handstand 192
90 Beinheben 194

Teil vier: Stuhl-Action 196
91 Stuhl-Lift 198
92 Perfektes Eintauchen 200
93 Die Salonkatze 202
94 Fido auf den Füßen 204
95 Die Schubkarre 206
96 Faules Mädchen 208
97 Seilziehen 210
98 Setz dich auf meinen Schoß ... 212
99 Rückwärtsgang 214
100 Mein Ritter, mein Sessel 216
101 Sesseltwist 218

Checkliste 220

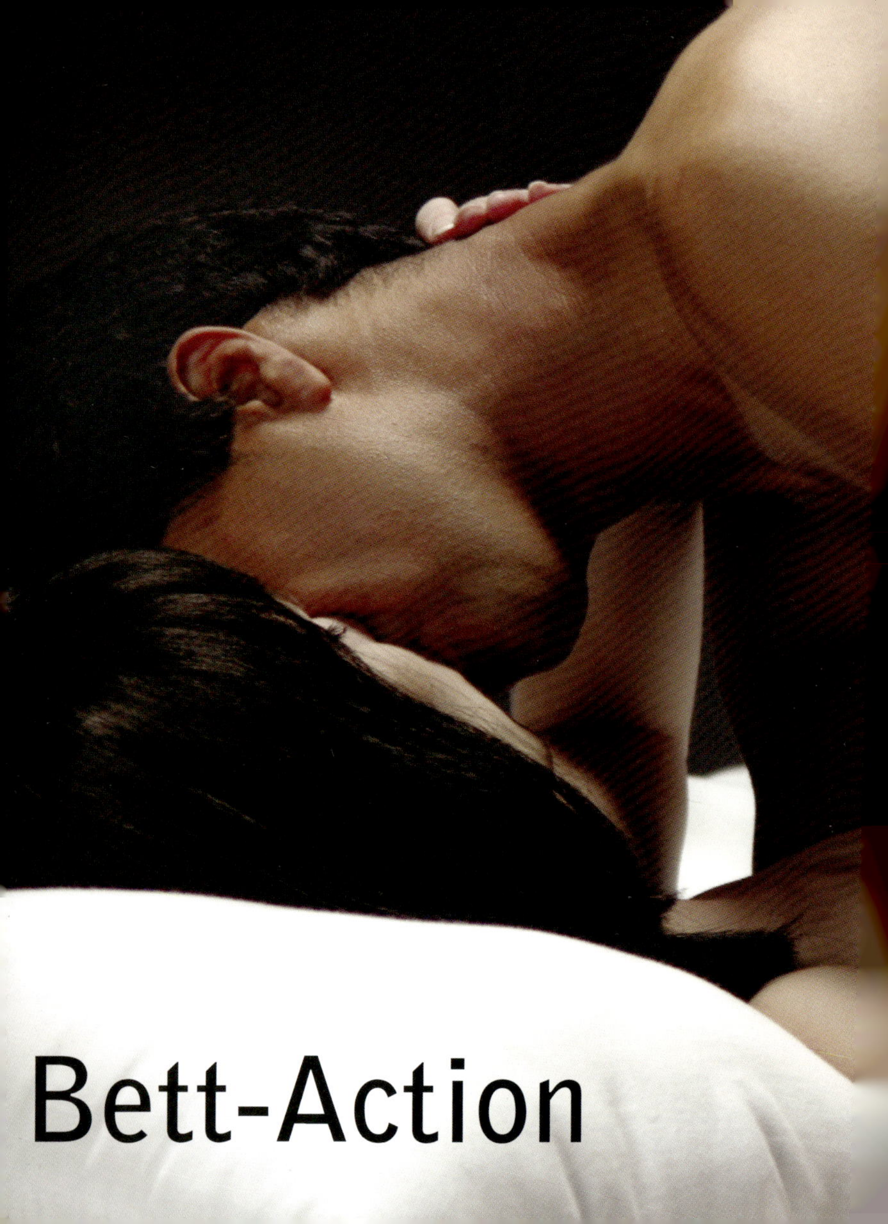

Bett-Action

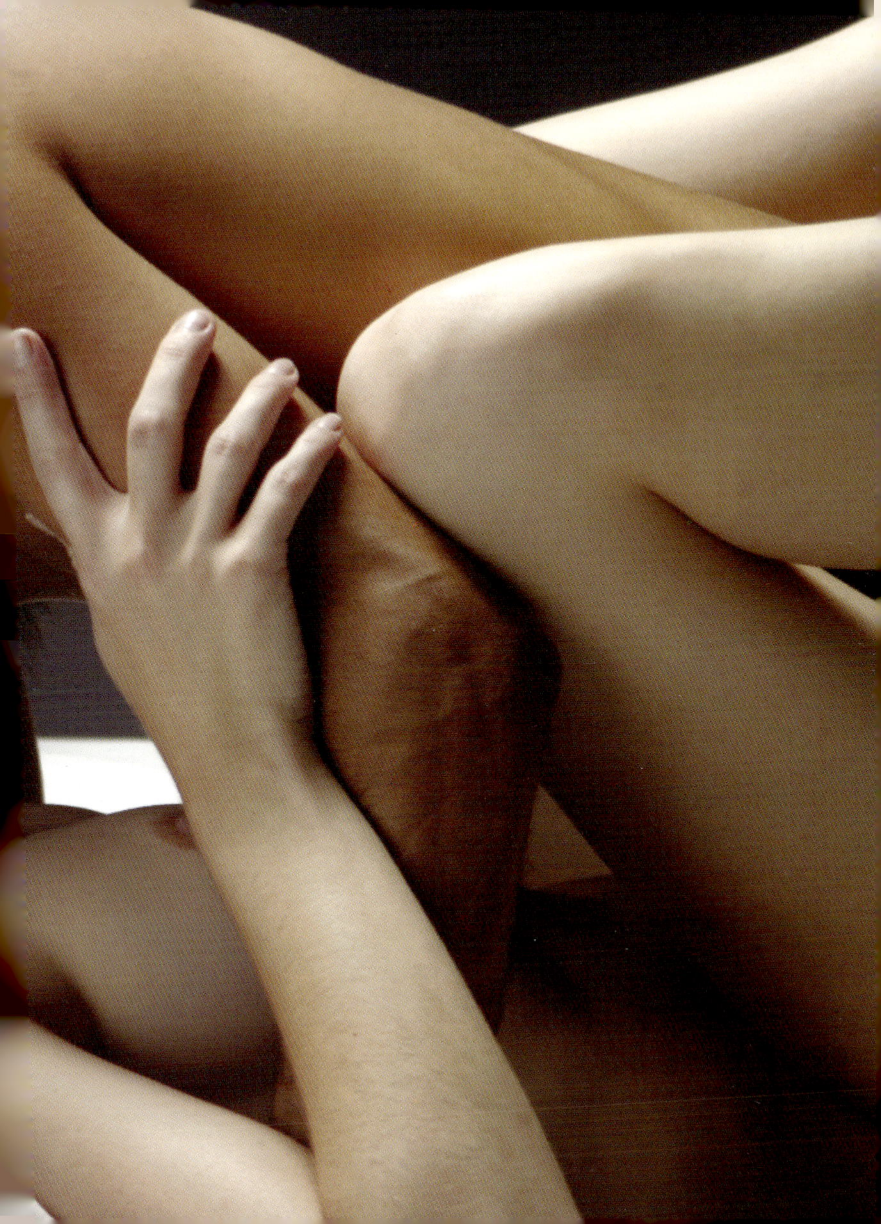

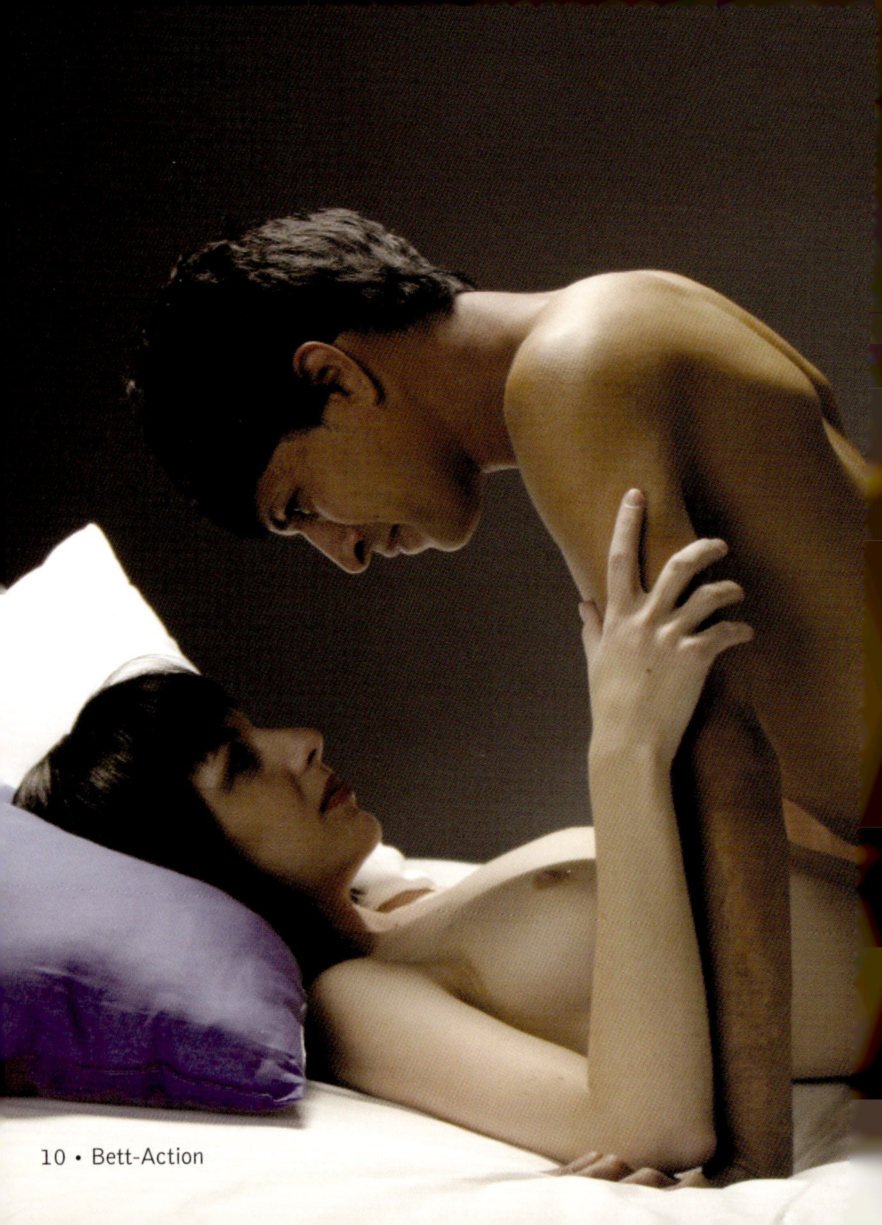

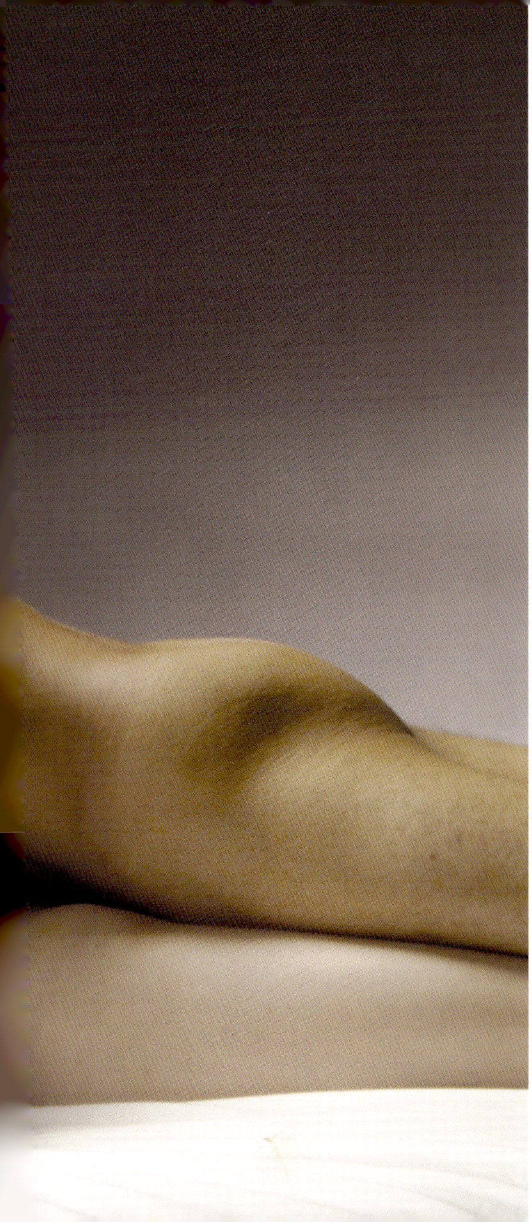

1

Lineal A

Meist als Missionars- oder Klammerstellung bezeichnet. Der Mann liegt oben, beide Partner strecken die Beine und sind einander zugewandt.

2

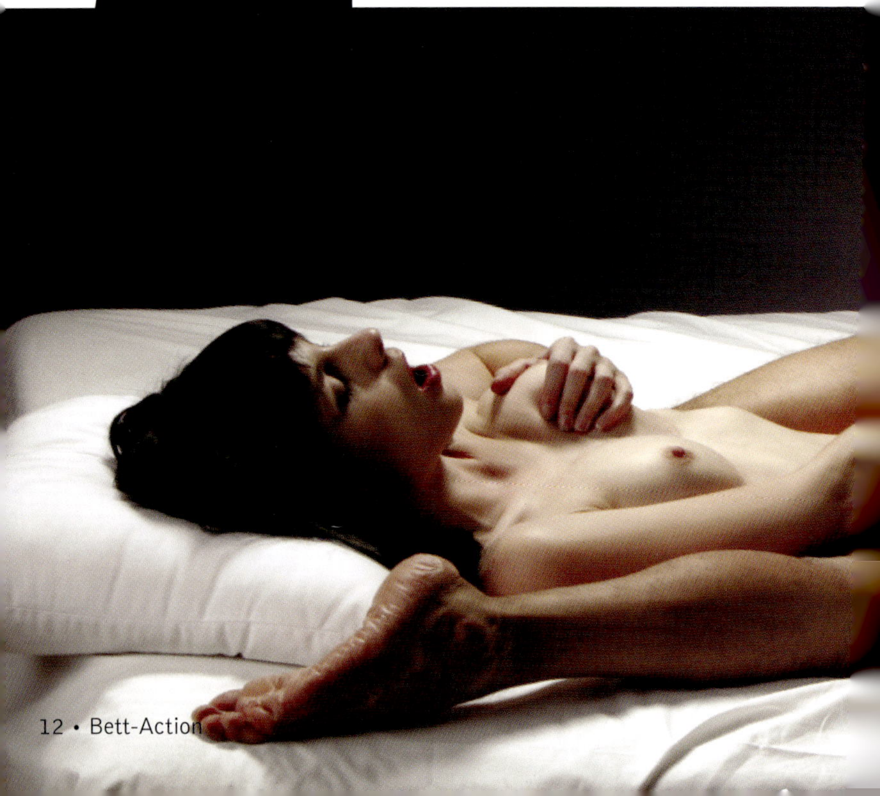

Rhythmische Fußreibung

Der Mann macht im Lineal A (1) eine volle Drehung um 360 Grad, ohne sich von der Partnerin zu lösen. Wenn er sich um 180 Grad gedreht hat, kann er innehalten und ihr eine wohltuende Fußmassage verabreichen! (Sie kann die Gelegenheit nutzen, seinen Po zu liebkosen und den Körper ihres Liebsten aus einem neuen Blickwinkel zu bewundern.) Er braucht viel Erfahrung, um sich zu drehen, ohne dass der Penis immer wieder herausrutscht; aber die Penetrationswinkel sind die Mühe wert!

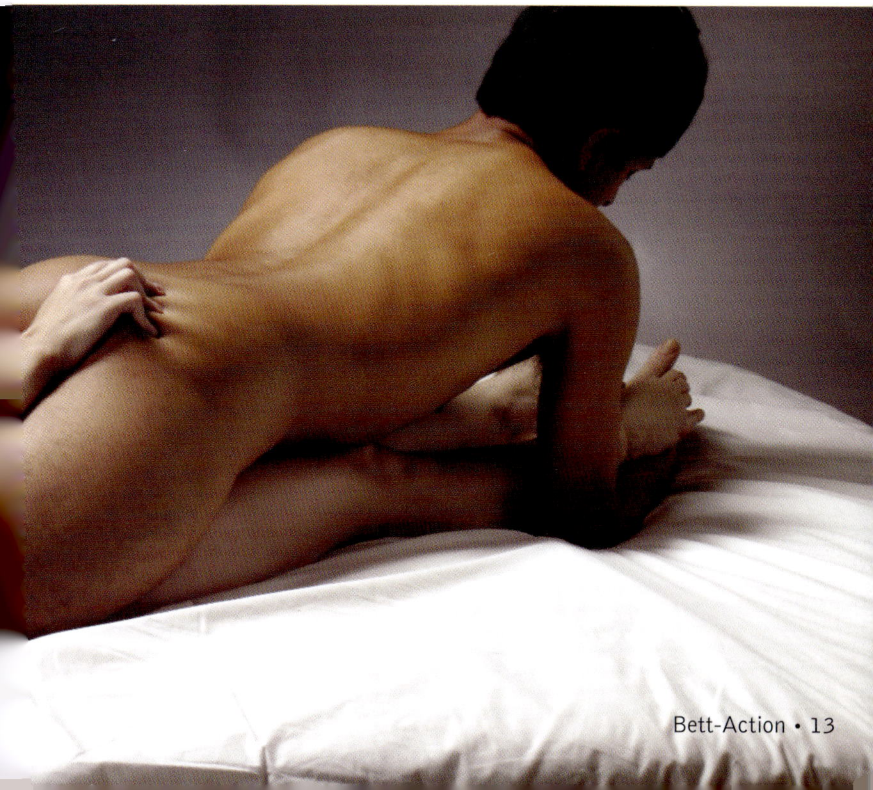

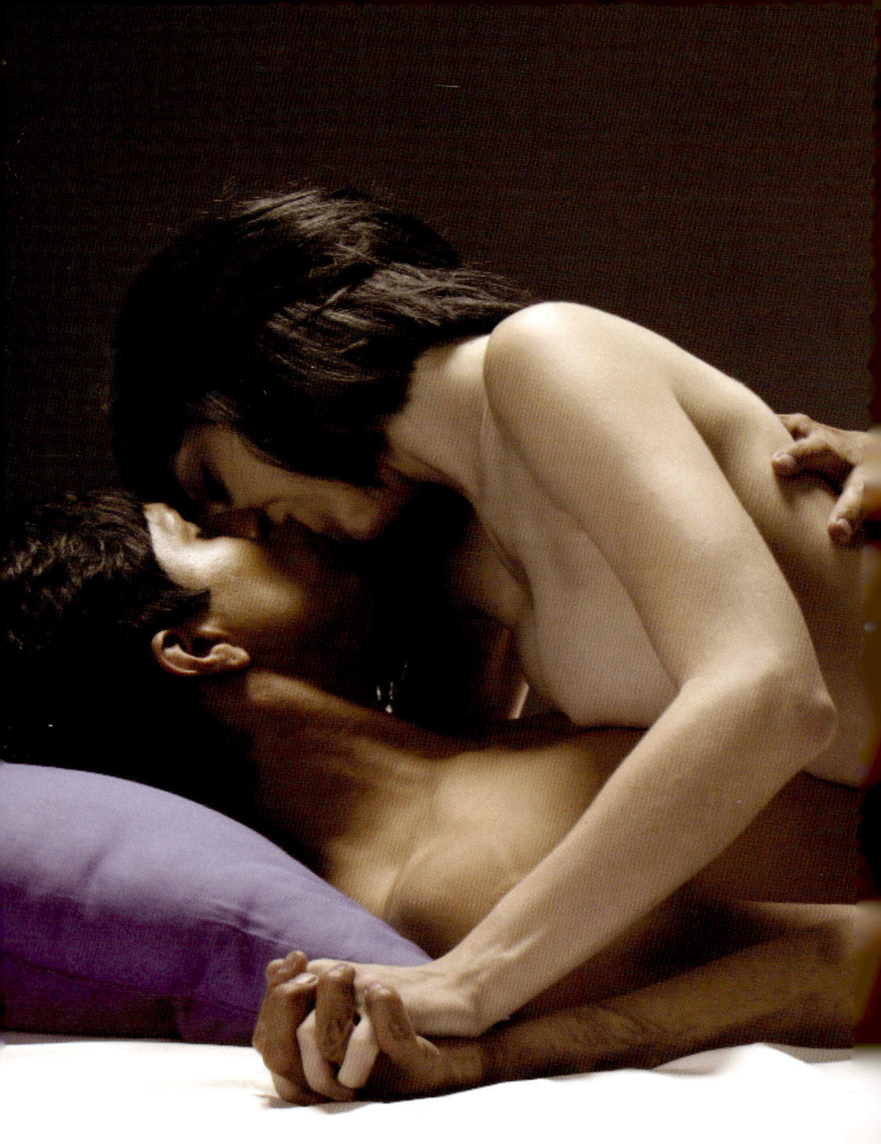

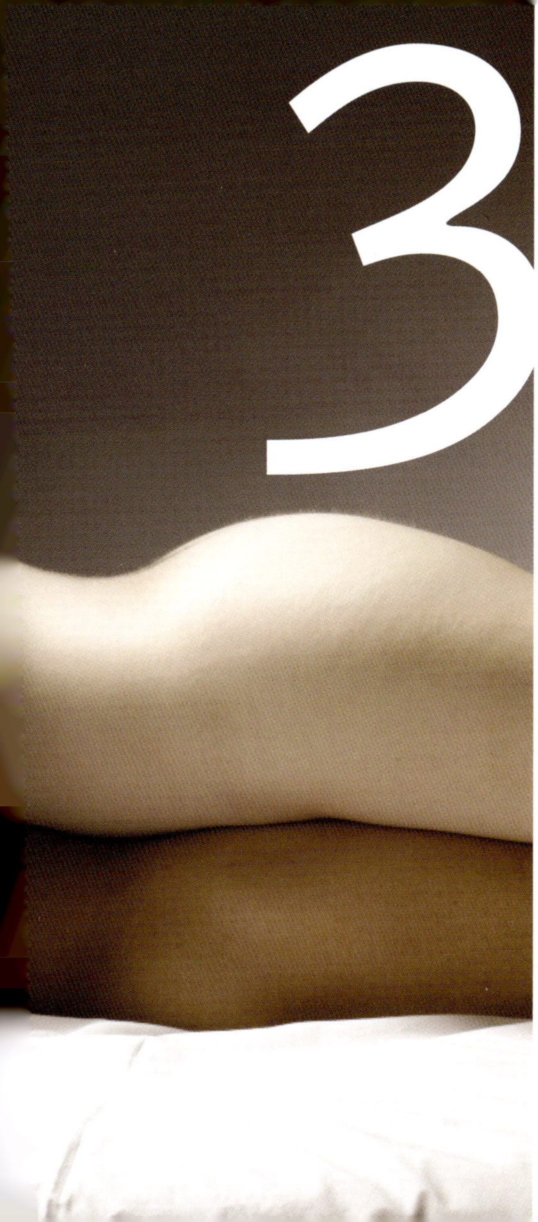

3 Lineal B

Wie Lineal A (1), aber mit der Frau oben.

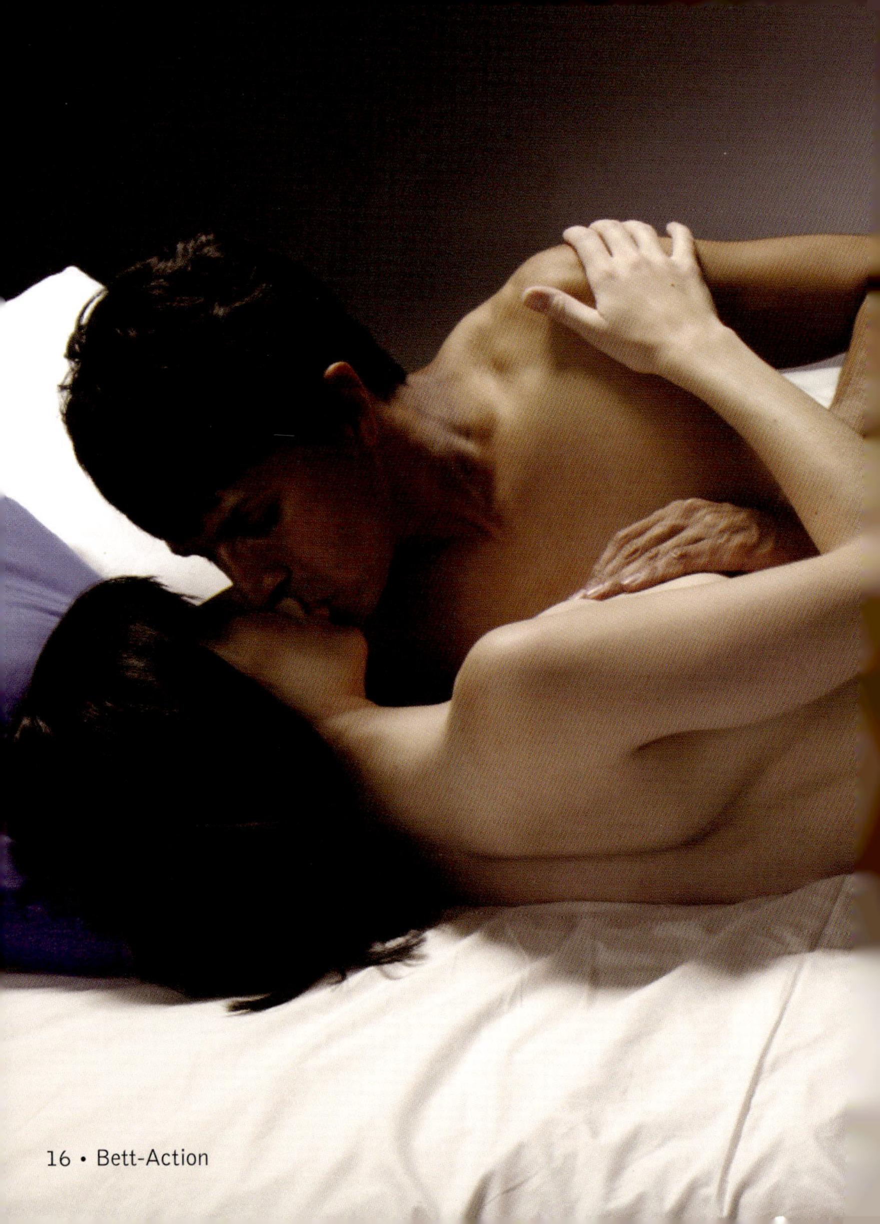

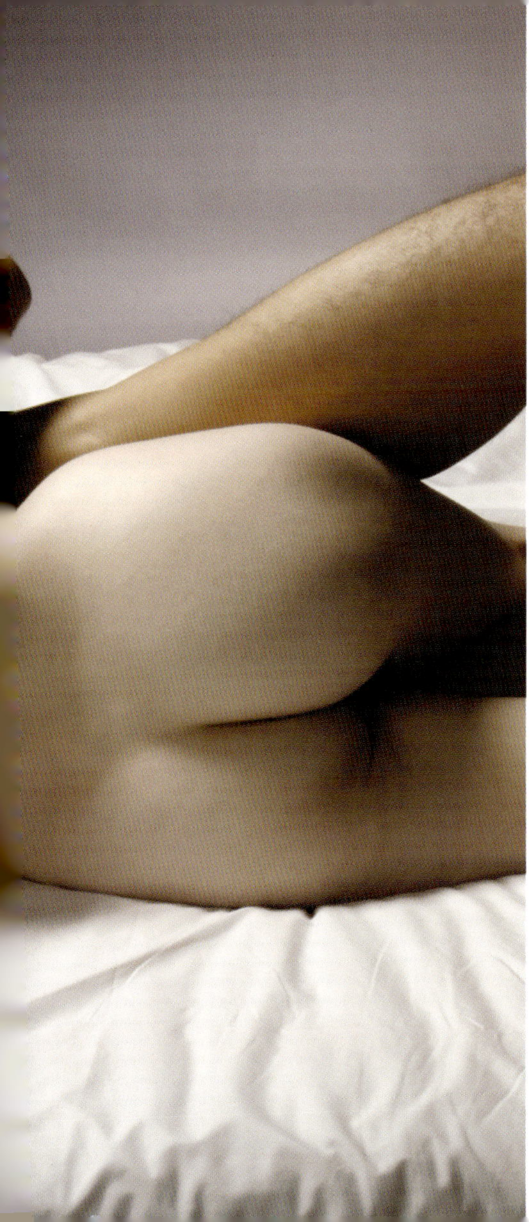

4

Immer an deiner Seite

Eine Variante des Lineals. Beide Partner sind einander zugewandt, liegen aber auf der Seite. Eine Hand ist frei und kann den Körper des Partners erforschen.

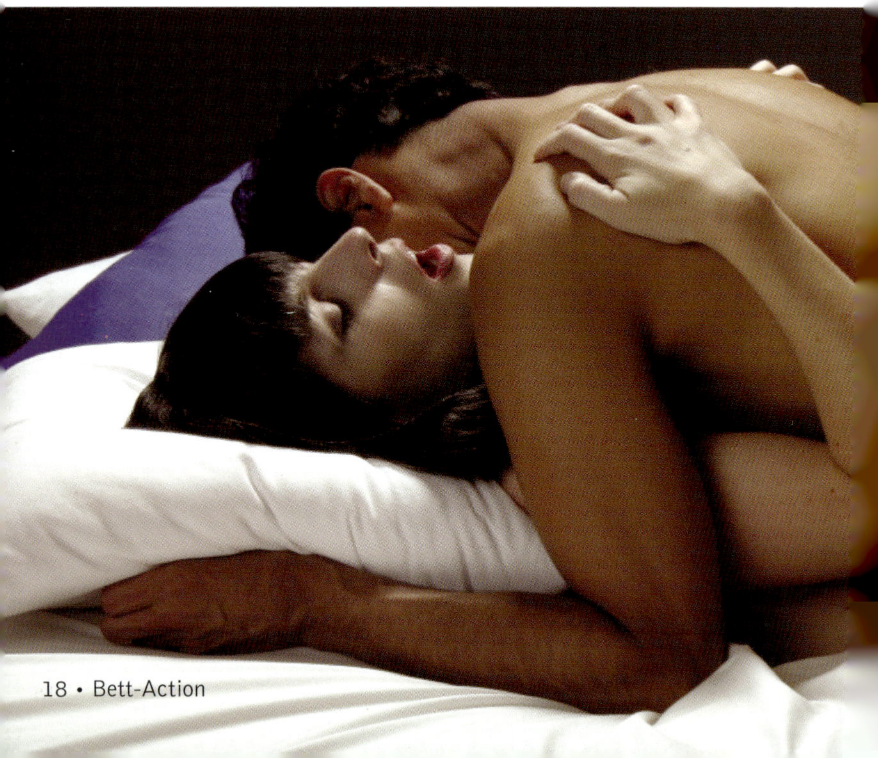

5

Schwein in einer Decke

Die natürliche Weiterentwicklung des Lineals (1). Während der Mann oben liegt, schlingt die Frau die Beine um seine Taille und zieht ihn enger zu sich heran.

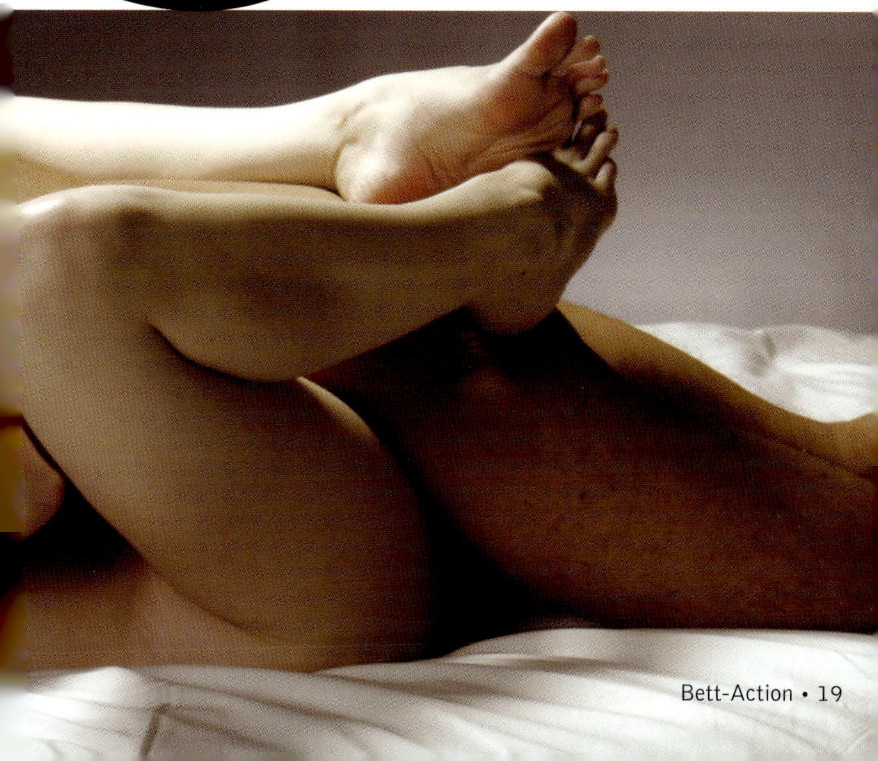

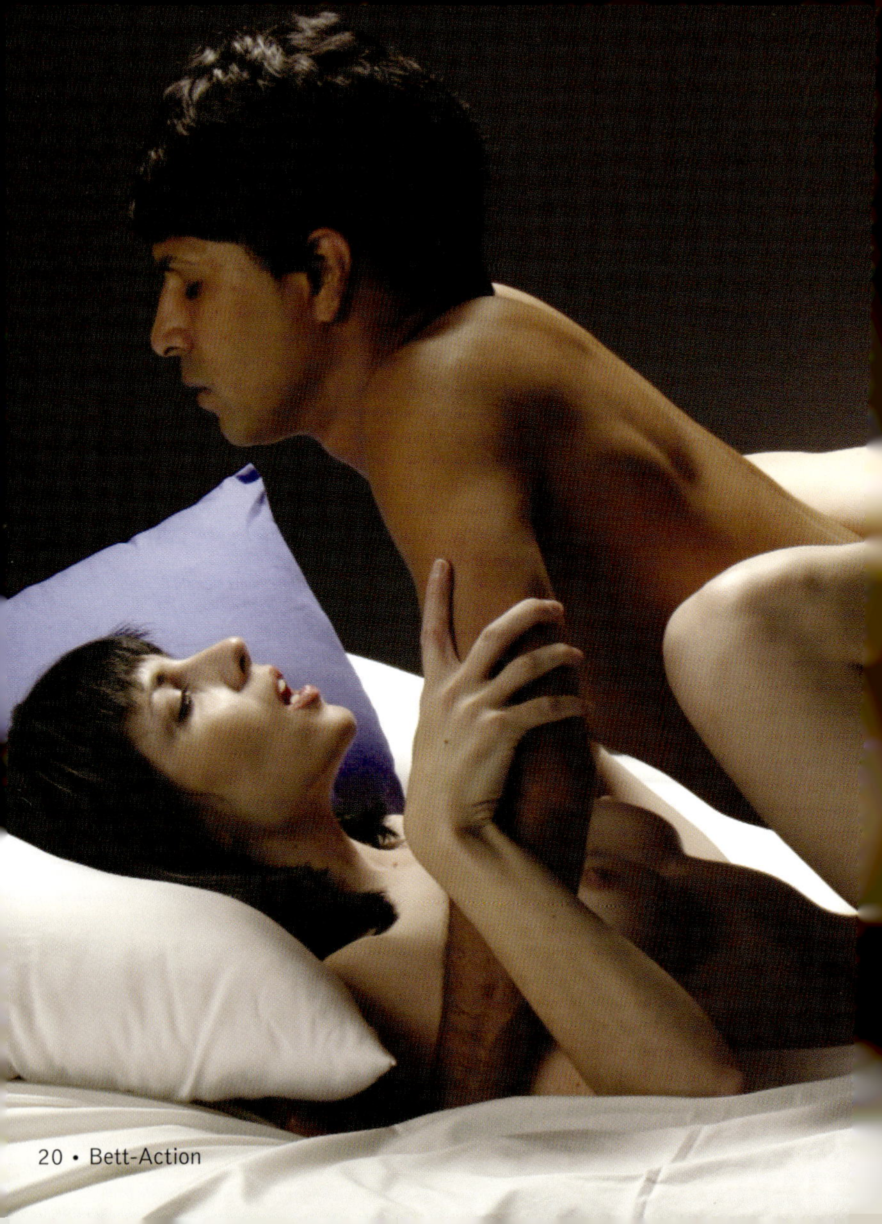

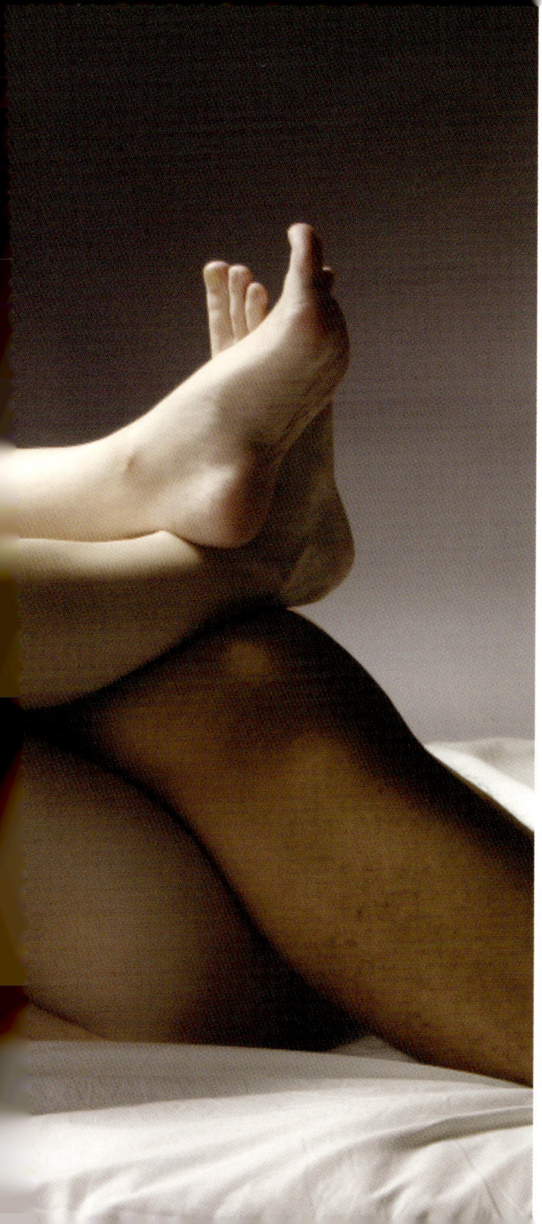

6

Der reuige Sünder

Eine kleine Variante des Schweins in einer Decke (5). Die Frau schlingt die Beine immer noch um den Mann (der oben liegt), aber er kniet und stützt sich mit den Armen an ihren Seiten ab.

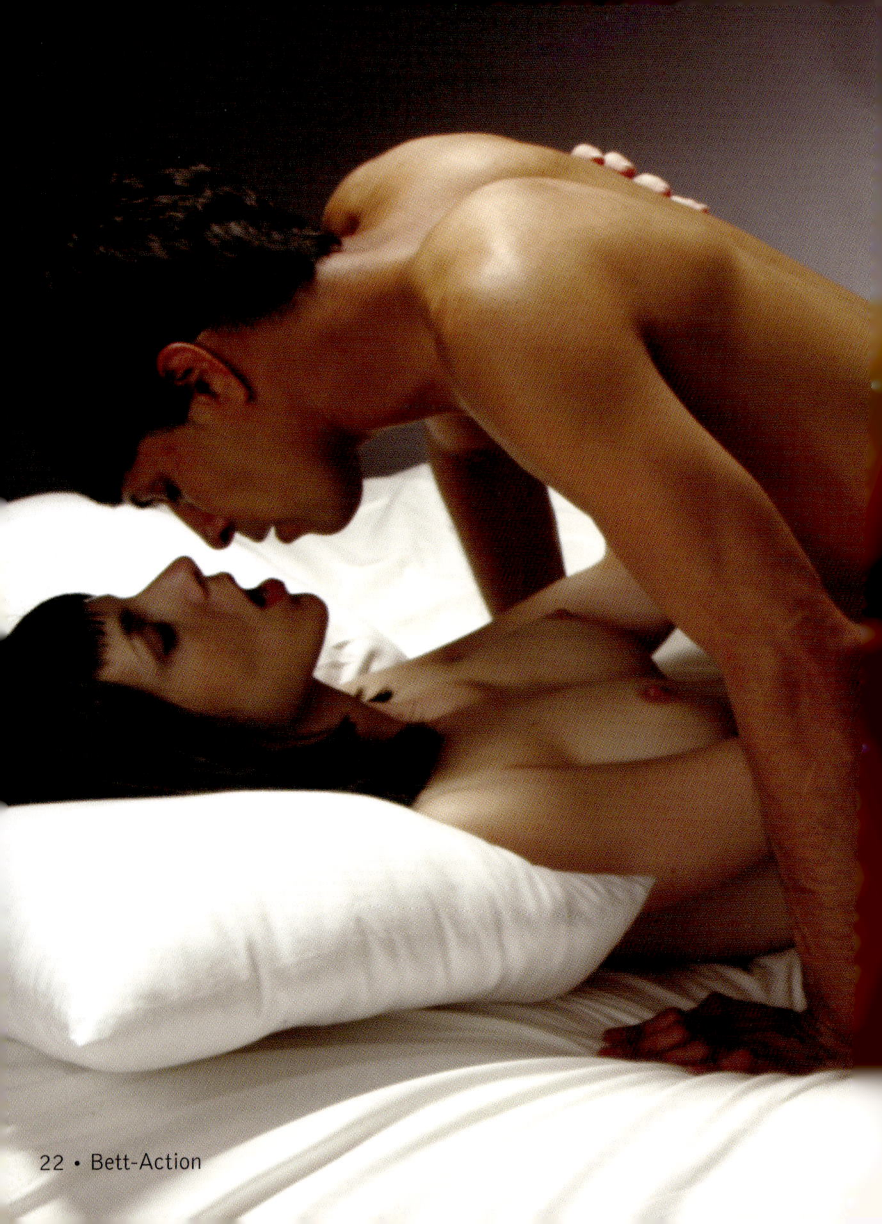

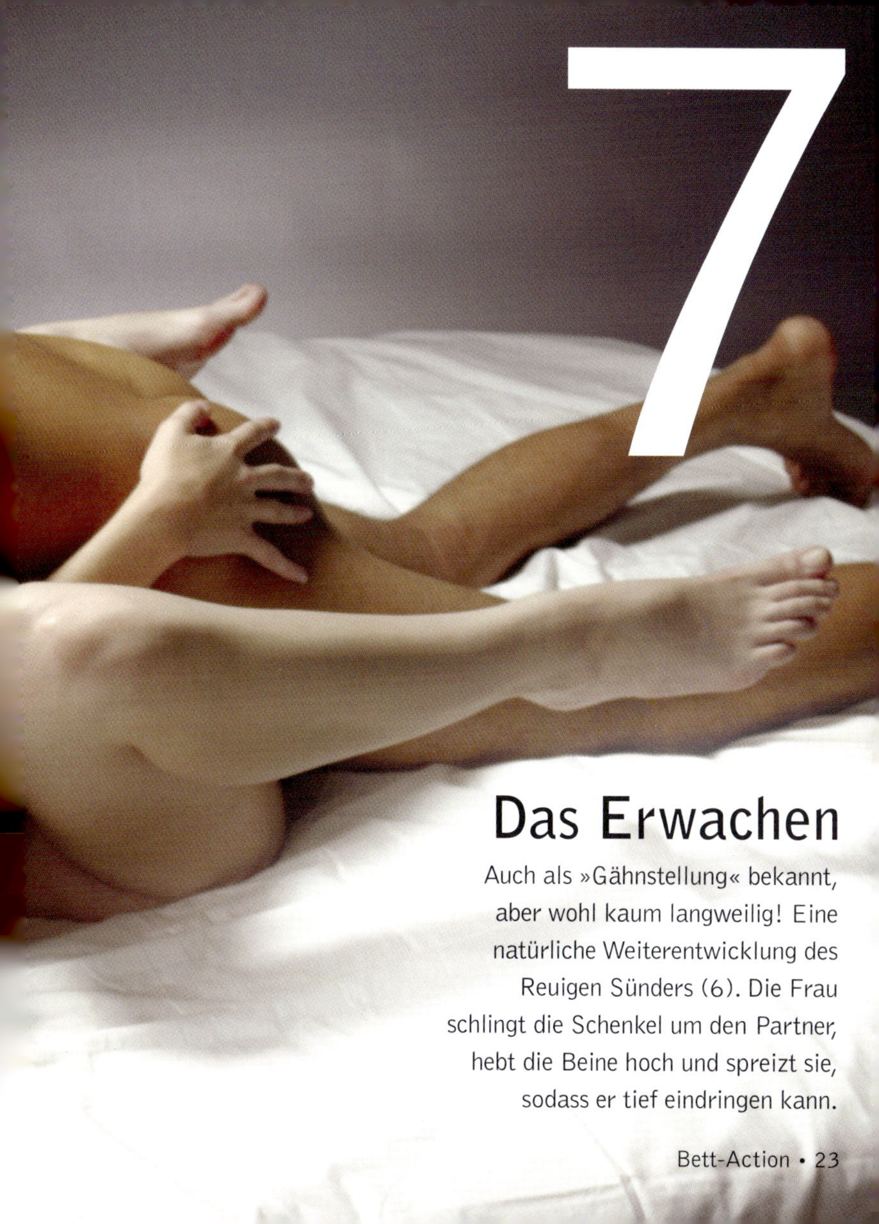

7

Das Erwachen

Auch als »Gähnstellung« bekannt, aber wohl kaum langweilig! Eine natürliche Weiterentwicklung des Reuigen Sünders (6). Die Frau schlingt die Schenkel um den Partner, hebt die Beine hoch und spreizt sie, sodass er tief eindringen kann.

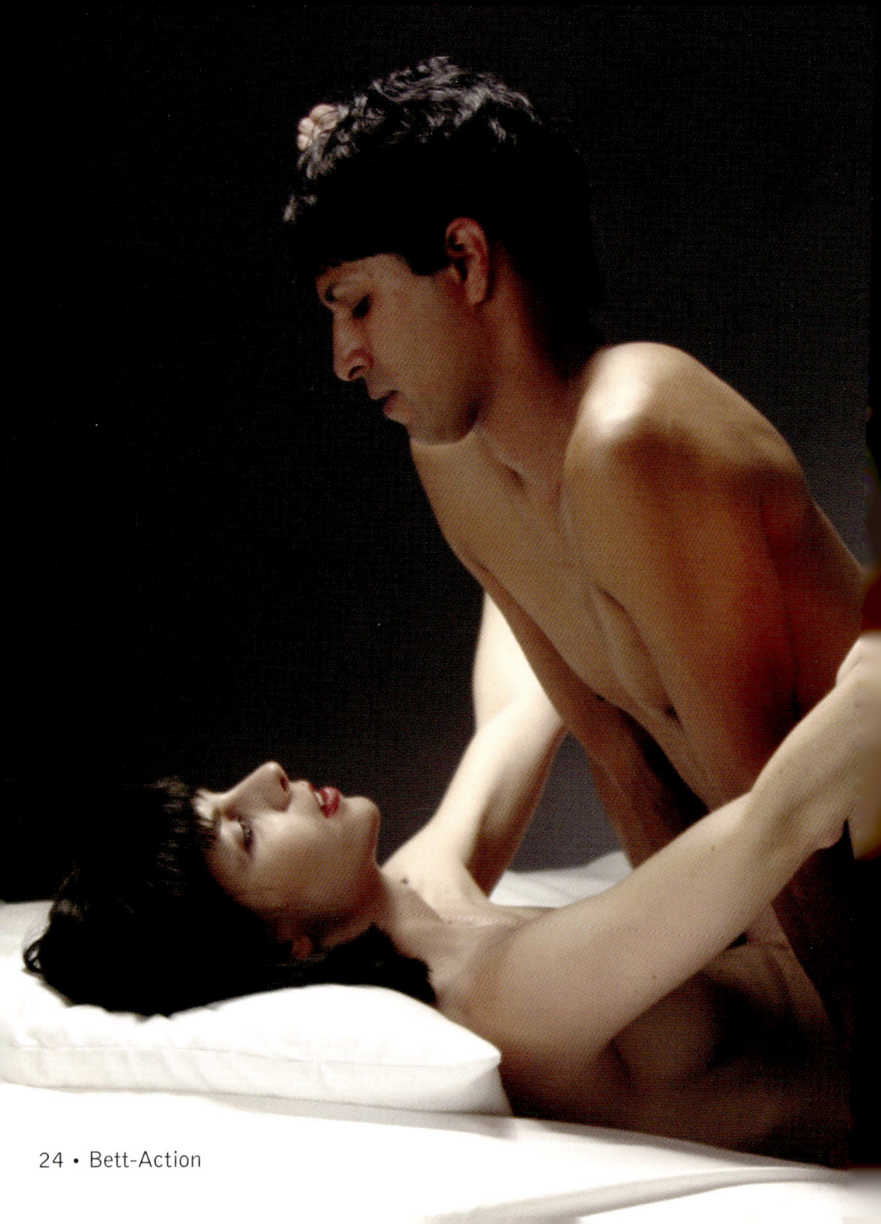

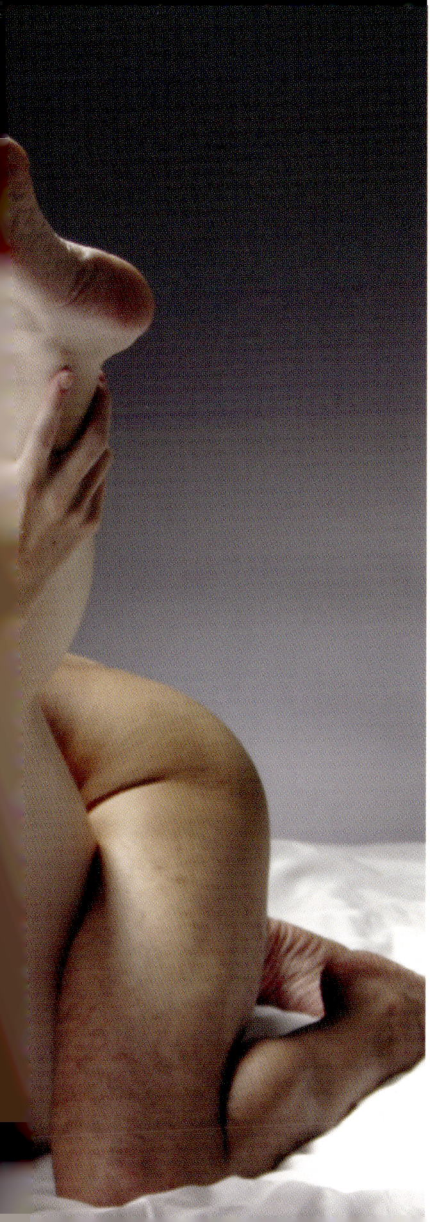

8

Das Erwachen am Spieß

Eine akrobatische Variante des Erwachens (7). Die Frau streckt die Beine senkrecht nach oben und hebt dadurch die Vagina an, sodass er tief eindringen kann. Um nicht zu ermüden, kann sie die Waden mit den Händen festhalten. (Ein Kissen unter der Lendenwirbelsäule ist ebenfalls hilfreich.) Der Mann braucht Kraft im Oberkörper und kann auf der Frau liegen oder über ihr knien.

9

Inneres Erwachen

Eine Variante des Erwachens (7). Die Frau legt die Beine außen an die Arme des Mannes oder auf seine Schultern. Diese Stellung ist für die Frau bequemer als das Erwachen und länger durchzuhalten. Außerdem kann sie seinen Po und sein Gesicht besser erreichen.

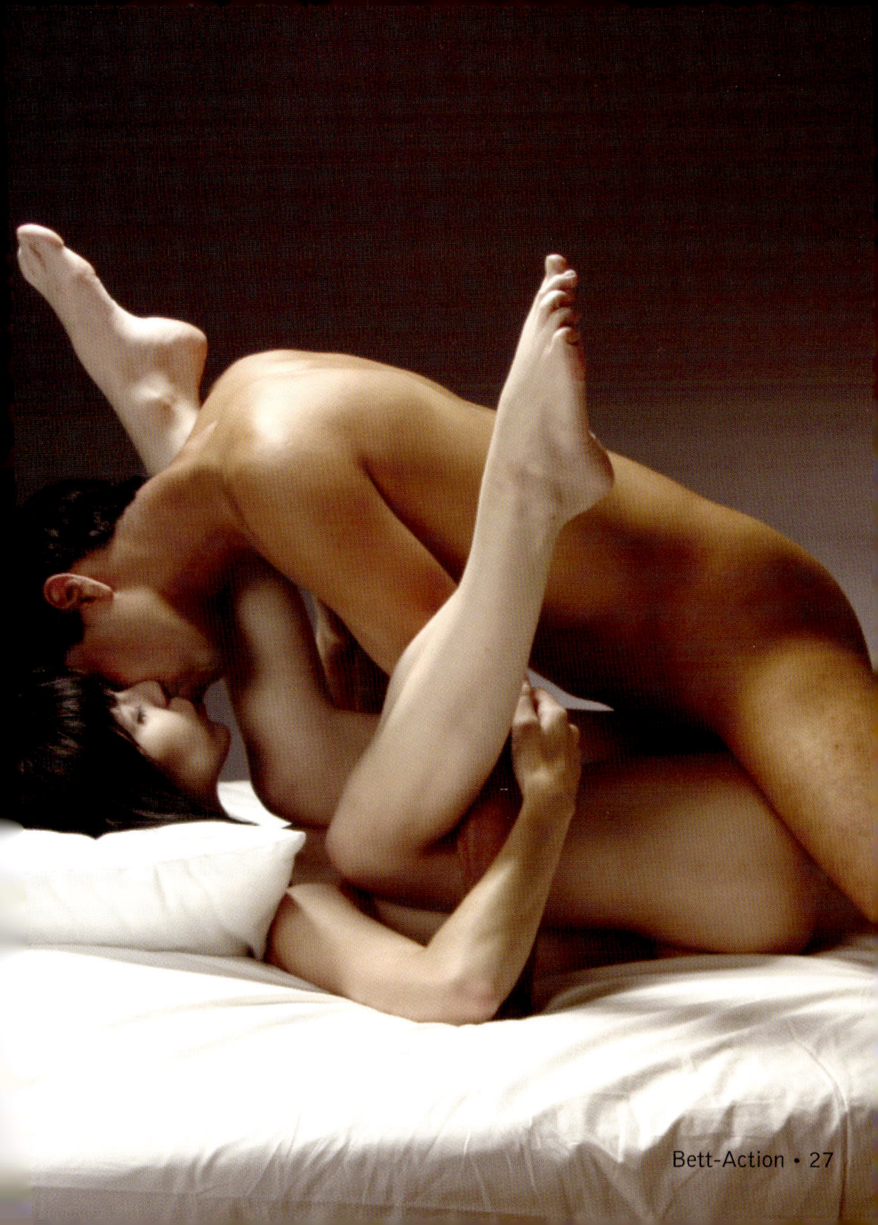

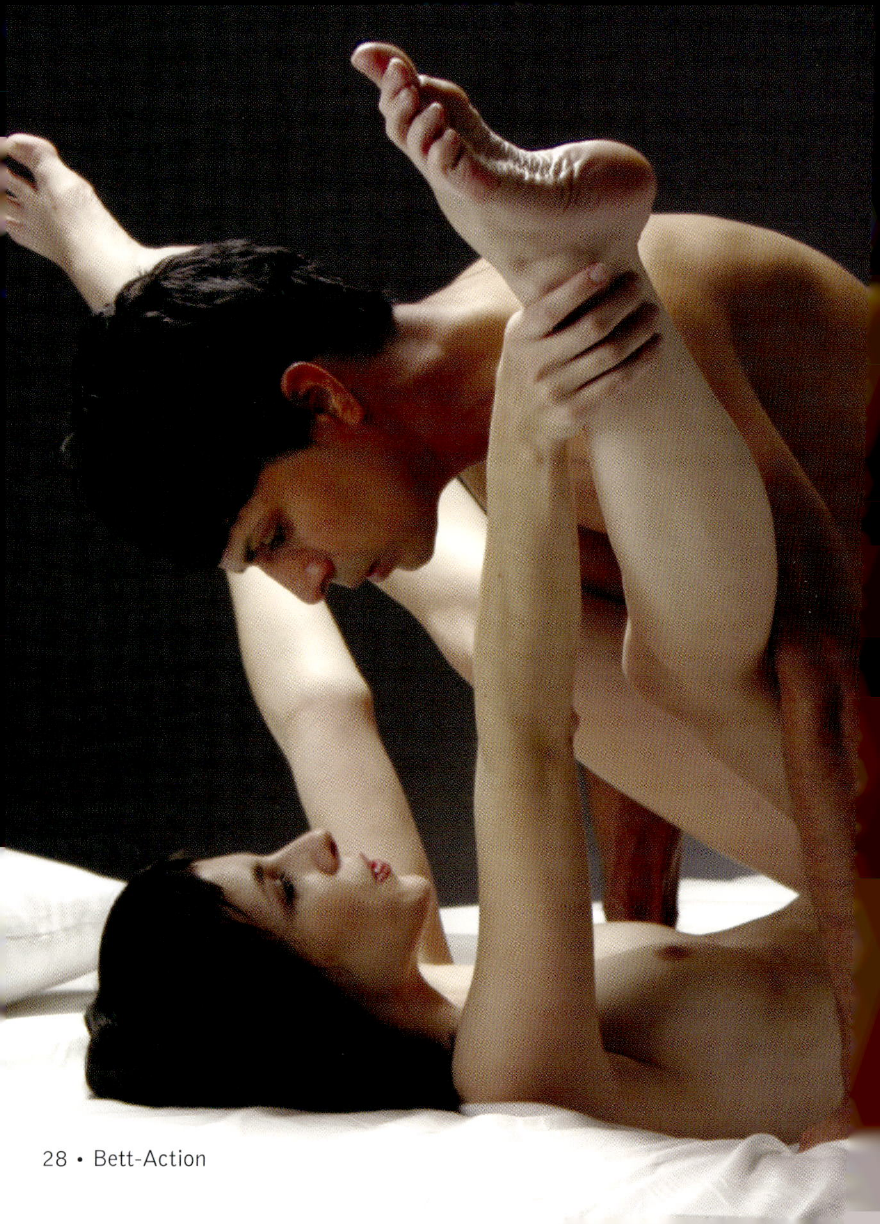

10

Schere

Diese Stellung ähnelt dem Spalten eines Bambus (11). Die Frau liegt auf dem Rücken und bewegt die Beine vor und zurück, während ihr kniender Partner in sie eindringt. Dabei wird der Penis massiert, was bei beiden lustvolle Empfindungen auslöst.

11

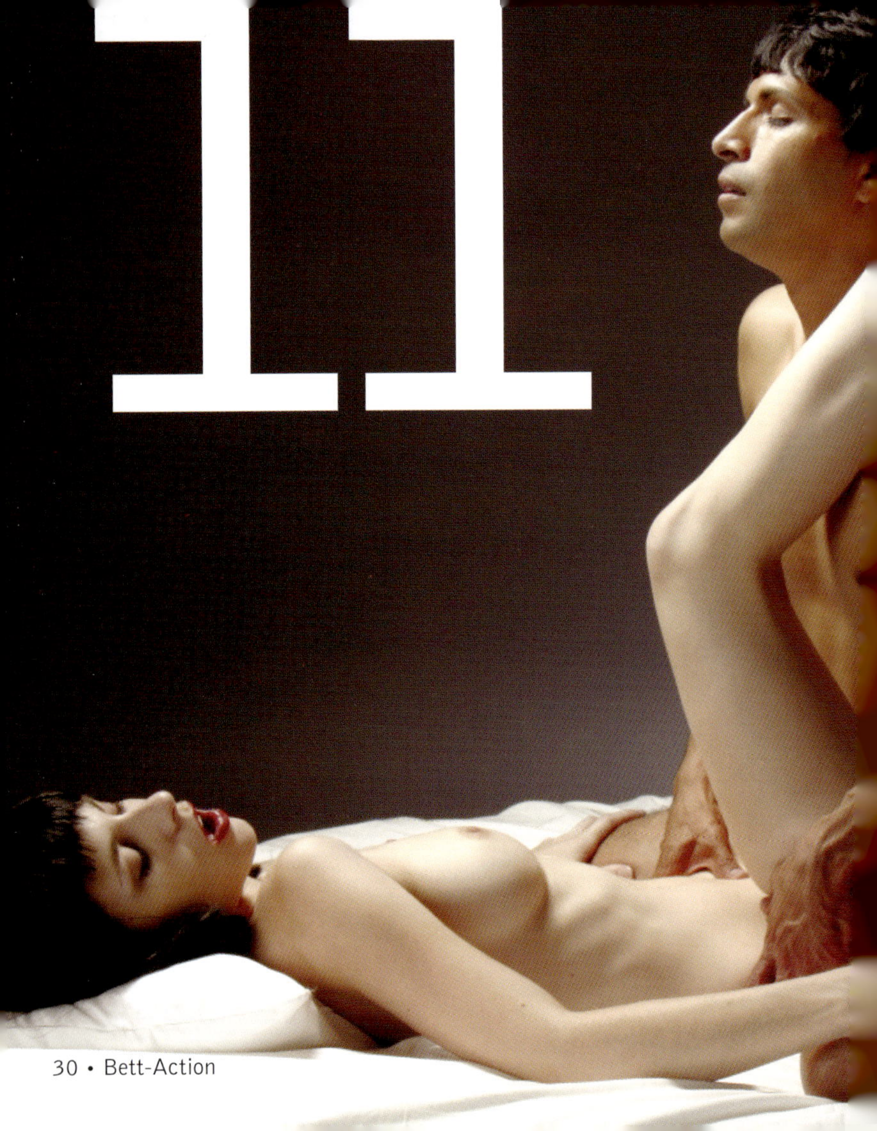

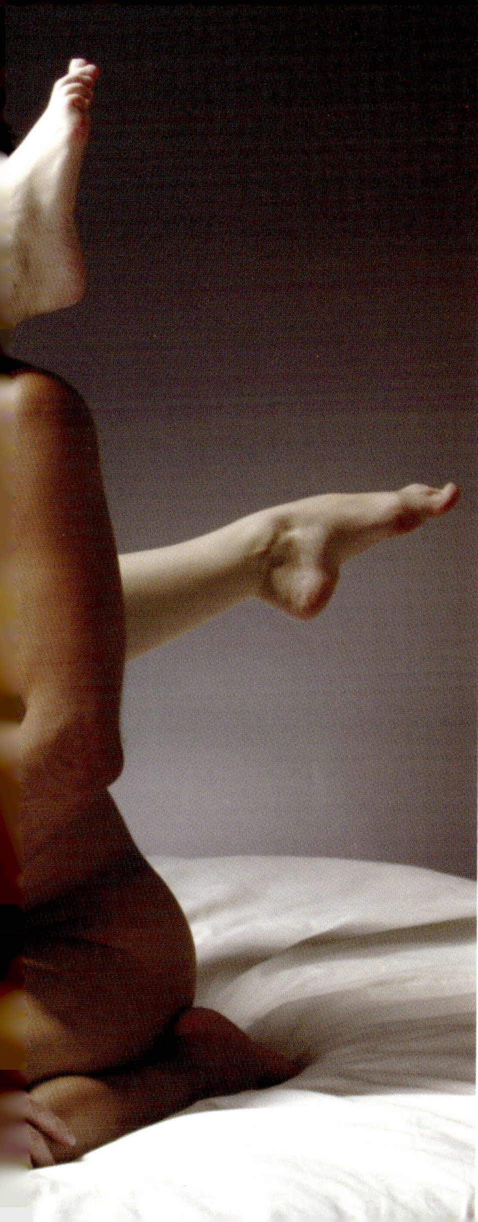

Spalten eines Bambus

Eine einfache Weiterentwicklung des Inneren Erwachens (9). Die Frau nutzt die Bewegung ihrer Beine, um den Penis in der Vagina zu massieren. Sie legt ein Bein auf seine Schulter und senkt es dann wieder. Das andere Bein wiederholt diese Bewegung.

12

Hammerkopf

Diese Variante des Bambus (11) ähnelt dem Einschlagen eines Nagels. Der Mann kniet und stößt nach vorne, die Frau legt einen Fuß an seine Stirn anstatt auf seine Schulter.

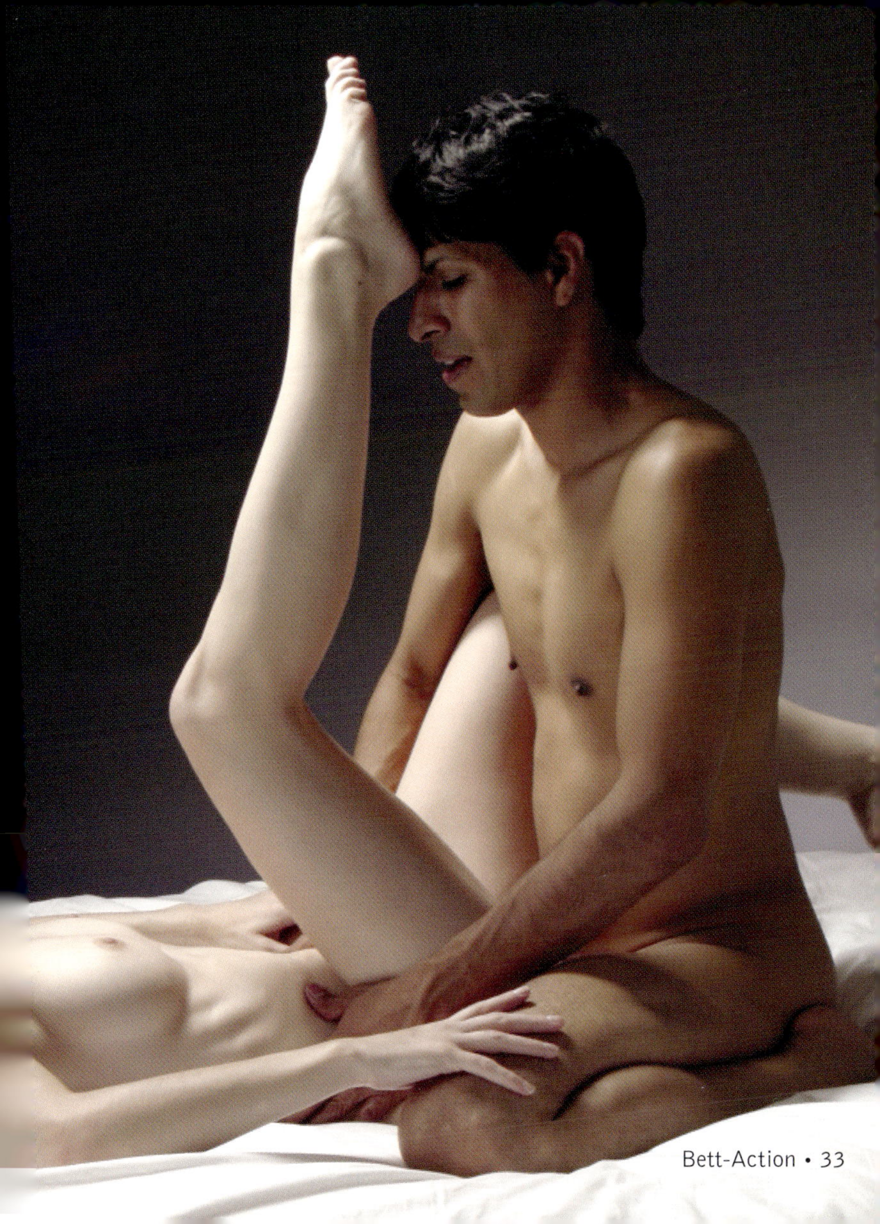

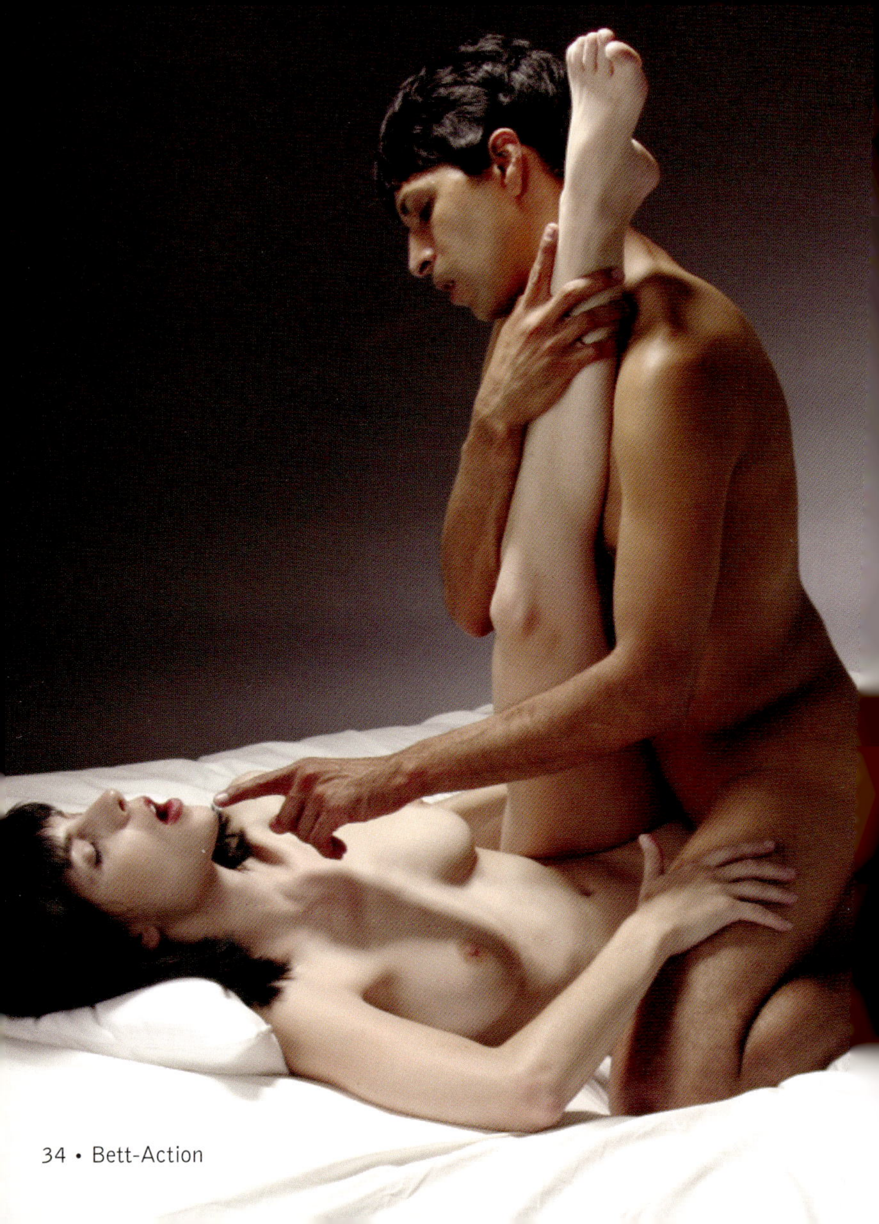

13

Klappmesser

Diese Stellung ähnelt dem Spalten eines Bambus (11), aber hier schiebt die Frau ein Bein unter ihren knienden Partner und legt das andere an seinen Rumpf, sodass der Fuß an seiner Wange ruht. In dieser günstigen Position sieht der Mann, wie sein Penis sich in der Vagina bewegt, und die Brüste der Frau wogen im Rhythmus der Bewegung.

14

Klappmesser seitlich

Eine natürliche Fortsetzung des Klappmessers (13). Die Frau legt ihren Oberschenkel auf seinen und krümmt den Unterschenkel um seine Taille. Diese Stellung ist das perfekte Vorspiel zum Elefanten (74).

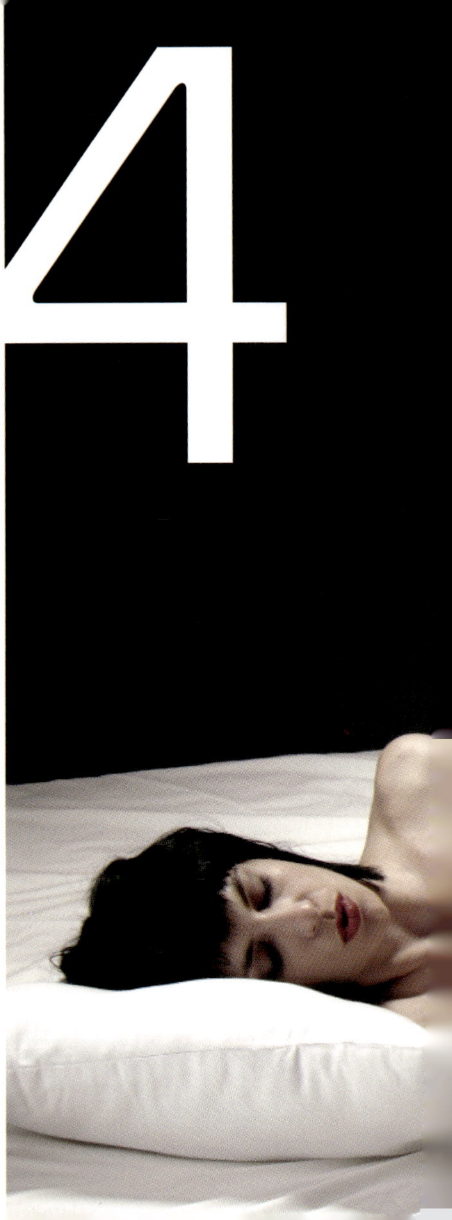

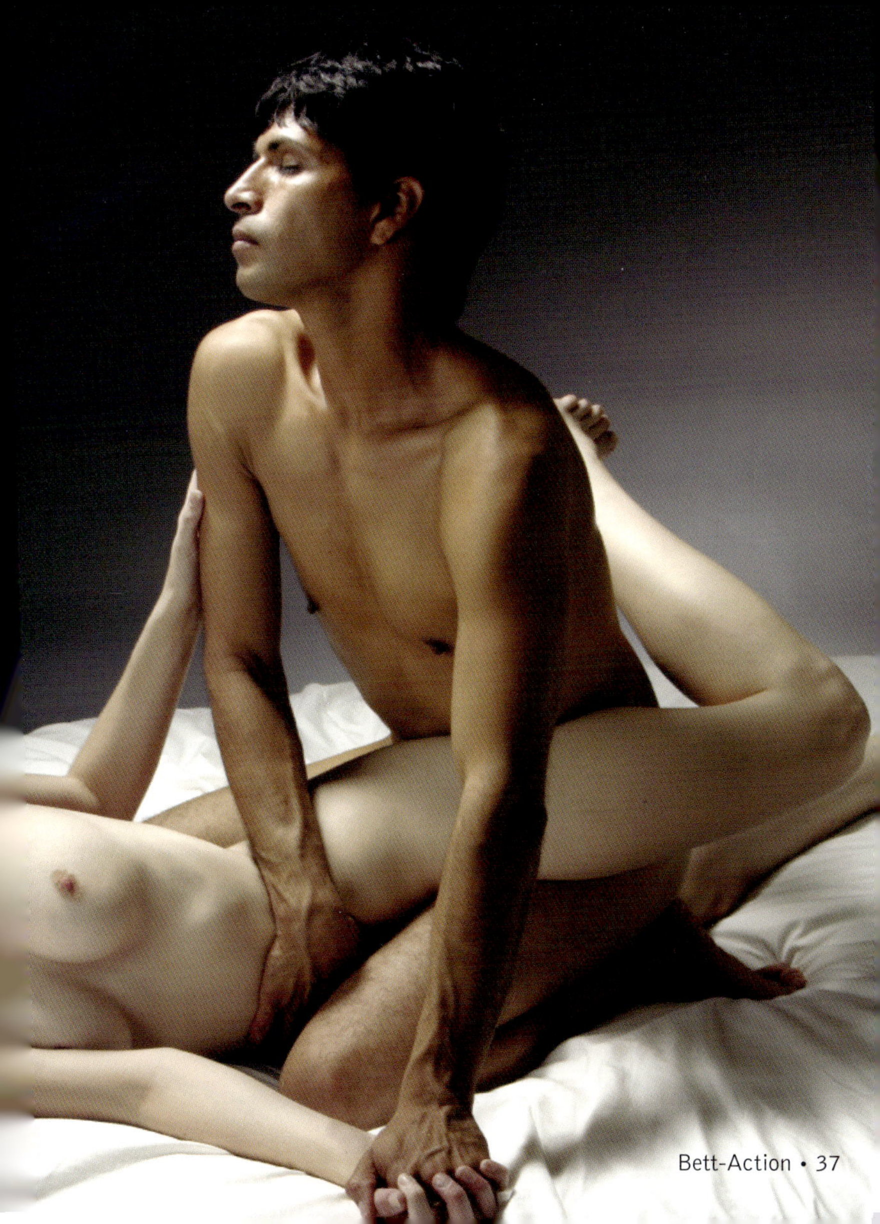

15

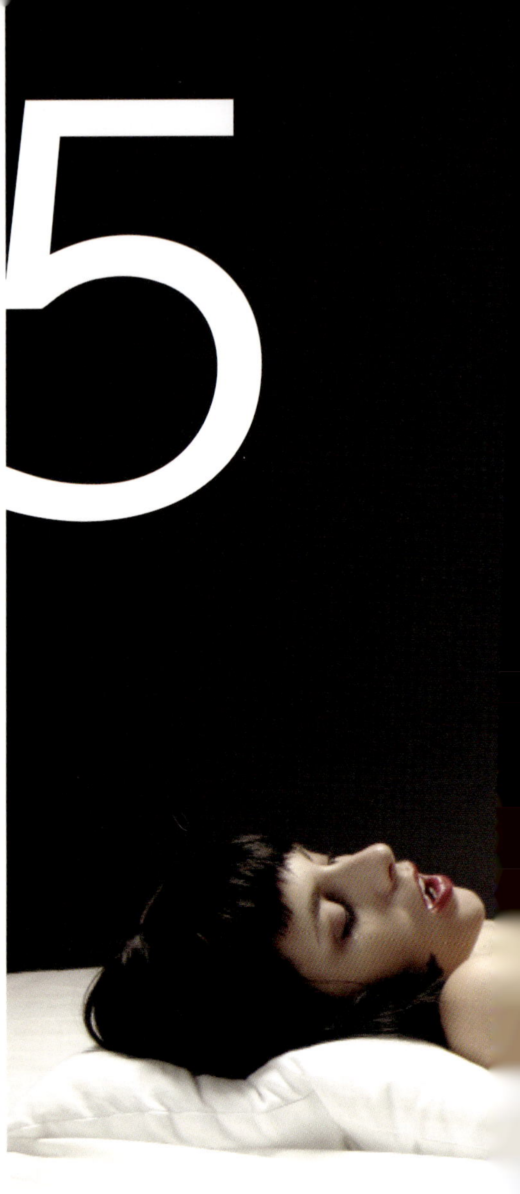

Kletter-Efeu

Der Mann kniet vor der Partnerin, die auf dem Rücken liegt. Sie hebt die Beine hoch und schlingt sie um seinen Hals, sodass er tief eindringen kann. Er kann leichter eindringen, wenn er ihre Oberschenkel festhält.

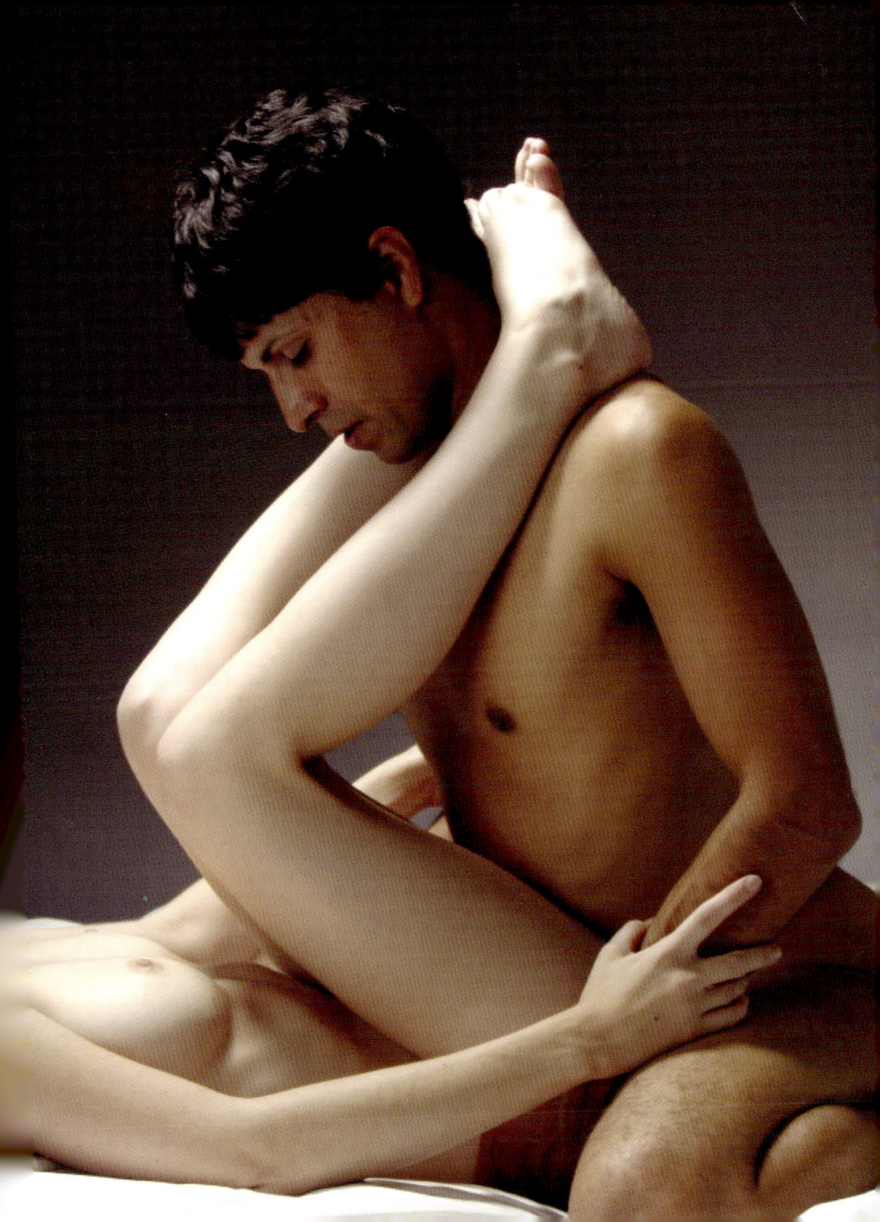

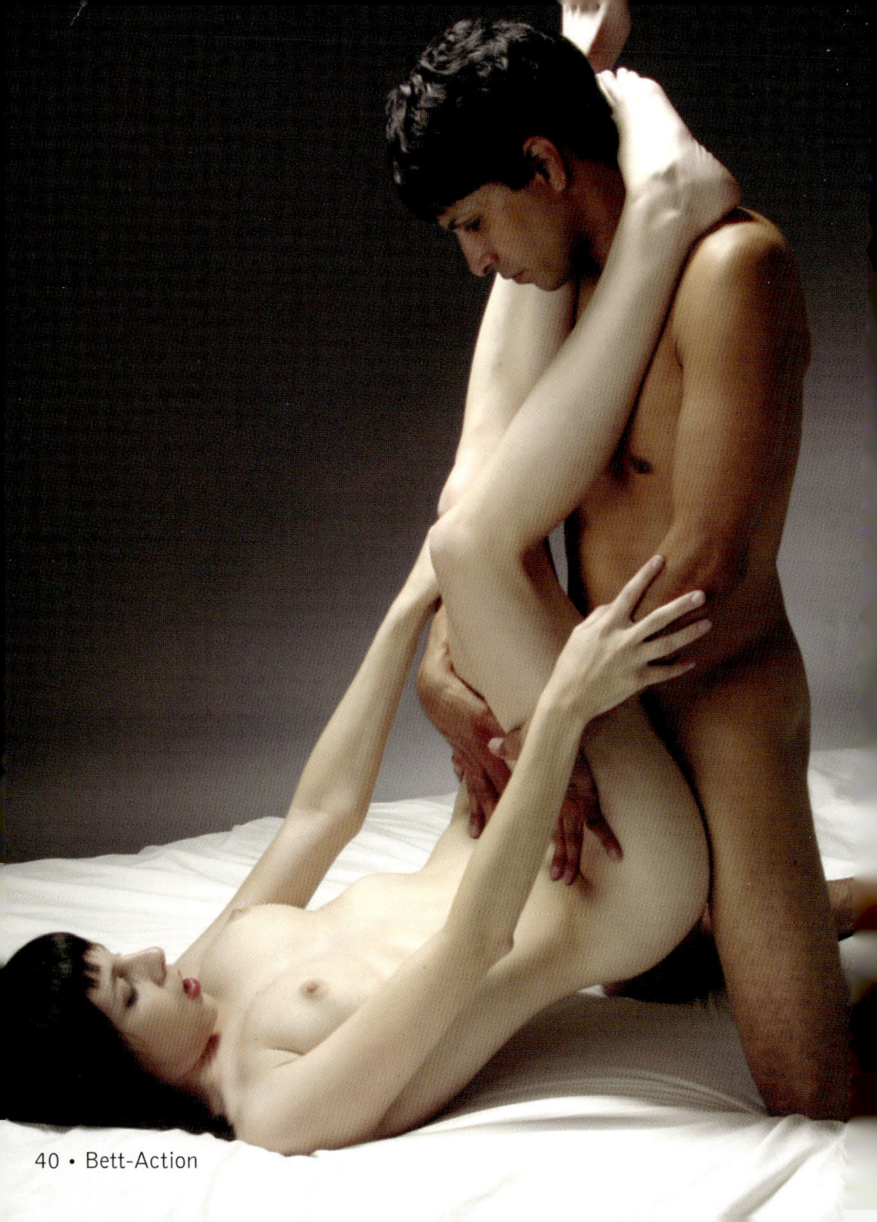

16

Umgekehrte Schubkarre

Eine extreme Variante des Kletter-Efeus (15). Die Frau macht fast eine Kerze – nur Kopf und Schultern liegen noch auf dem Bett. Die Füße legt sie auf die Schultern des Partners, Kreuz und Po befinden sich in der Luft. Sie kann sich dabei mit den Händen auf seinen Oberschenkeln abstützen. Er hält ihre Beine fest, während er eindringt.

17

Der Krebs

Ausgangsposition ist das Erwachen (7). Der Mann spielt hier eine dominierendere Rolle; die Frau rollt sich zu einem Ball zusammen und zieht die Beine an die Brust. Der Mann nimmt die Partnerin zwischen die Knie und kann tief eindringen.

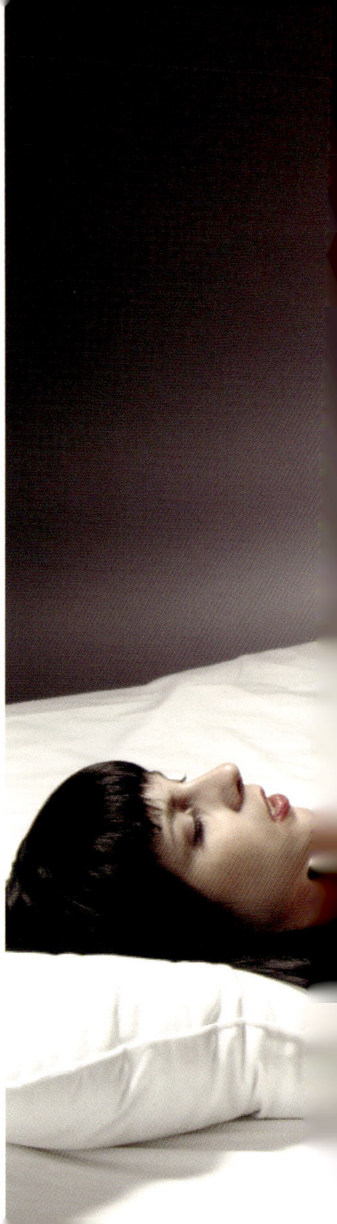

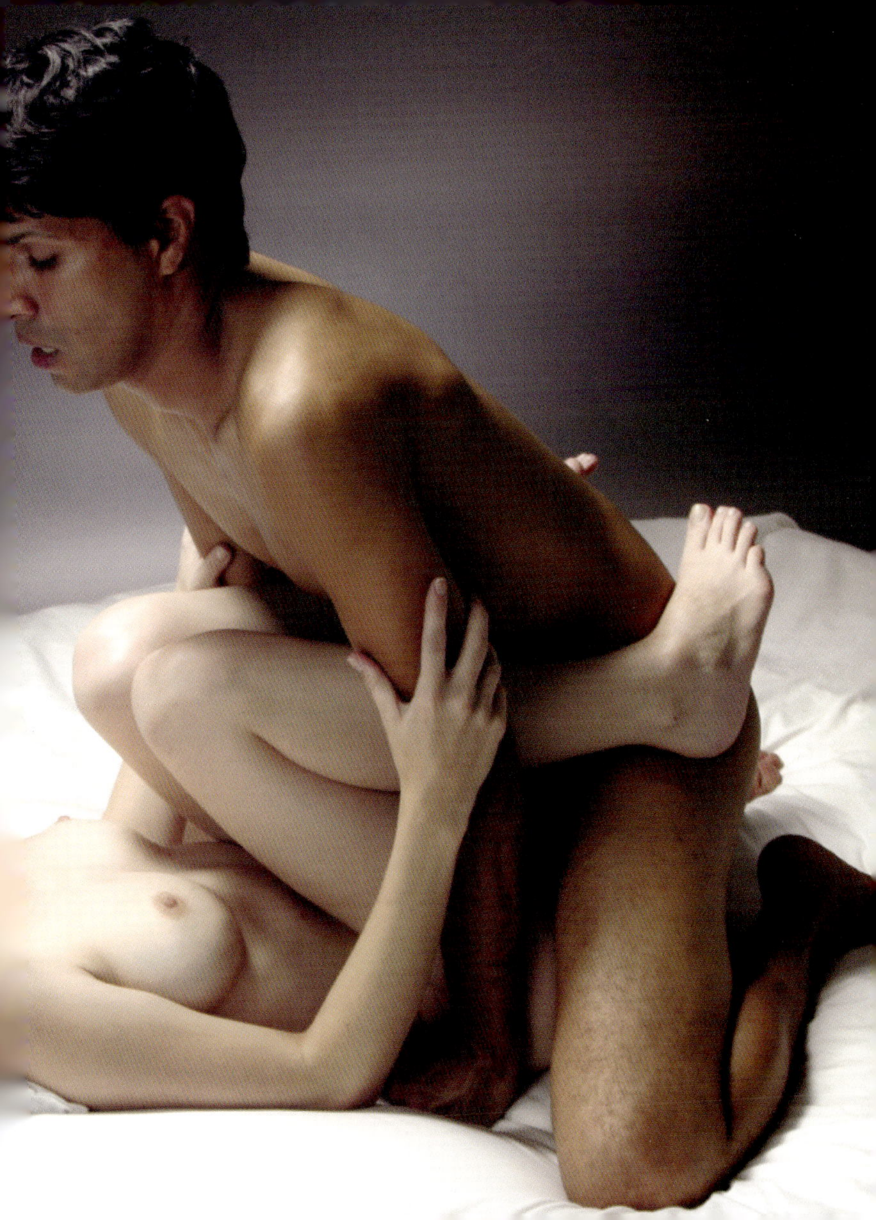

18

Der umschlungene Krebs

Der Mann hockt auf den Zehenballen, die Frau liegt wie beim Krebs (17) auf dem Rücken und legt die Unterschenkel auf die Oberschenkel des Partners.

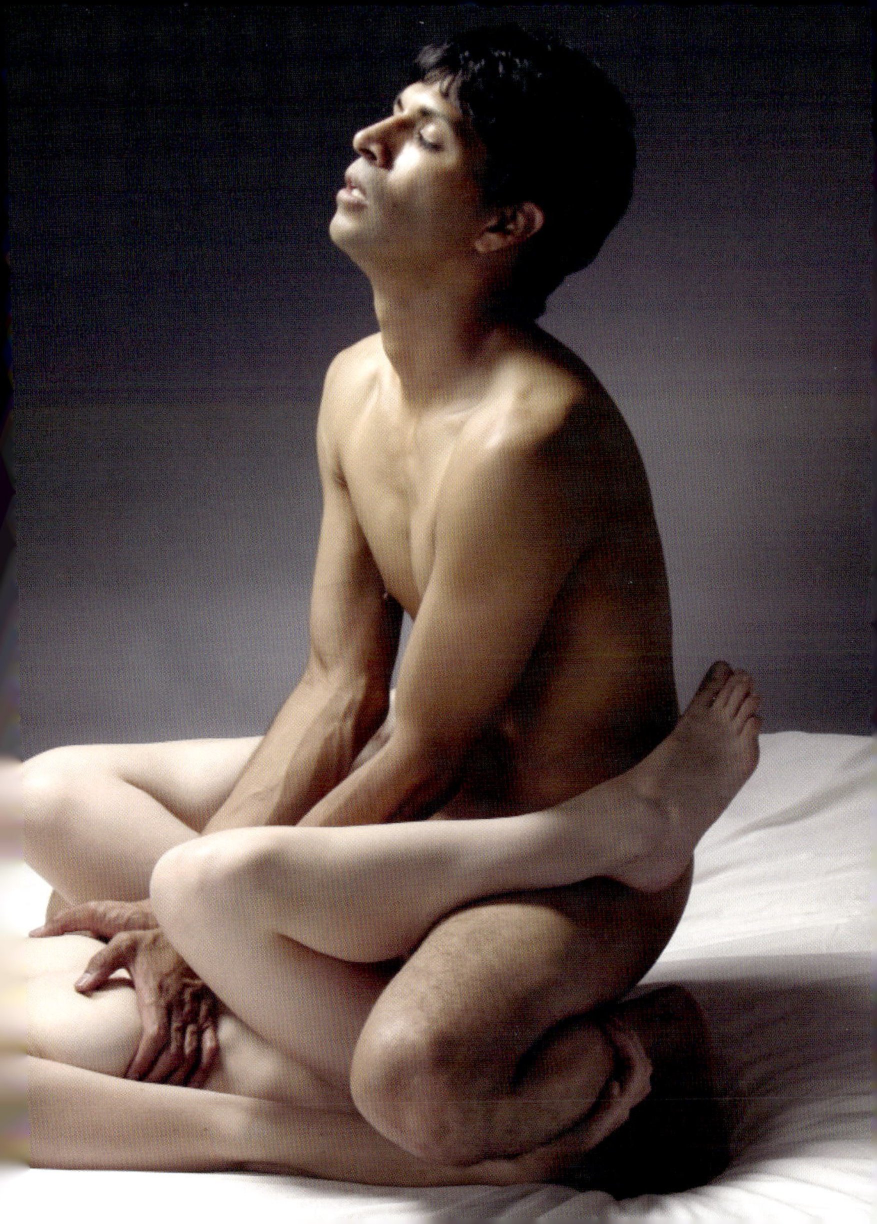

19

Der offene Krebs

Die Frau öffnet die Beine, anstatt sie an die Brust zu ziehen, und legt die Füße auf die Oberschenkel des Partners. Ihre Vagina öffnet sich weit, und die Brüste sind entblößt. Der Mann kann seine dominierende Position verstärken, indem er ihre Schultern nach unten drückt.

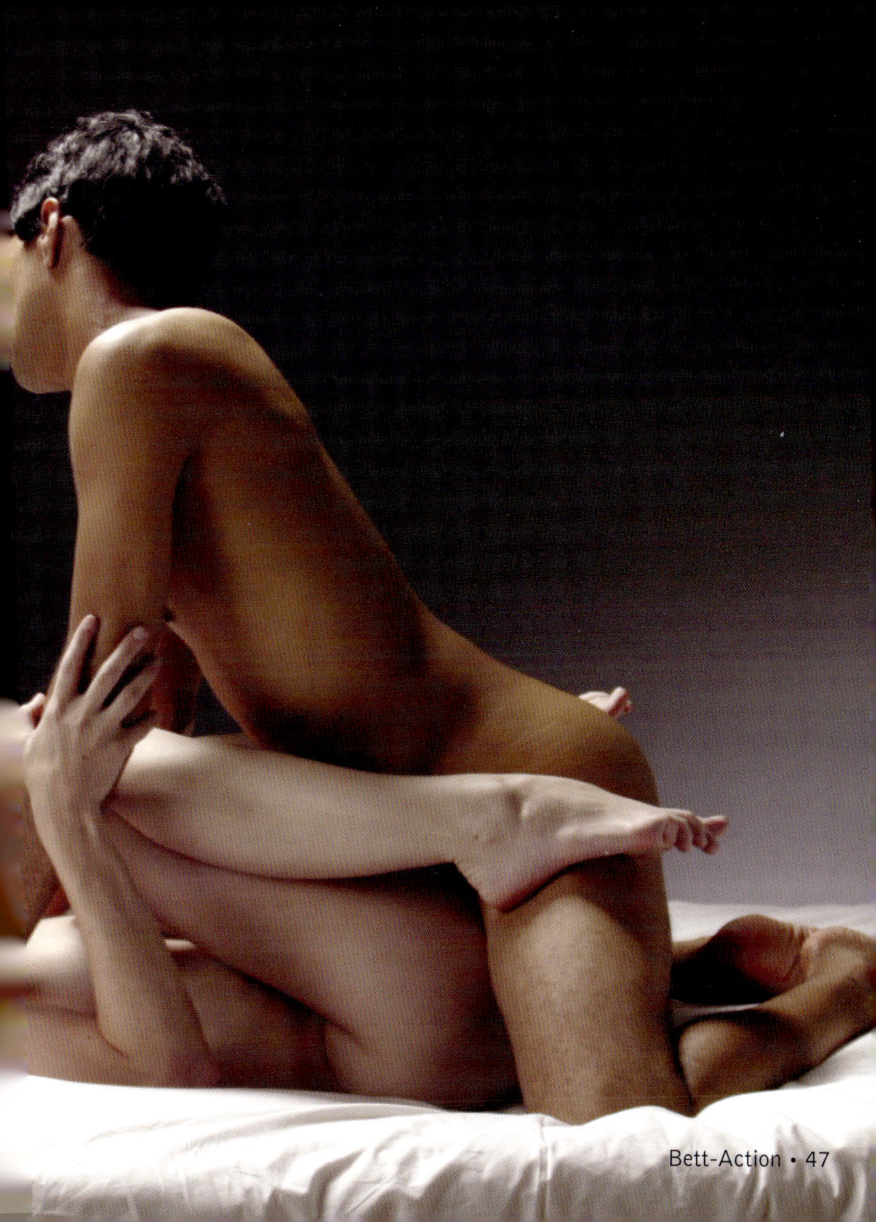

20

Die Presse

Die Frau liegt auf dem Rücken und presst die Füße an die Brust des Partners. Er ist ihr zugewandt und sitzt auf den Waden. So kann er tief eindringen.

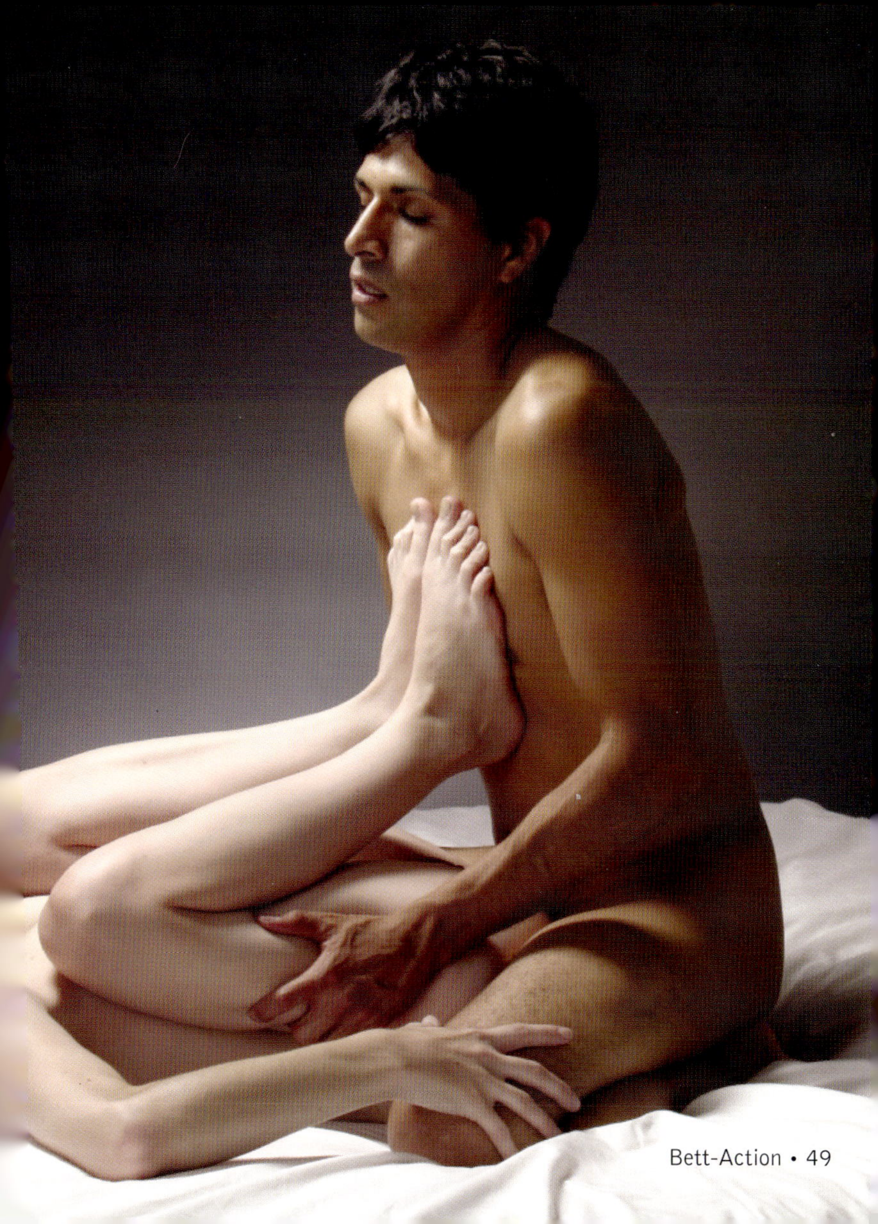

21

Das Fahrrad

Diese Stellung ähnelt dem Spalten eines Bambus (11). Die Frau drückt einen Fuß an den Brustkorb des Partners und hebt das andere Bein in die Luft, als wolle sie Rad fahren.

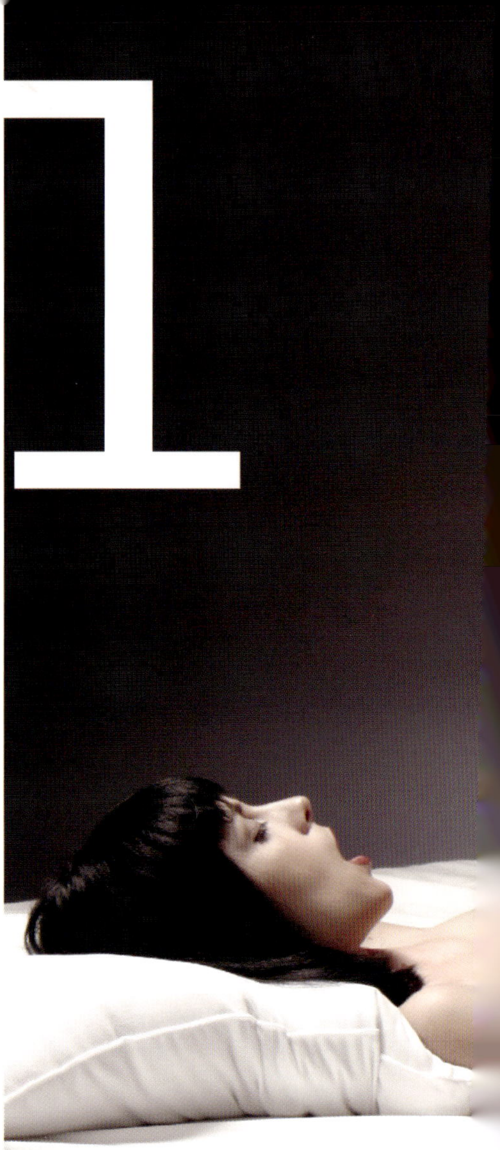

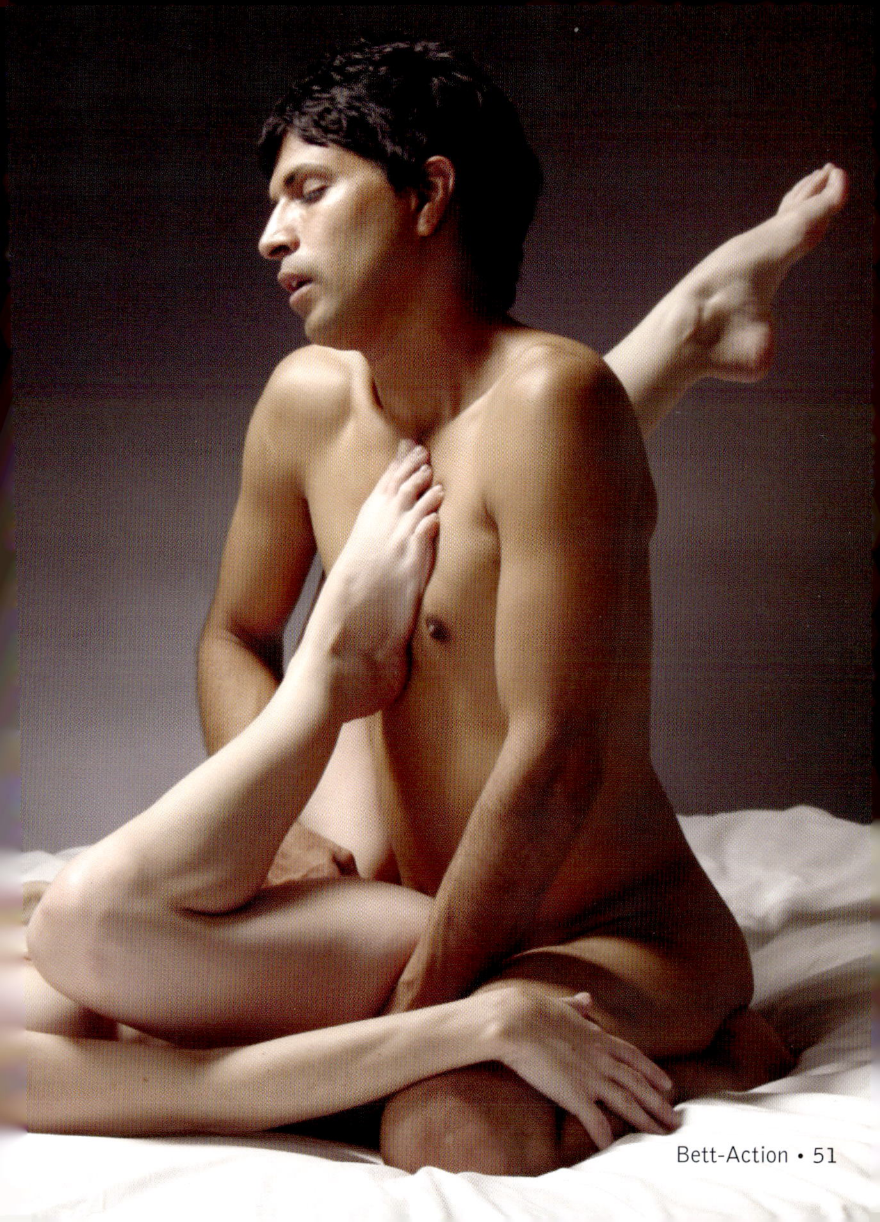

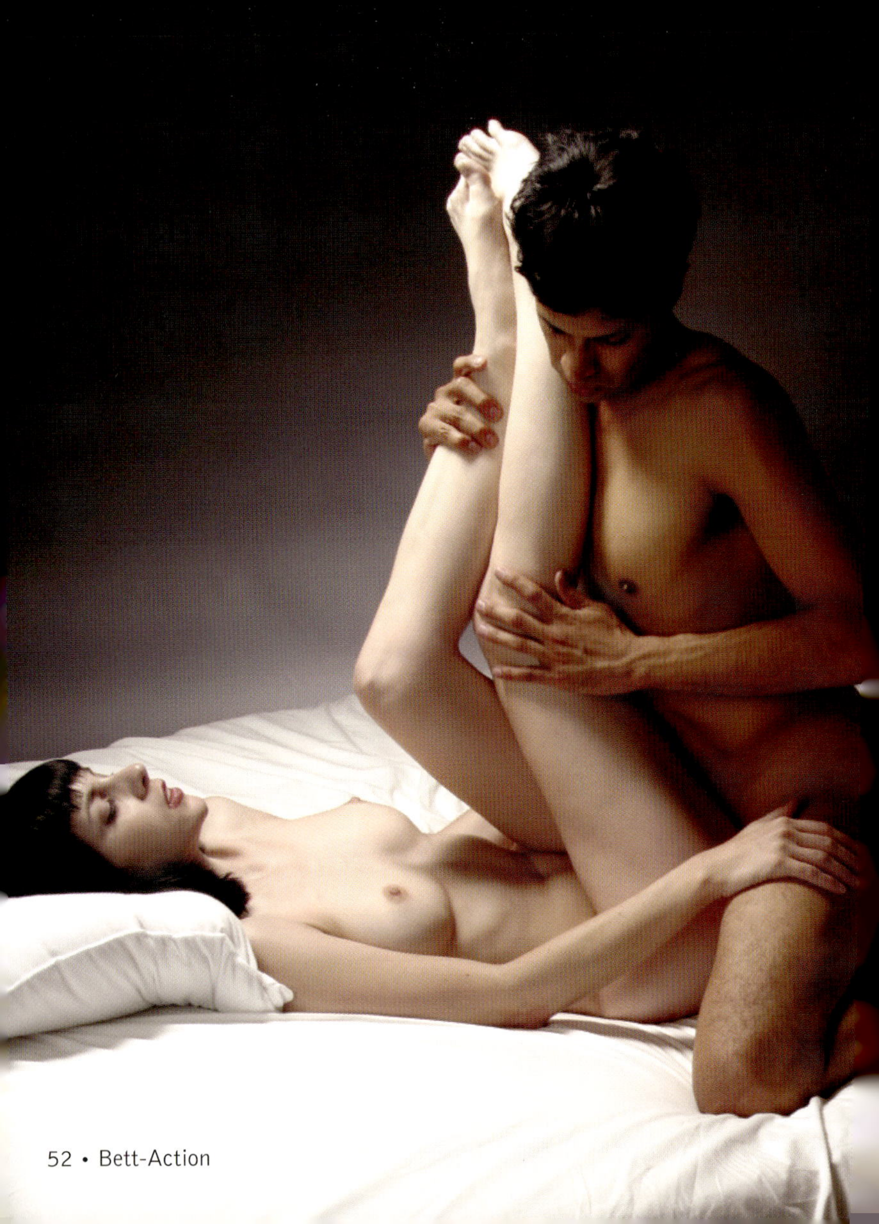

22

Seitliche Presse

Eine Variante der Presse (20). Der Mann hält die Partnerin an den Knöcheln, hebt ihre Beine hoch und verlagert sie von einer Seite seines Körpers an die andere. Dabei ziehen sich ihre Scheidenmuskeln um den Penis zusammen. Gleichzeitig kann er ihre Beine, Knöchel und Füße küssen und streicheln.

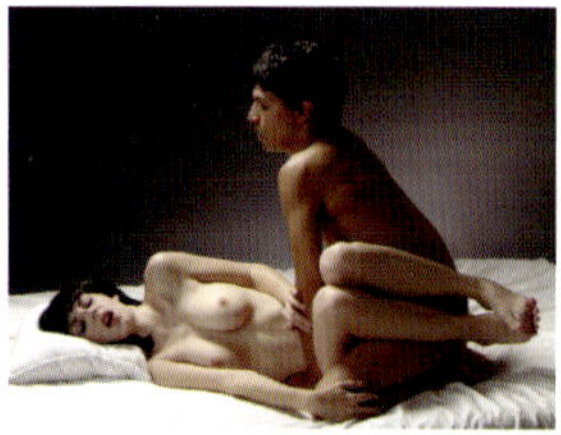

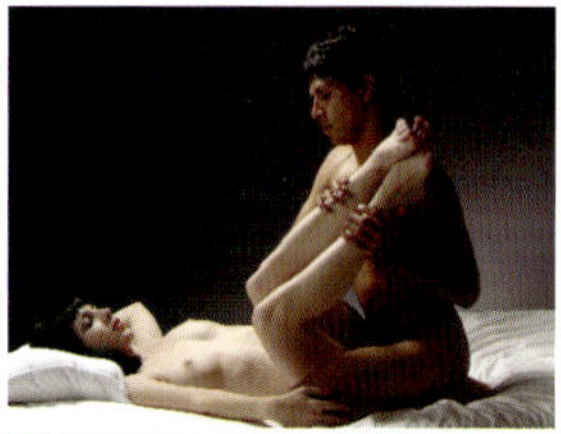

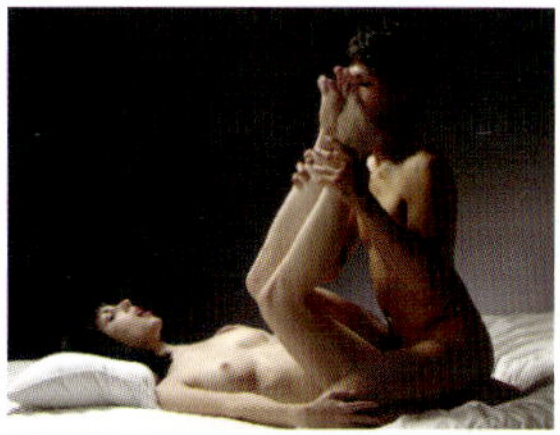

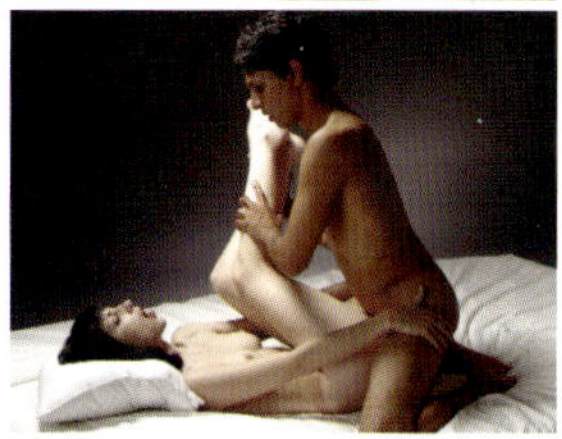

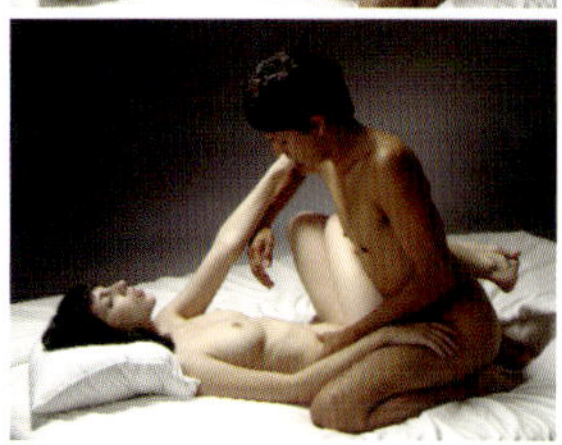

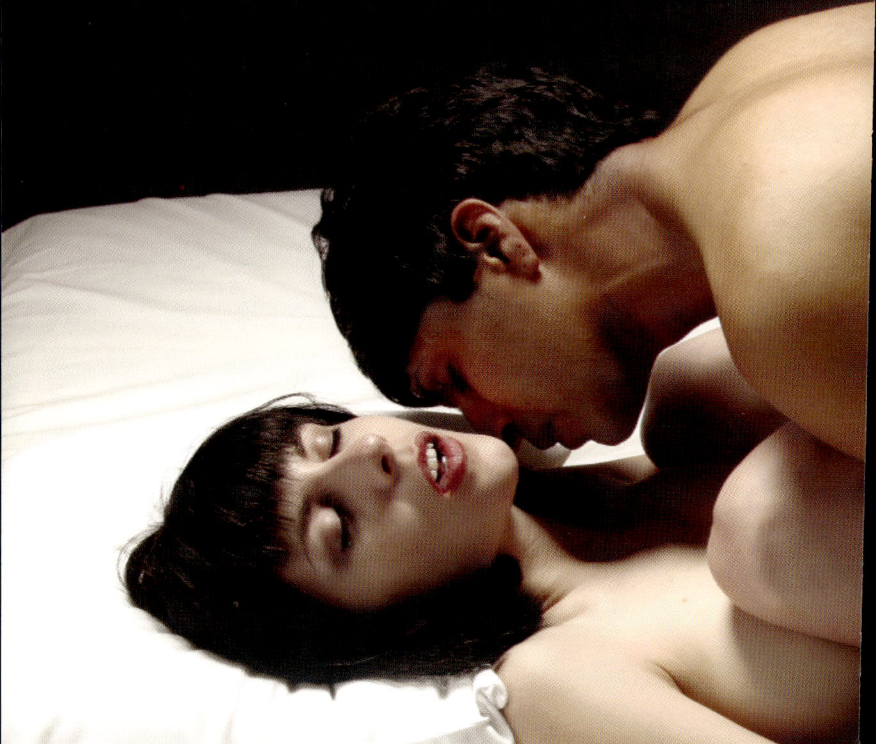

Halber Lotos

Eine natürliche Weiterentwicklung des Krebses (17). Der Mann beugt sich nach vorne und stützt den Rücken der Partnerin mit den Händen. Wenn sie die Beine anzieht, kreuzt sie die Schienbeine und drückt die Oberschenkel an ihre Brust.

23

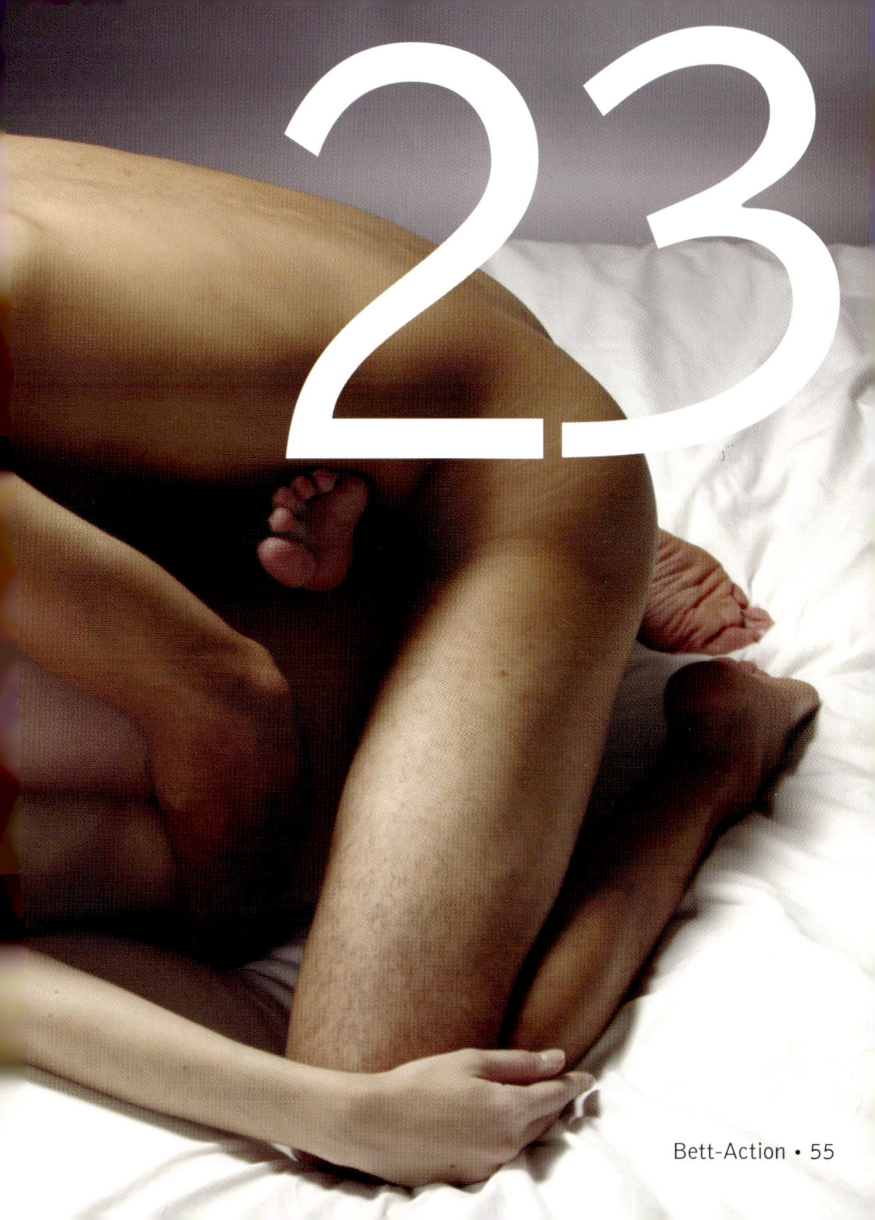

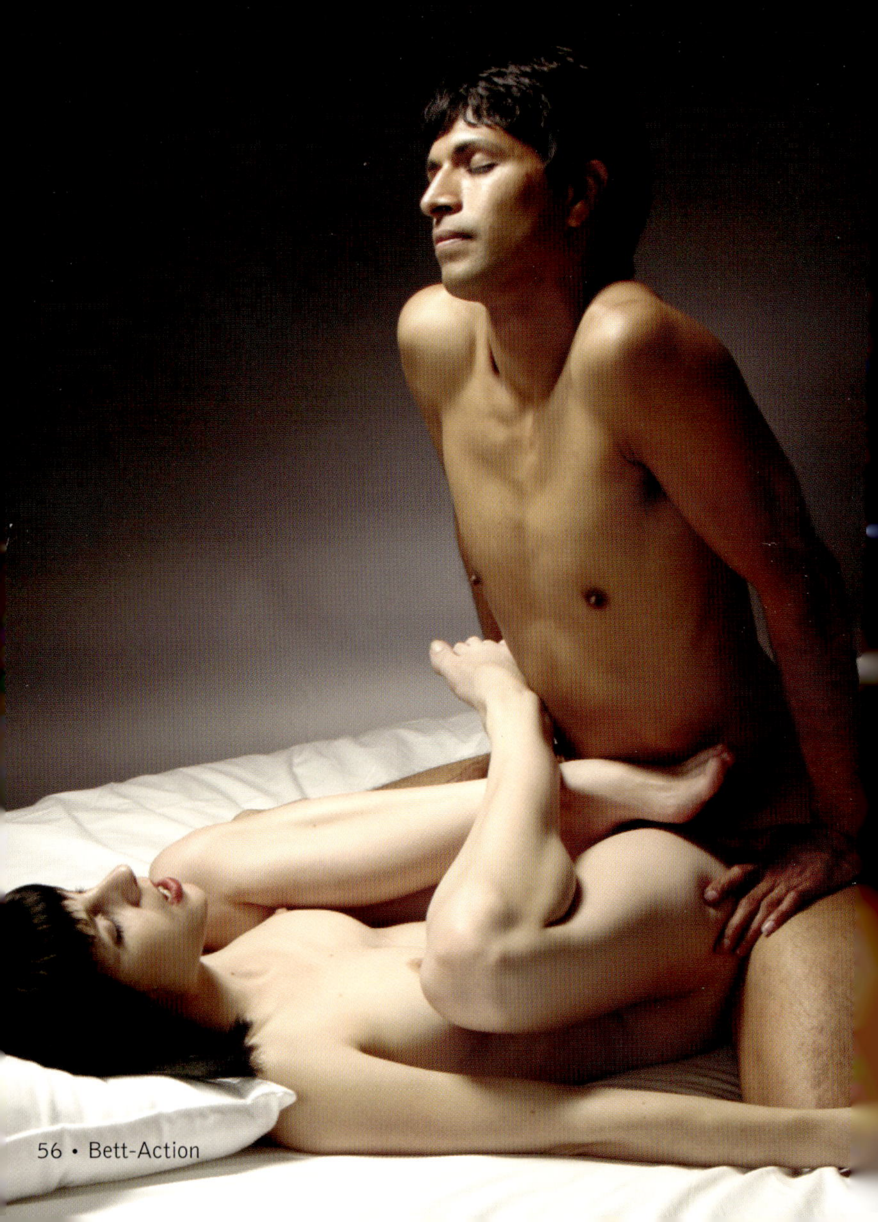

24

Ganzer Lotos

Diese Stellung bringt die Lotosposition des Yoga ins Schlafzimmer. Die Frau liegt auf dem Rücken und kreuzt die Beine über dem Rumpf. Ihr Partner beugt sich vor und dringt in sie ein. Er ist ihr zugewandt und sitzt auf den Unterschenkeln.

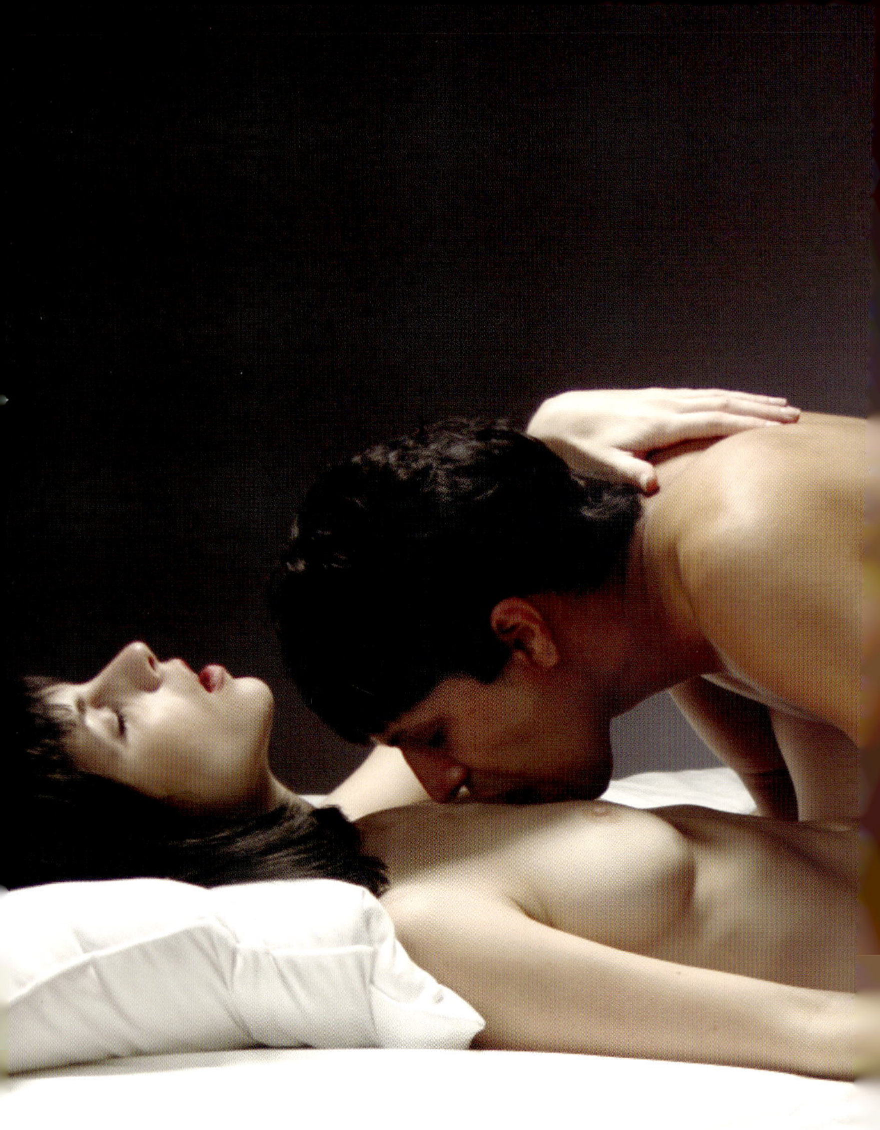

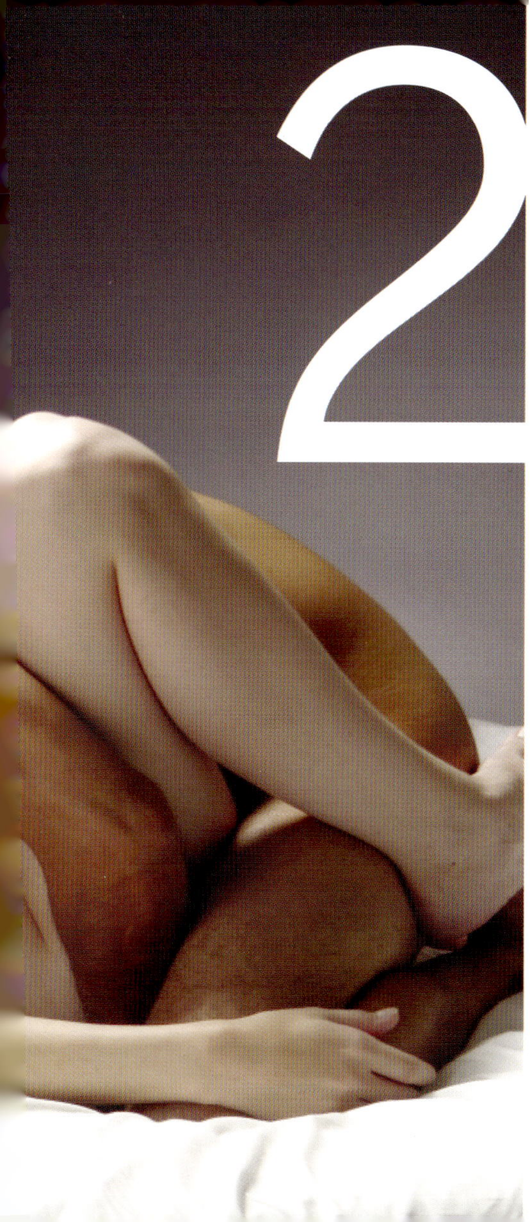

25 Indras Gemahlin

Eine extreme Variante des Krebses (17). Die Frau zieht hier die Beine an die Seiten, anstatt sie auf die Brust zu legen. Dabei öffnet sich die Vagina weit, sodass der Partner tief eindringen kann.

26

Knien und strecken

Die Frau liegt auf dem Rücken und zieht die Knie an die Brust. Der Mann kniet vor ihr und dringt ein. Dann streckt sie die Beine und legt sie auf eine seiner Schultern. In dieser Stellung kann er ihre Schenkel streicheln.

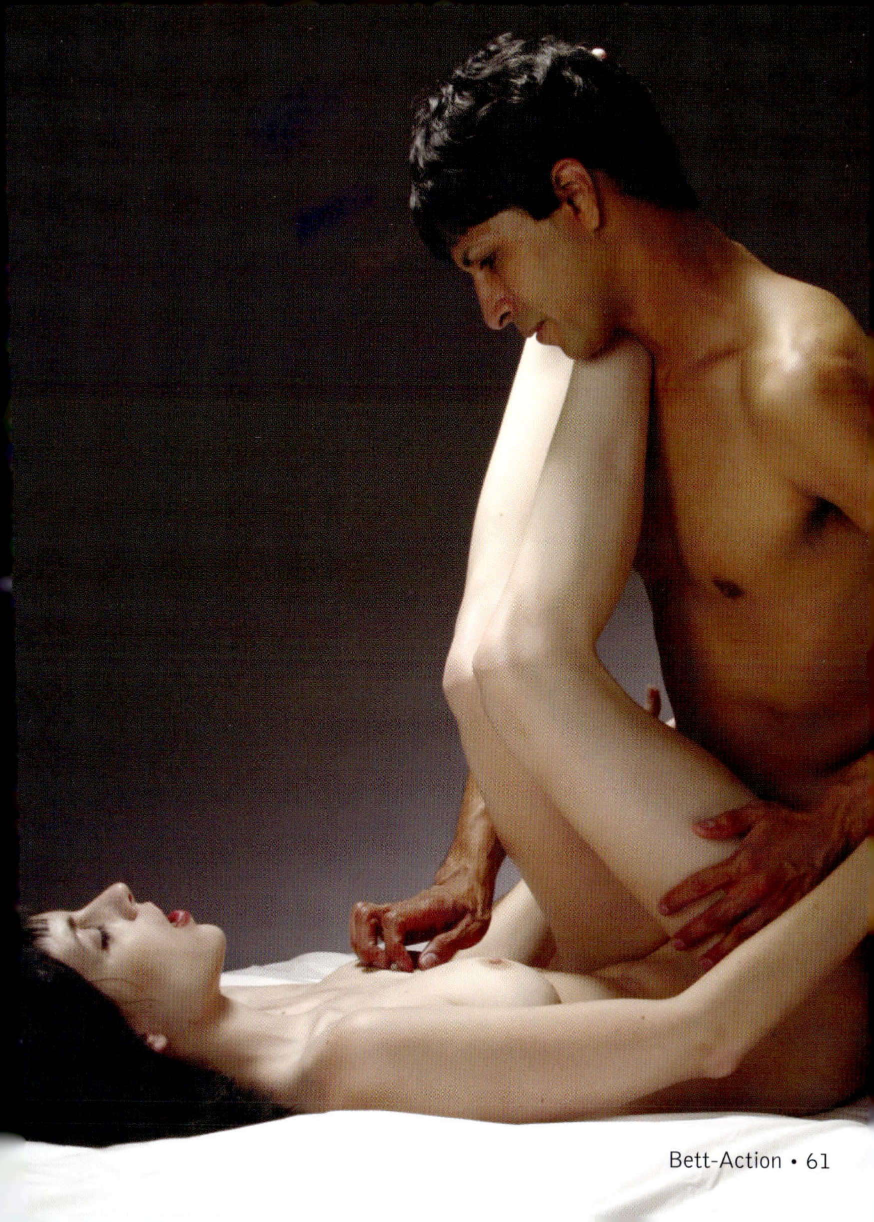

27

Knien und seitlich strecken

Die Frau liegt auf dem Rücken und schlingt die Beine um einen Oberschenkel des Partners, anstatt sie auf seine Schulter zu legen. So kann er ihre Erregung beobachten und ihre Klitoris und ihre Brüste streicheln.

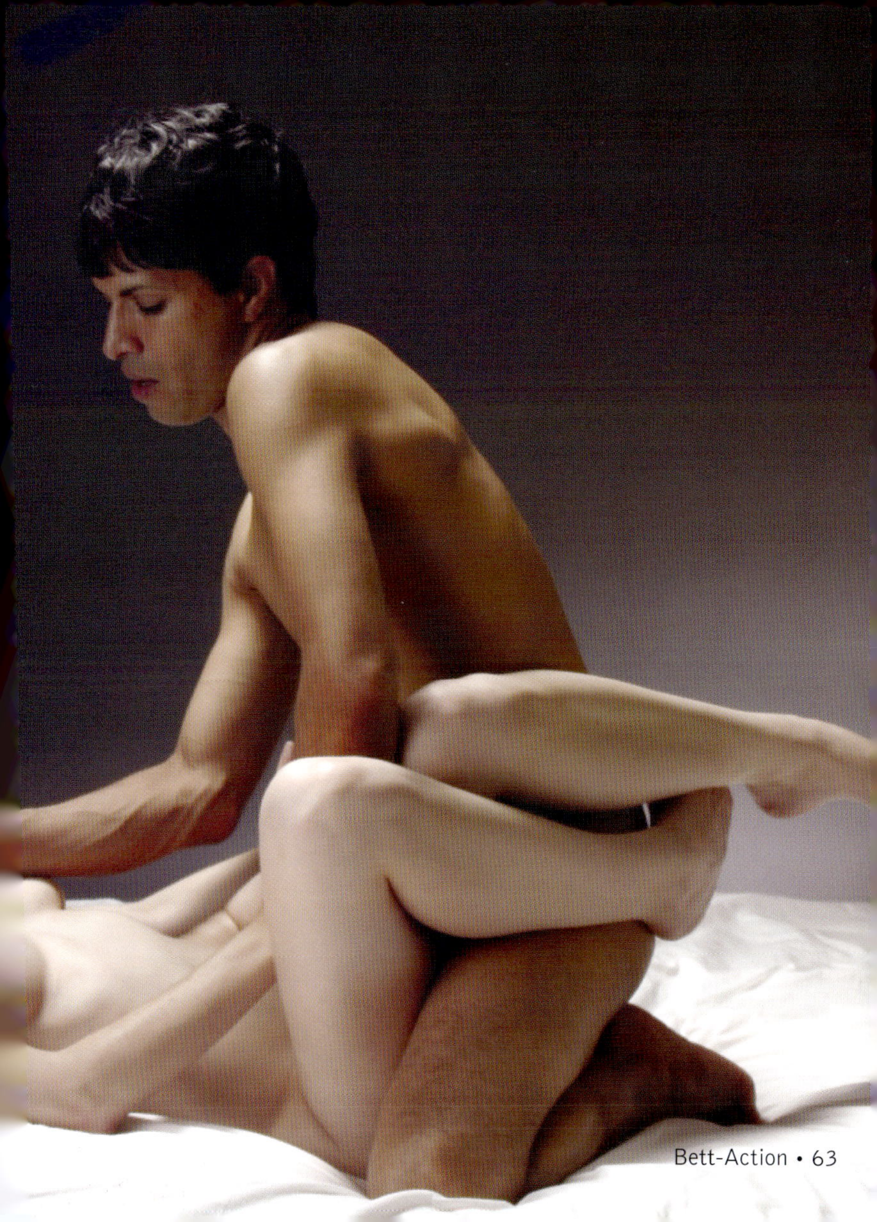

28

Knien und nach hinten drücken

Eine Variante der Stellung 26 (Knien und strecken). Die Frau legt die Beine nicht auf die Schulter des Partners, sondern er drückt sie von sich weg, sodass der Penetrationswinkel sich ändert.

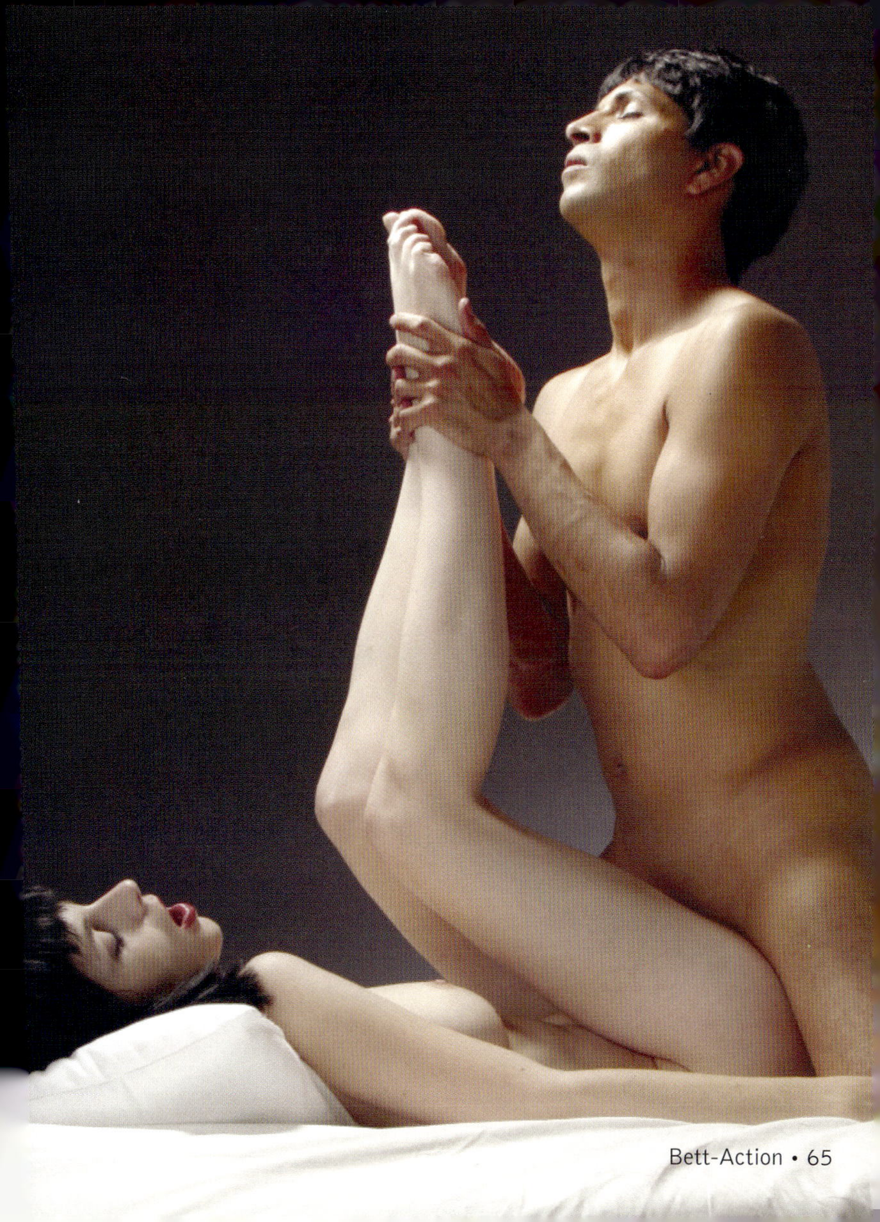

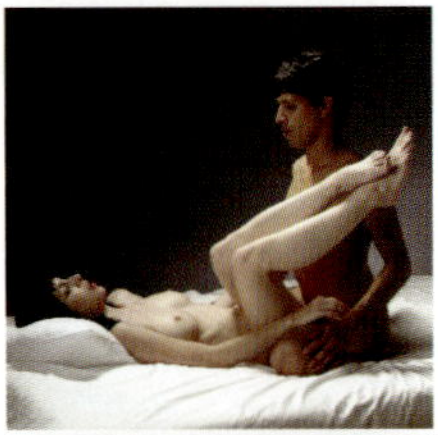
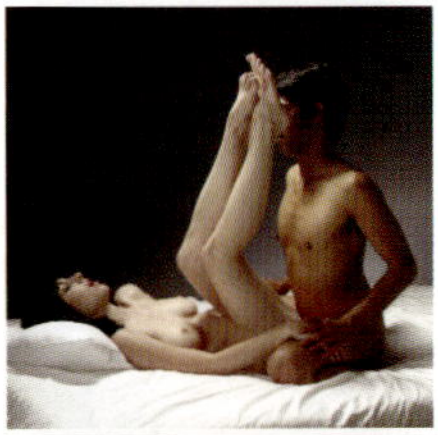
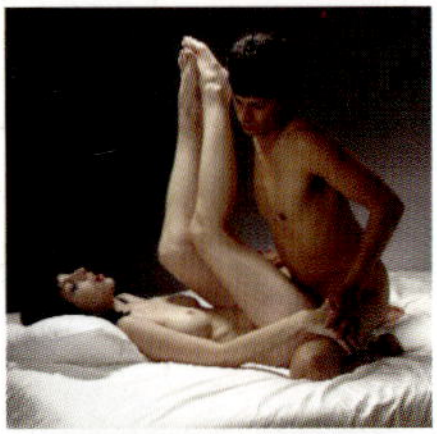
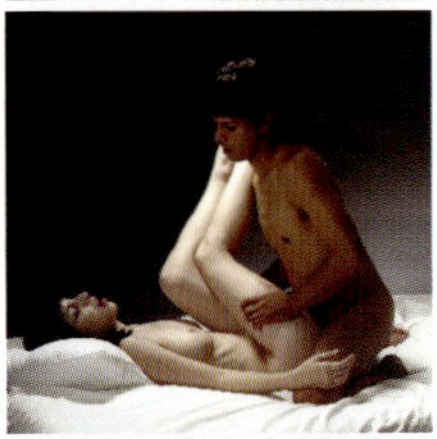
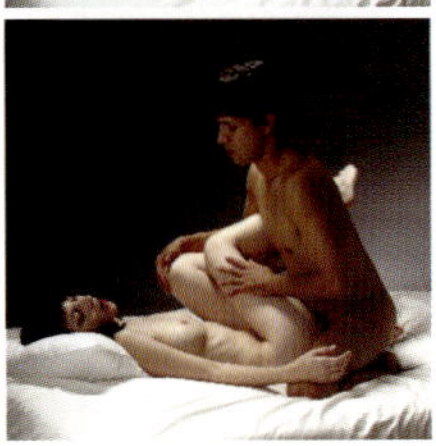

Seitlich knien und strecken

Eine Variante der Stellung 27 (Knien und seitlich strecken). Die Frau schwingt die Beine vom rechten Oberschenkel des Partners zum linken und zurück. In diesem Winkel wird der G-Punkt intensiv stimuliert.

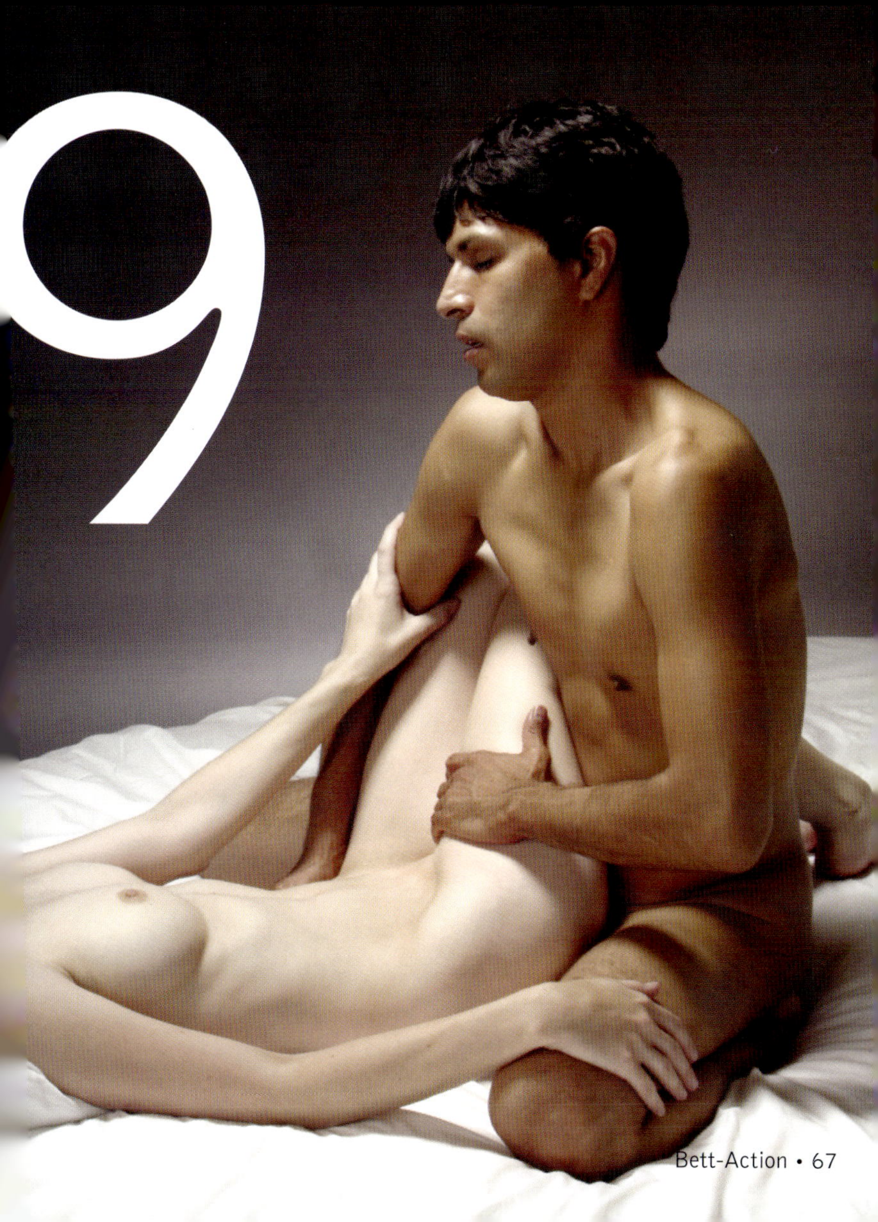
9

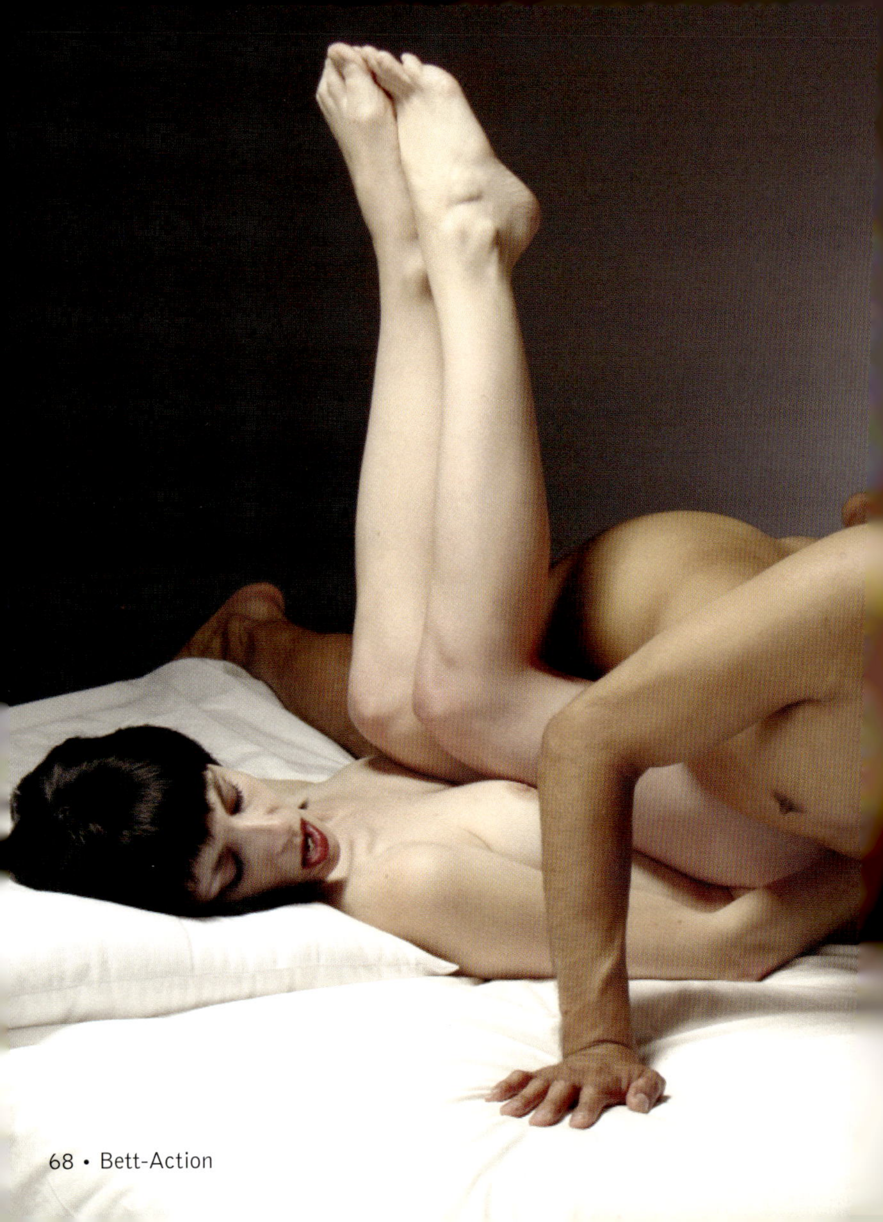

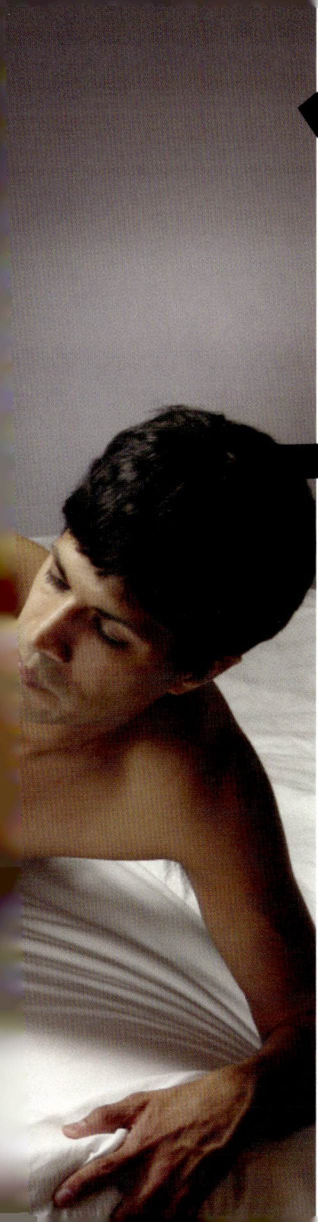

30

Wellenkamm

Die Frau liegt auf dem Rücken und streckt die Beine nach oben. Der Mann liegt quer über ihr, bereit, die nächste Welle der Lust zu erwischen.

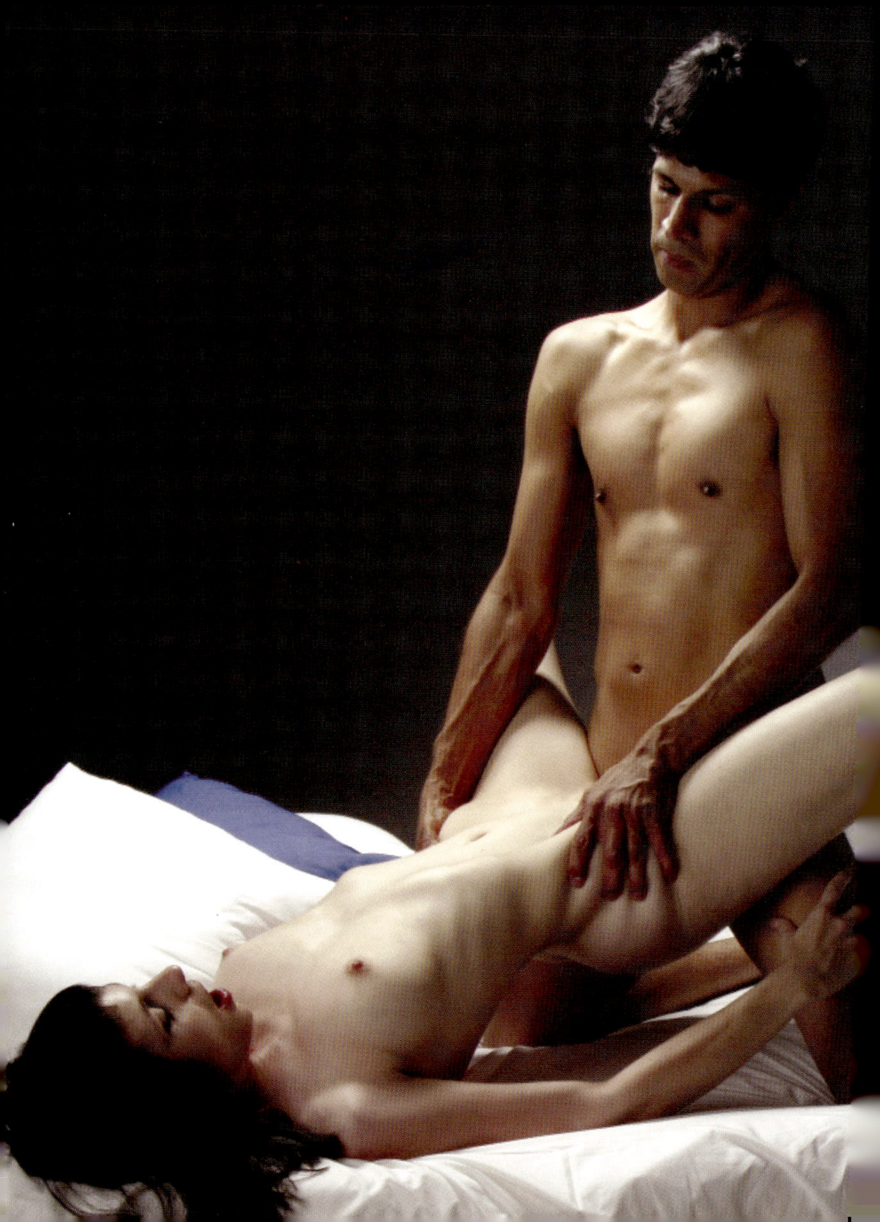

31

Beckenstoß

Die Frau beginnt im Lineal A (1) und öffnet die Beine, sodass sie außen an den Beinen des Partners liegen. Dann senkt sie den Kopf und hebt das Becken dem Partner entgegen. In dieser Position ist die Vagina weit offen, sodass er tief eindringen kann.

Beckentanz auf dem Schoß

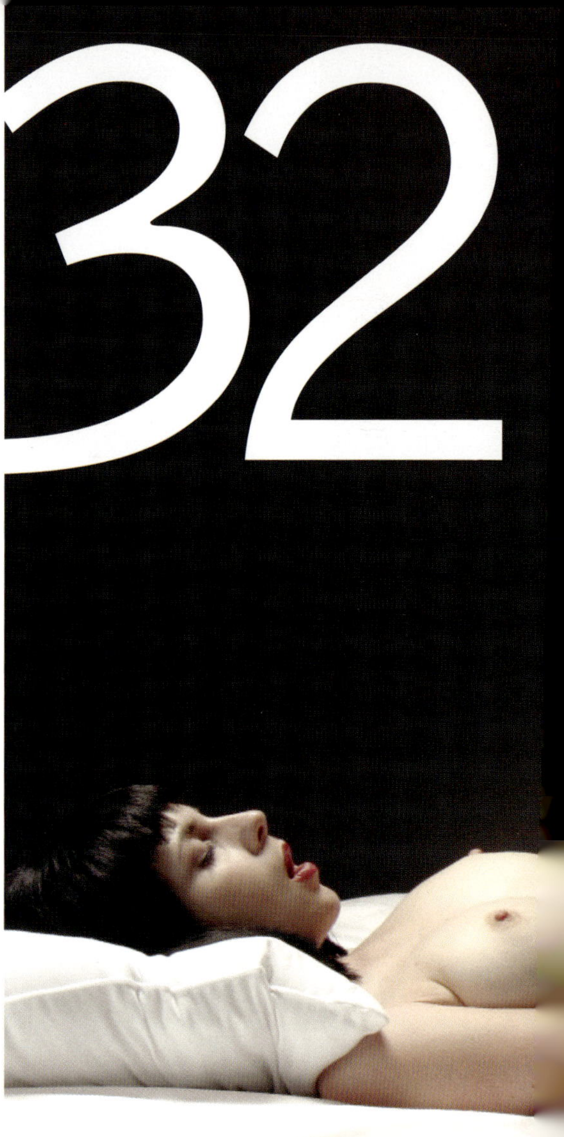

Die Frau liegt auf dem Rücken, setzt die Füße aufs Bett und stößt das Becken nach oben zum Partner hin, der auf den Unterschenkeln sitzt. Diese Stellung ähnelt dem Beckenstoß (31), aber mit einem wichtigen Unterschied: Der Po der Frau liegt auf den Oberschenkeln des Partners. Während sie ein Hohlkreuz macht, kann er ihren Bauch und ihre Brüste leicht erreichen.

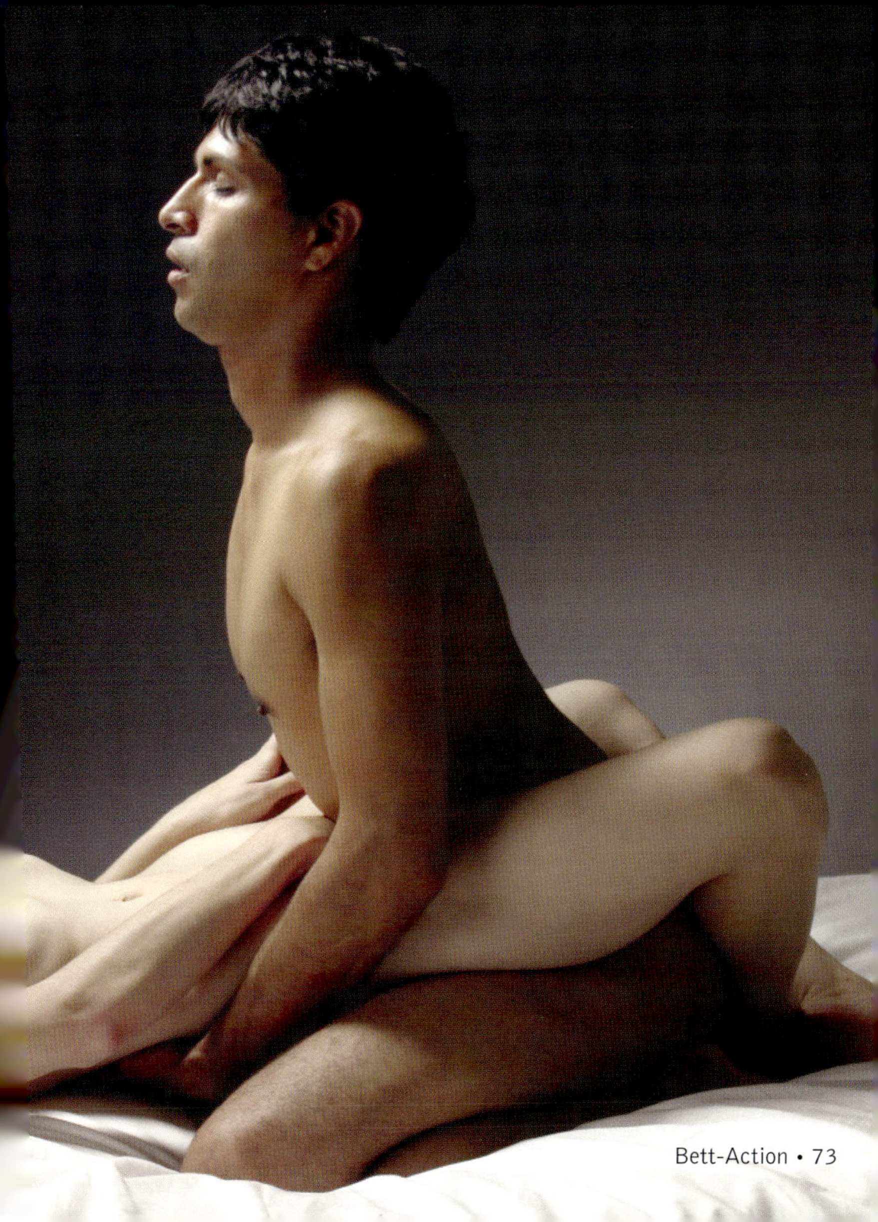

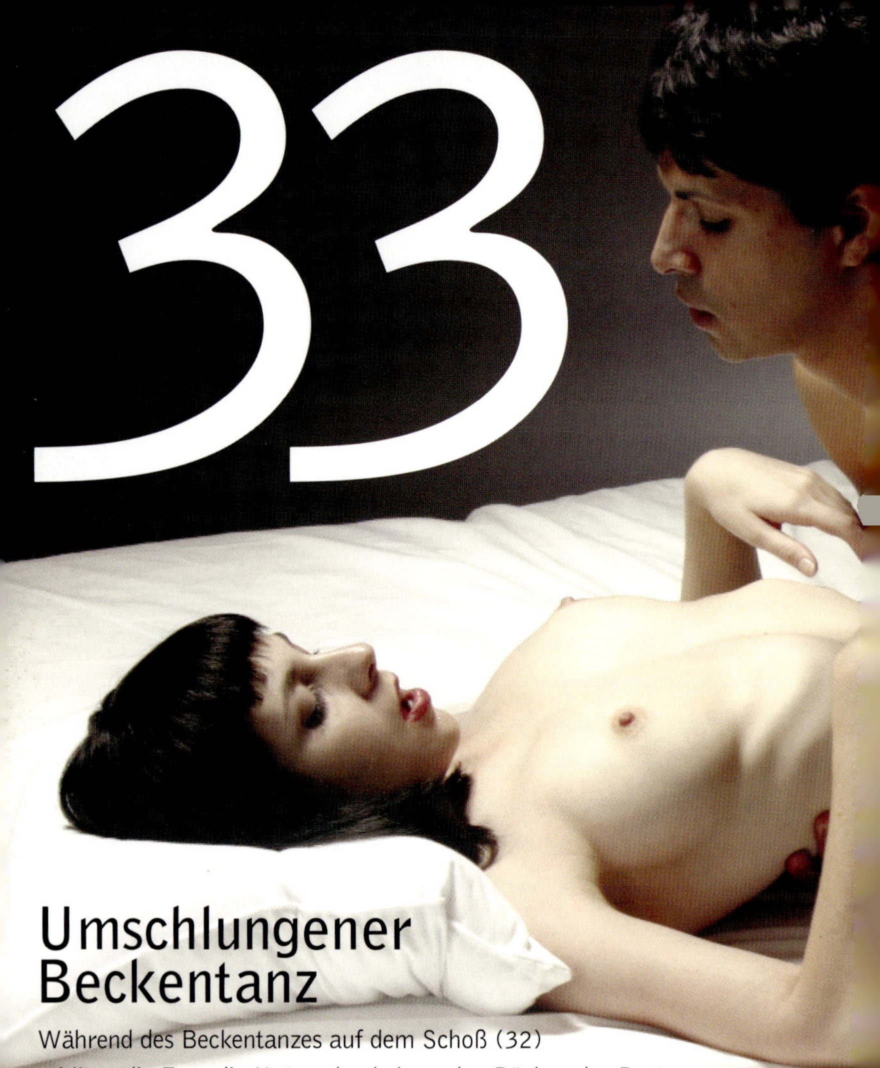

33

Umschlungener Beckentanz

Während des Beckentanzes auf dem Schoß (32) schlingt die Frau die Unterschenkel um den Rücken des Partners und zieht sich enger an ihn heran. So wird die Klitoris maximal stimuliert.

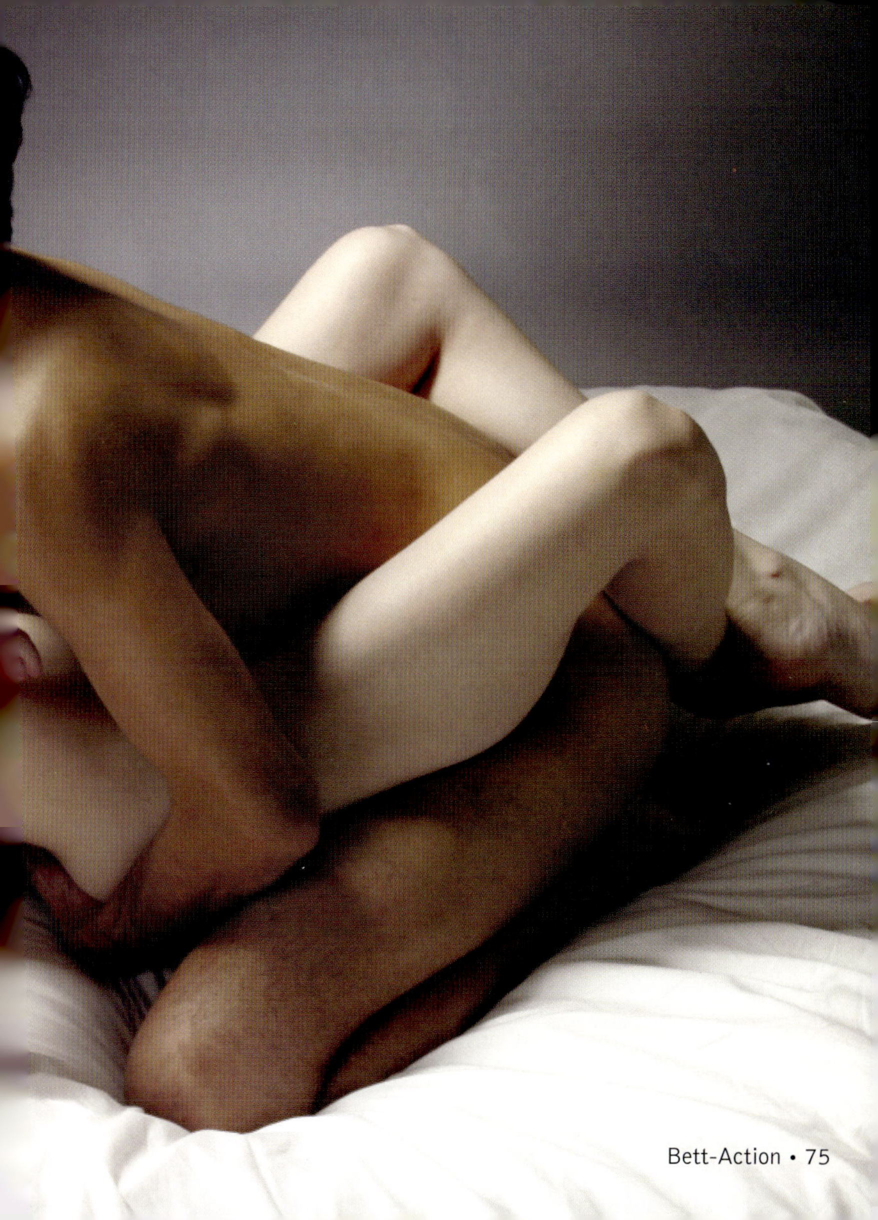

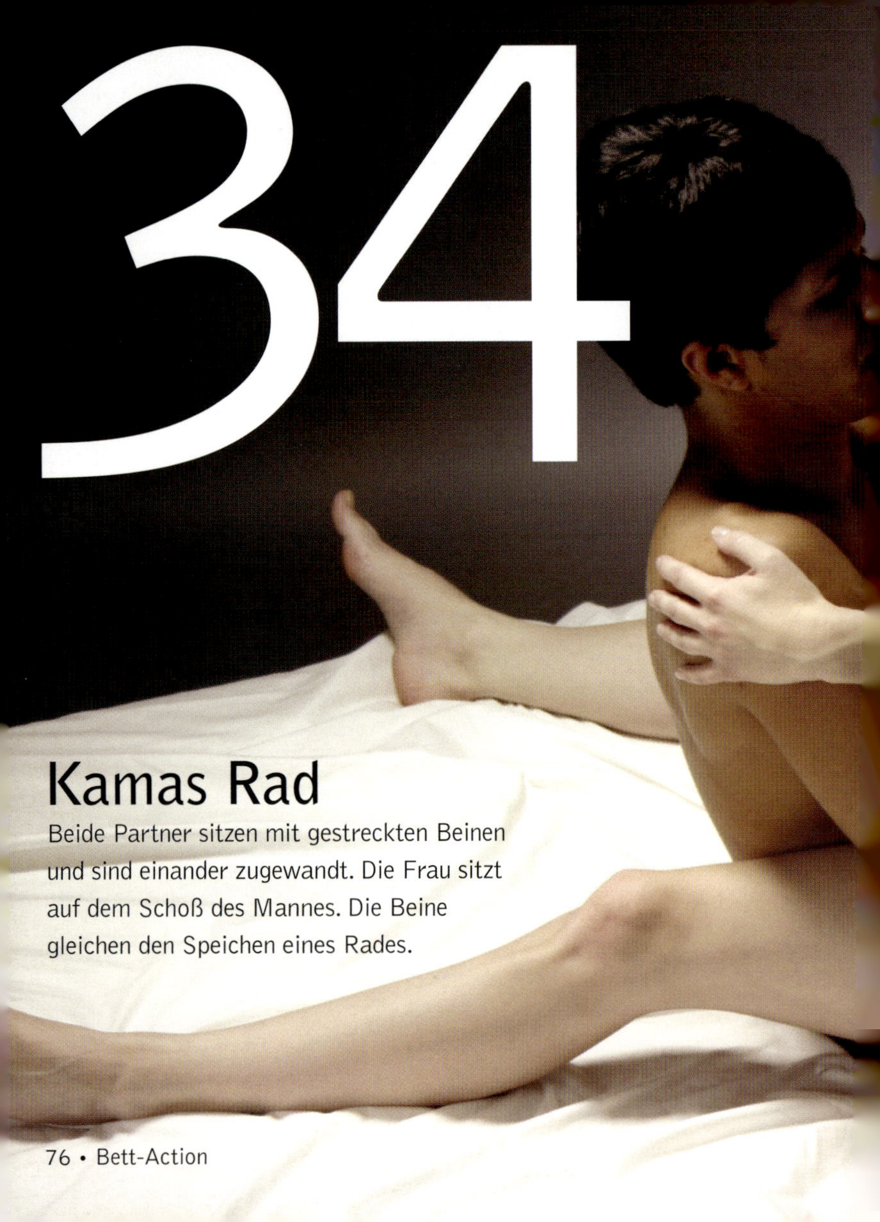

34

Kamas Rad

Beide Partner sitzen mit gestreckten Beinen und sind einander zugewandt. Die Frau sitzt auf dem Schoß des Mannes. Die Beine gleichen den Speichen eines Rades.

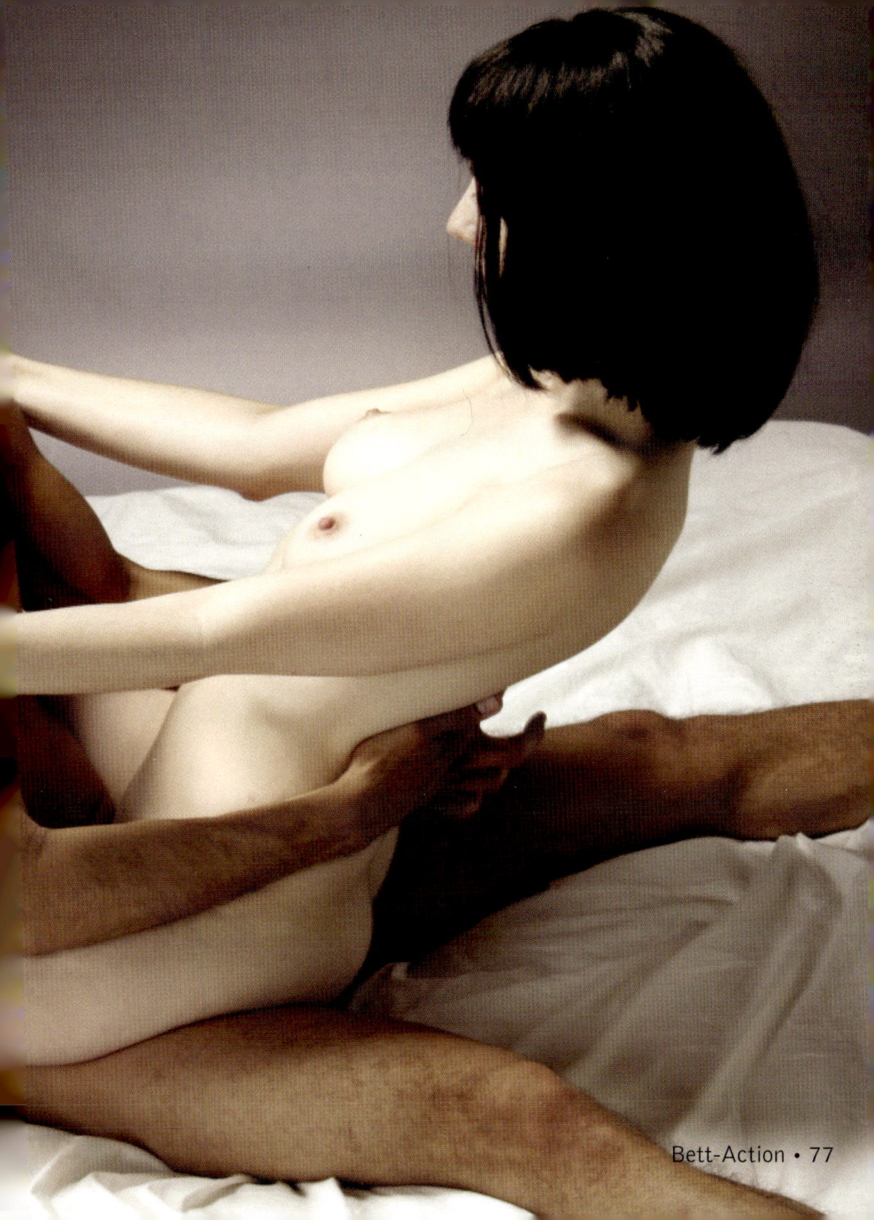

35

Kamas Rad im Liegen

Die Frau beginnt in Kamas Rad (34), legt sich zurück und stützt sich auf die Ellbogen. Dadurch ändert sich der Penetrationswinkel. Die Beine schlingt sie um den Rücken des Partners.

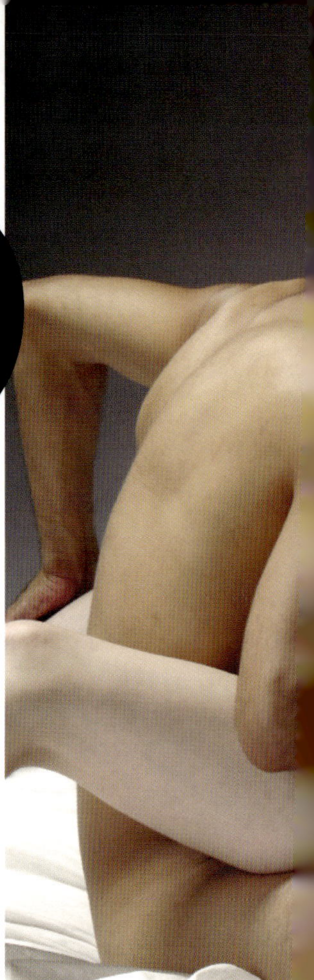

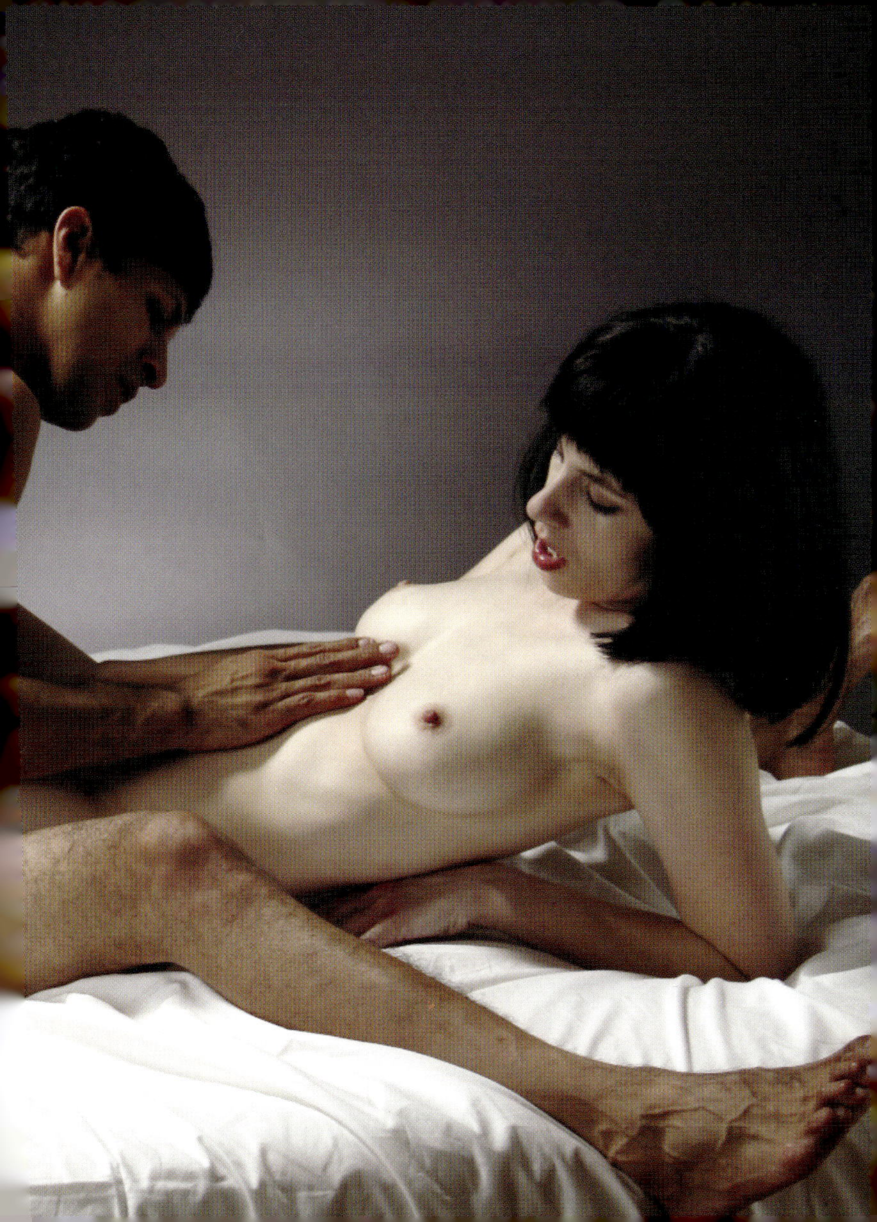

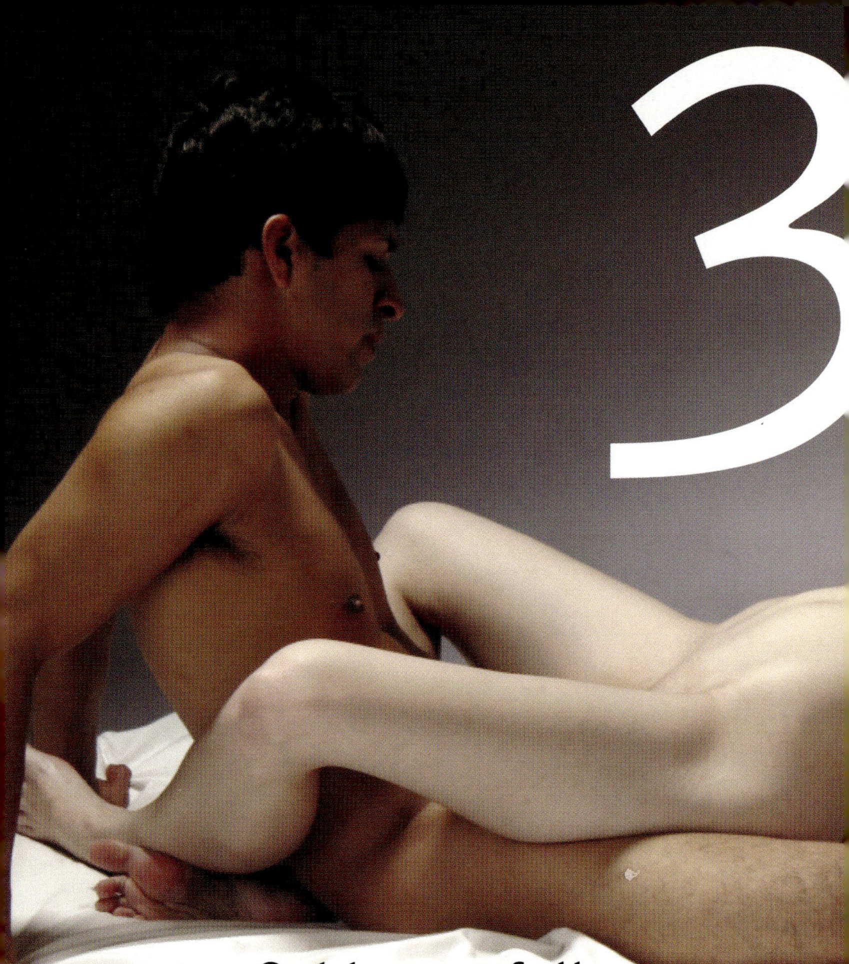

3

Schlangenfalle

Die Frau beginnt mit Kamas Rad (34), legt sich zurück und hält sich an den Knöcheln des Partners fest. Mit den Beckenmuskeln packt sie seinen Penis und schwingt sanft hin und her.

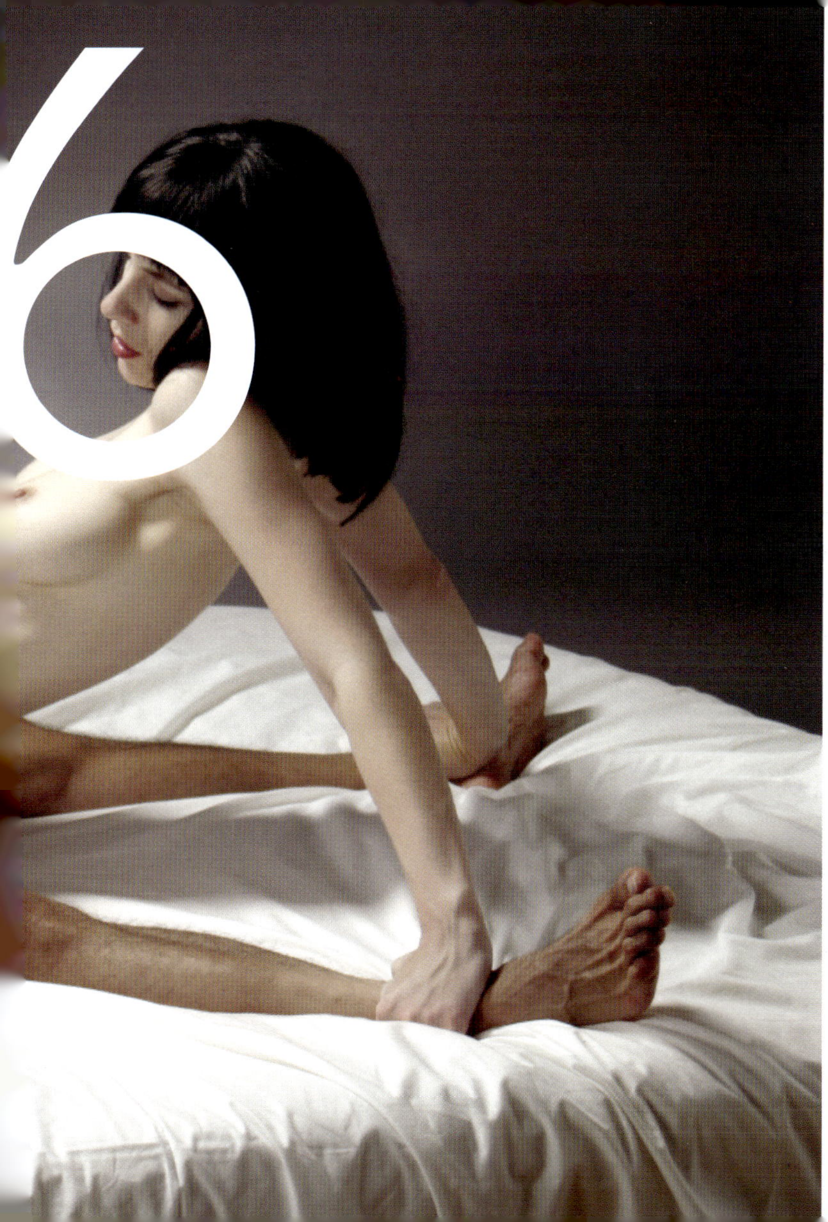
6

37

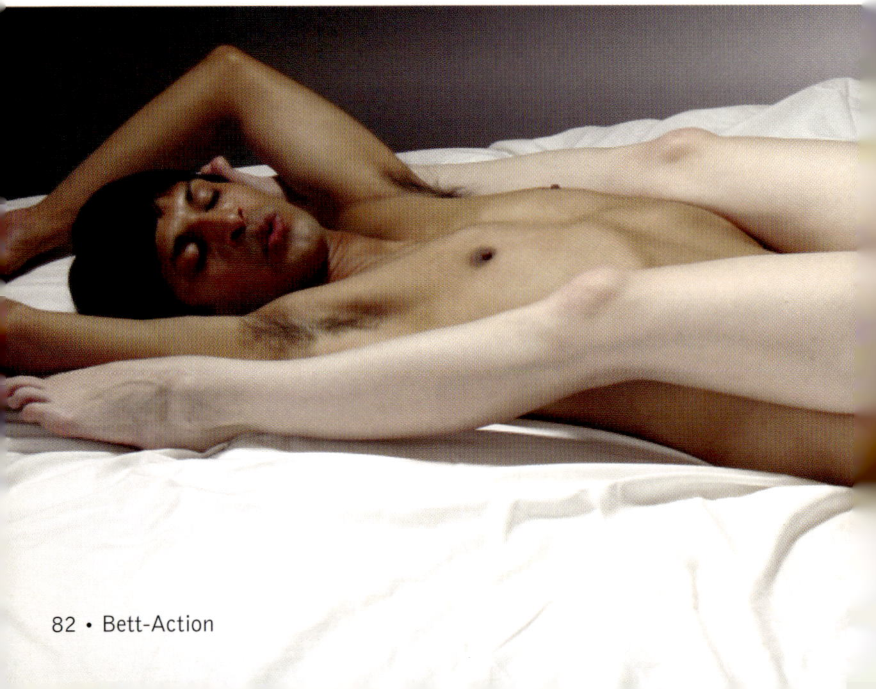

Schlangenfalle im Liegen

Beide Partner legen sich in Kamas Rad (34) zurück. So ist die Frau gezwungen, die Scheidenmuskeln einzusetzen, damit er seine Erektion behält. Beide konzentrieren sich darauf, ihre subtilen Energiekörper zu stimulieren, nicht die materiellen Körper. Sehr tantrisch!

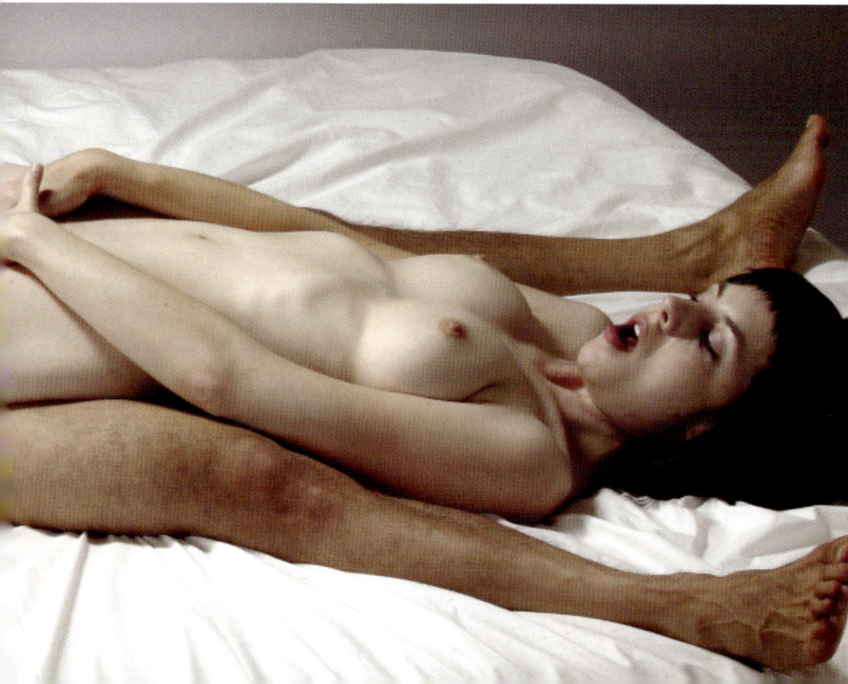

38

Die endlose Umarmung

Die Liebenden sitzen sich gegenüber und umklammern einander mit den Beinen. Diese Stellung ermöglicht tiefes Eindringen, Küsse und Blickkontakt.

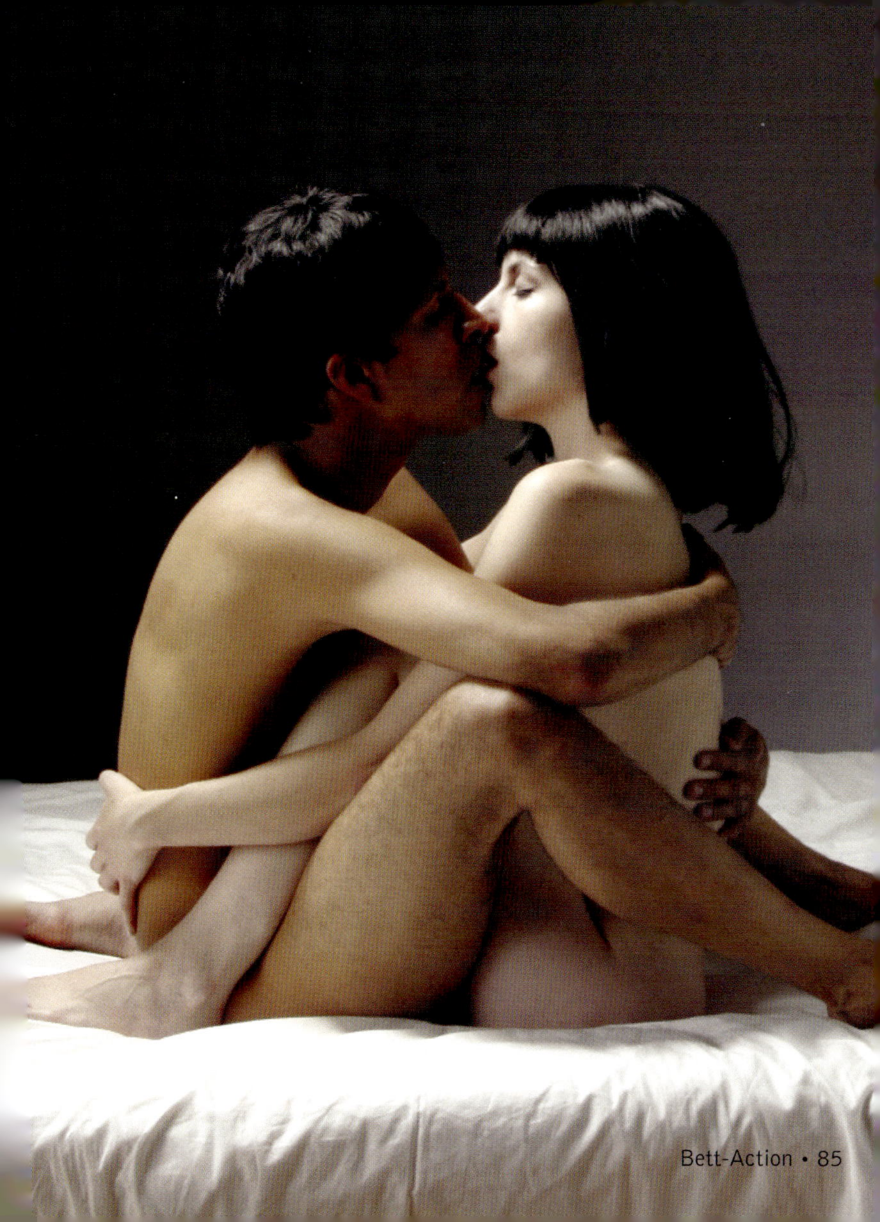

39

Fußpaare

Die Frau beginnt mit Kamas Rad (34), lehnt sich zurück und zieht die Beine an, sodass die Schienbeine an der Brust des Partners liegen. Der Mann spreizt die Beine weit und nimmt die Partnerin zwischen sie. So kann er tief eindringen. Dann presst er ihre Oberschenkel zusammen, um ihre Lustgefühle zu verstärken.

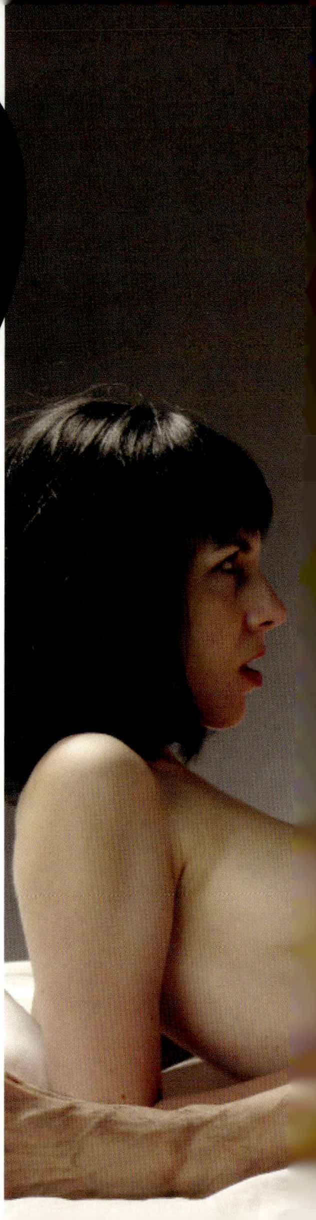

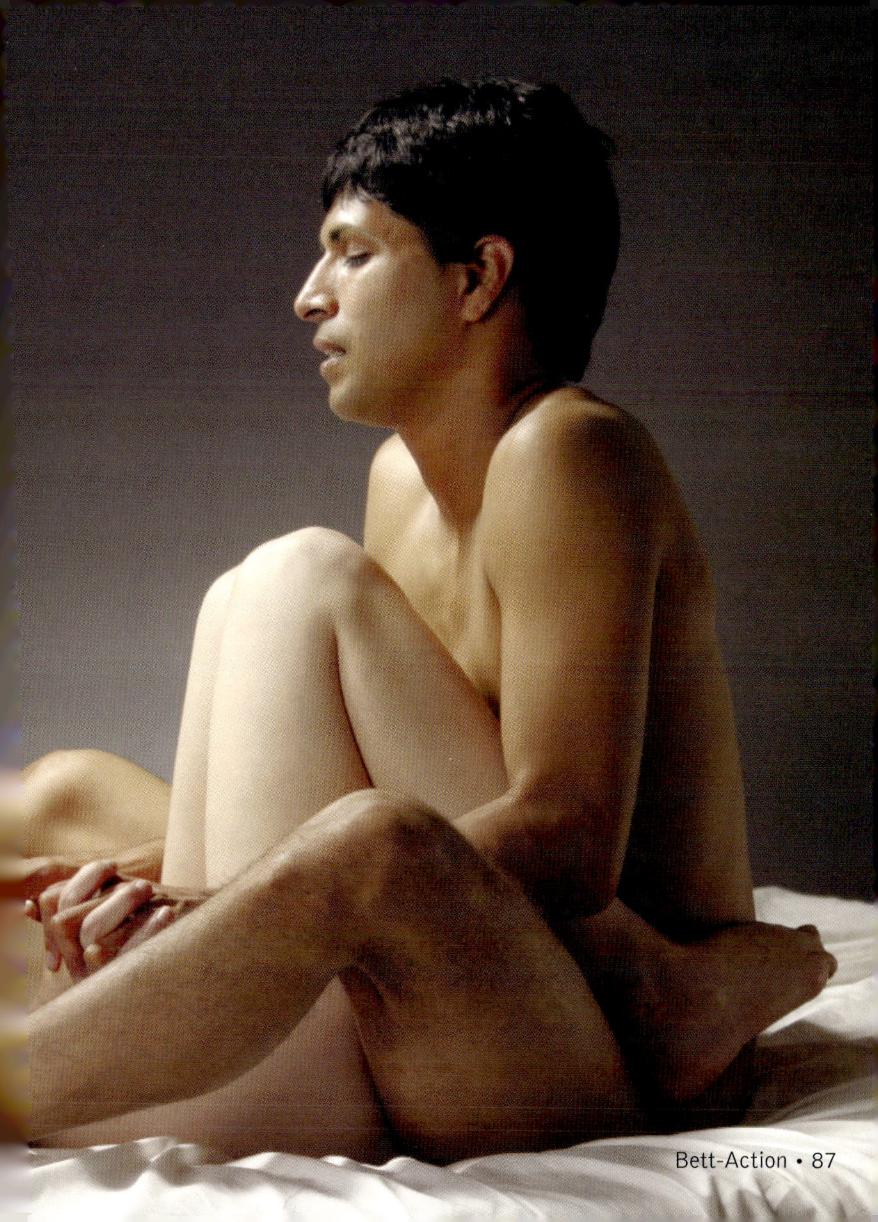

40

X zeigt den Punkt

Diese Stellung verbindet die Schlangenfalle im Liegen (37) mit dem Klappmesser (13). Die Frau liegt auf der Seite und spreizt die Beine. Der Mann lehnt sich mit gespreizten Beinen zurück. Beide begegnen sich in der Mitte, wobei ein Bein der Frau unter dem Partner liegt und ihre Füße sich neben seinem Gesicht befinden, sobald er sich nach hinten lehnt.

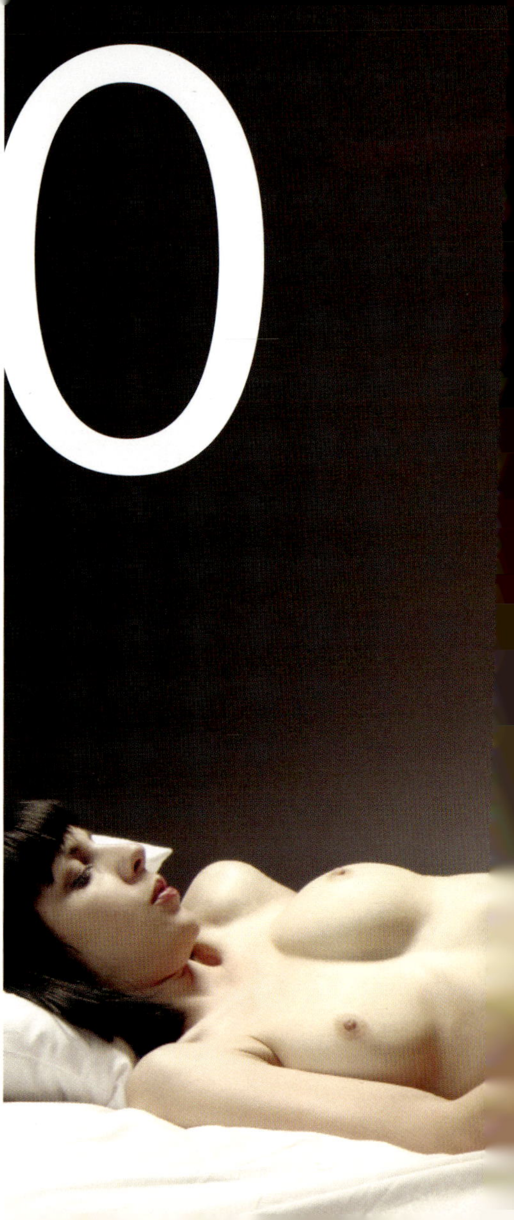

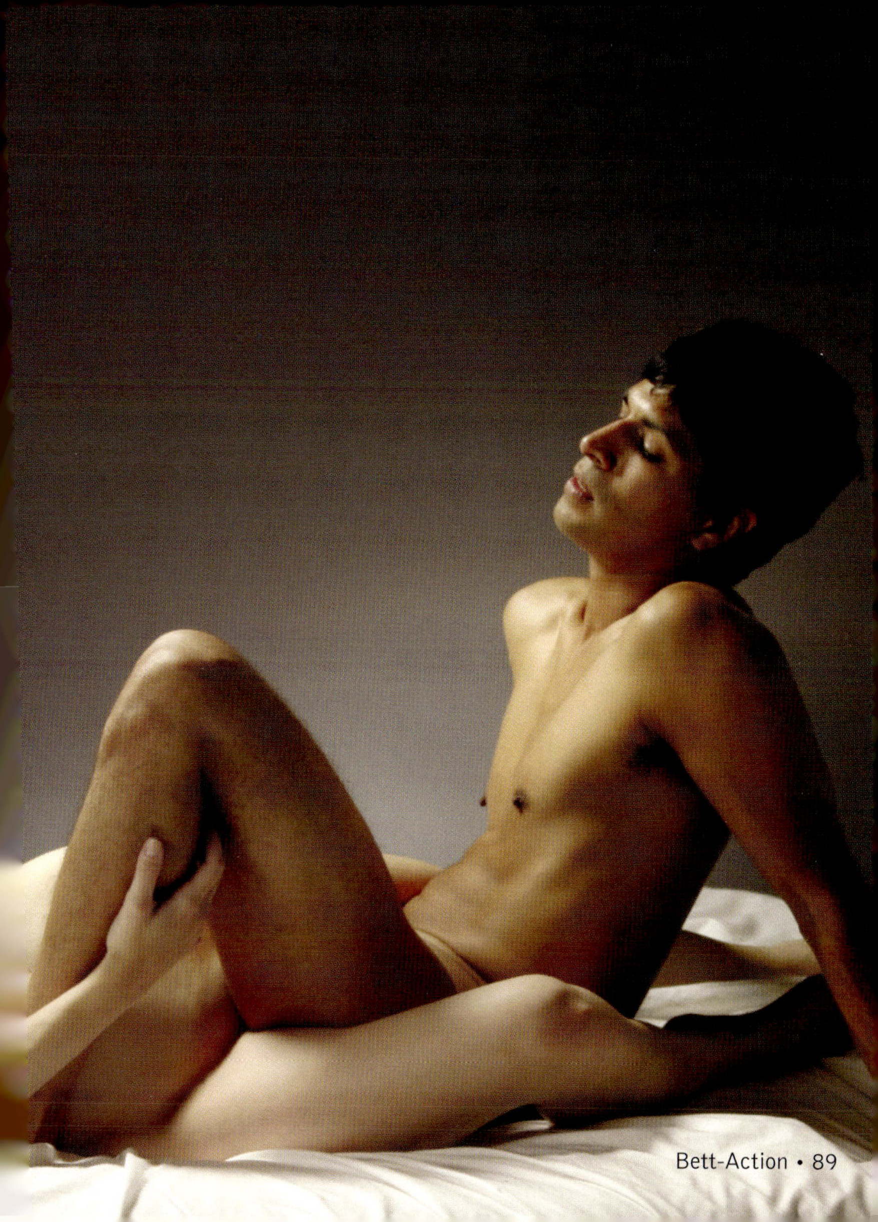

41

Der Mährentrick

Dies ist eher eine Technik als eine Stellung. Hier kann die Frau den Penis des Partners mit der Vagina festhalten, meist indem sie die Beine zusammenpresst. Das geschieht am besten während des Lineals B (3), wo die Frau oben sitzt und die Situation besser im Griff hat.

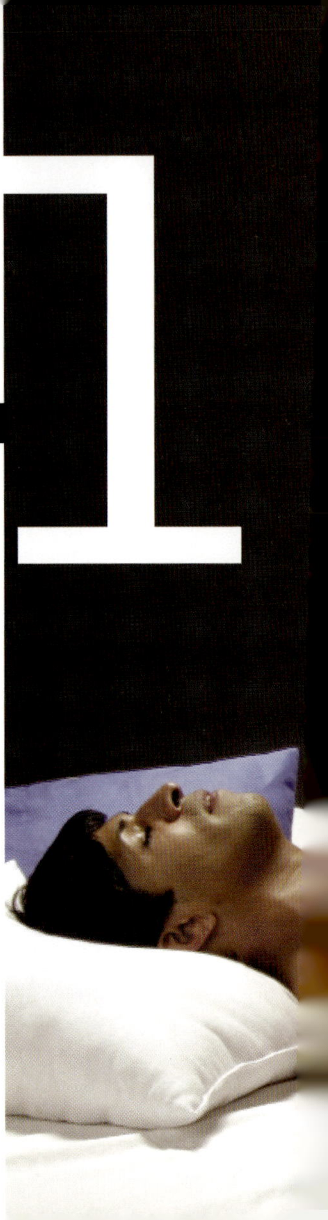

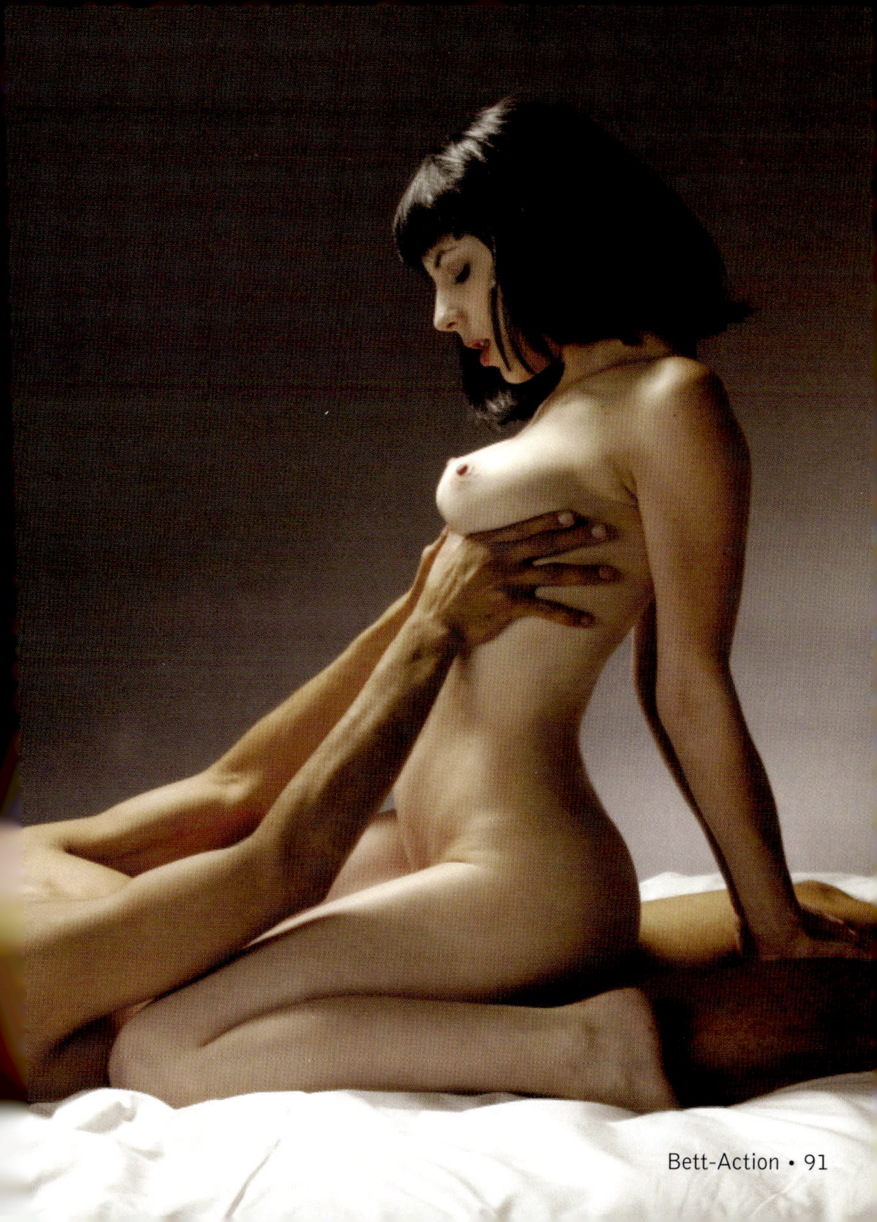

42

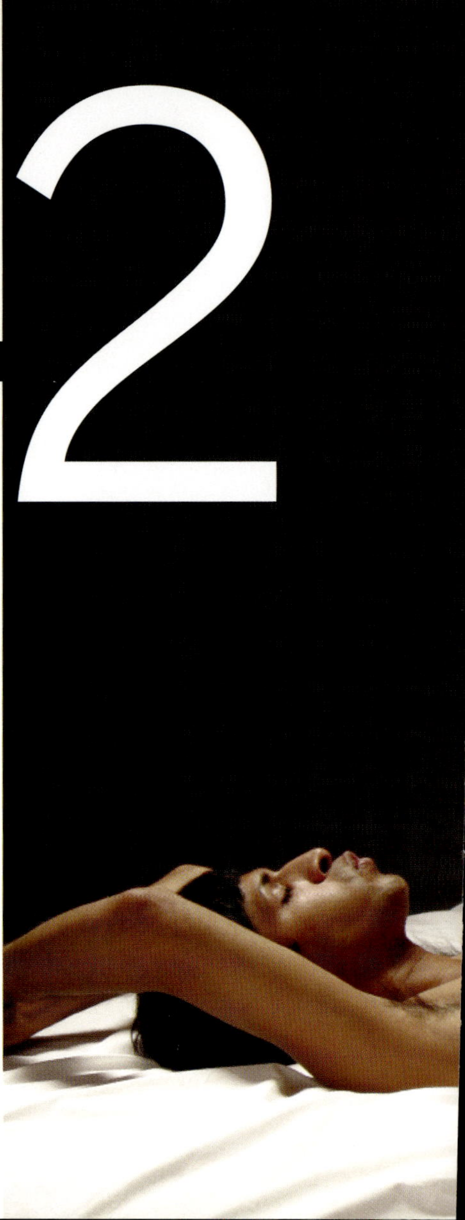

Die Zange

Die Zange ähnelt dem Mährentrick (41); auch sie ist also eher eine Technik als eine Stellung. Wieder sitzt die Frau auf dem Partner, der auf dem Rücken liegt. Sie hält den Penis mit der Vagina fest, zieht ihn, drückt ihn und lässt ihn lange nicht los. Der Blickkontakt ist intensiv, und sie kann seine Brust und seine Hoden streicheln, um die Wirkung dieser Technik zu verstärken.

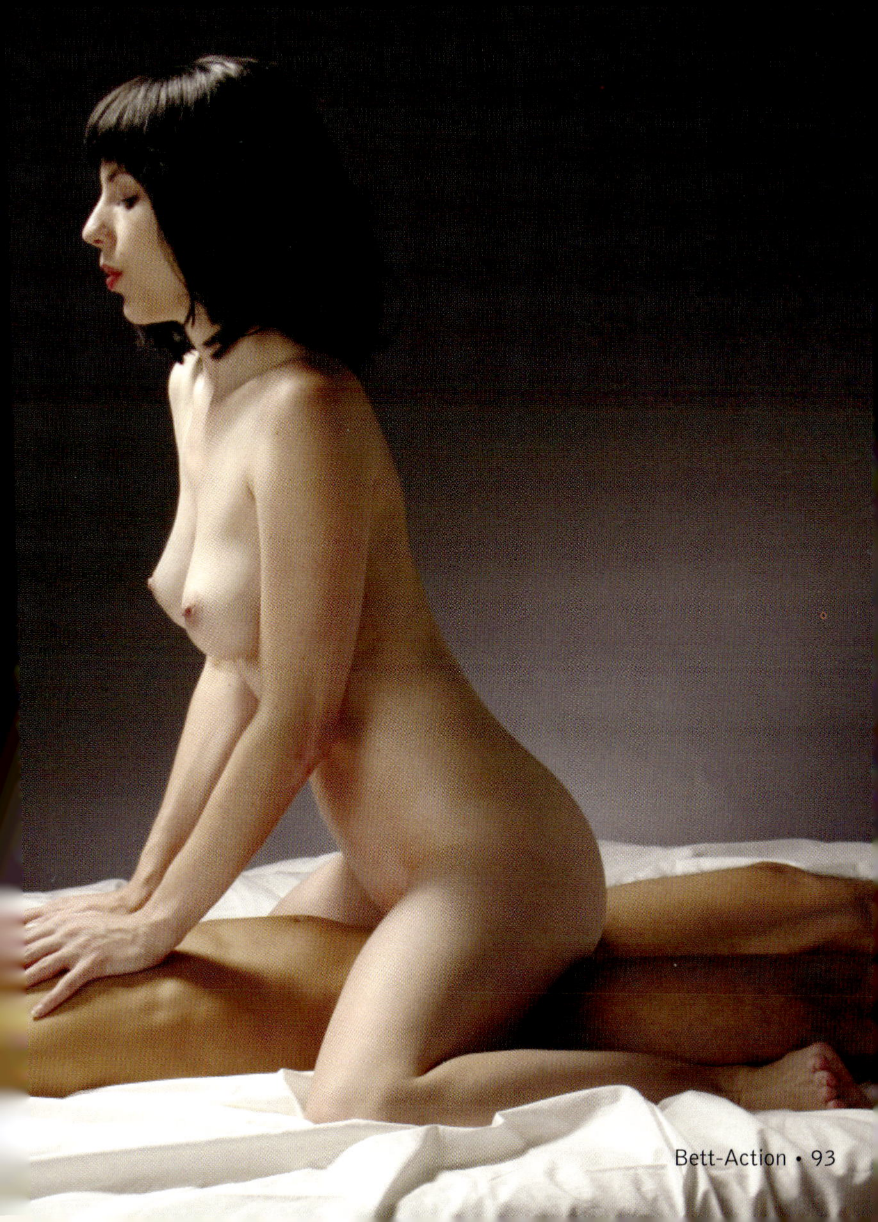

43

Die Spinnerin

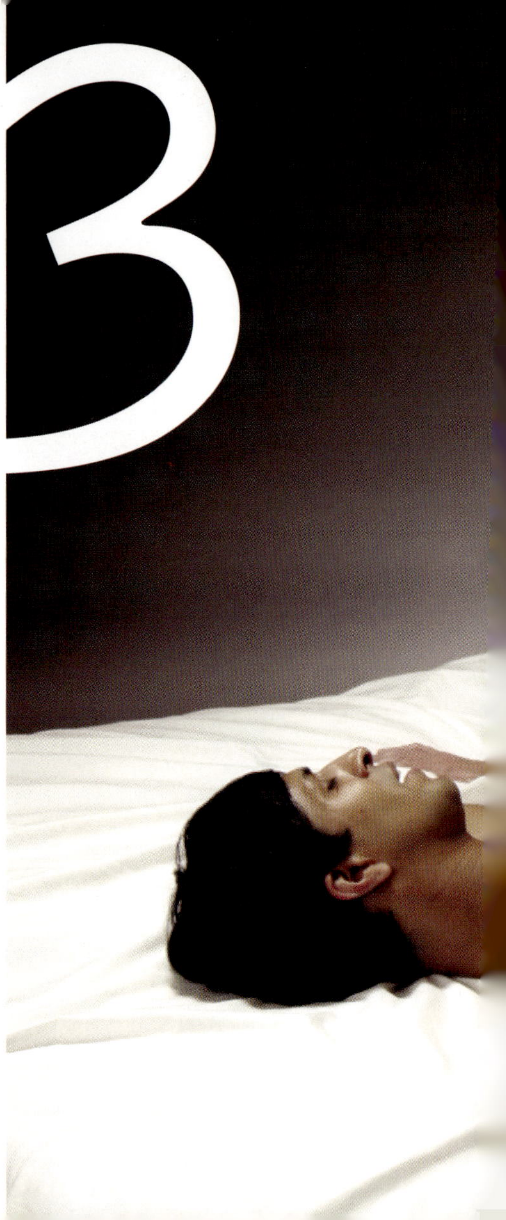

Die Frau beginnt als Bockendes Wildpferd (51) und dreht sich um 360 Grad. So kann sie jeden Penetrationswinkel genießen und den G-Punkt stimulieren, während sie dem Partner den Rücken zuwendet. Eine sehr gute Stellung für kleine Frauen mit großem Partner.

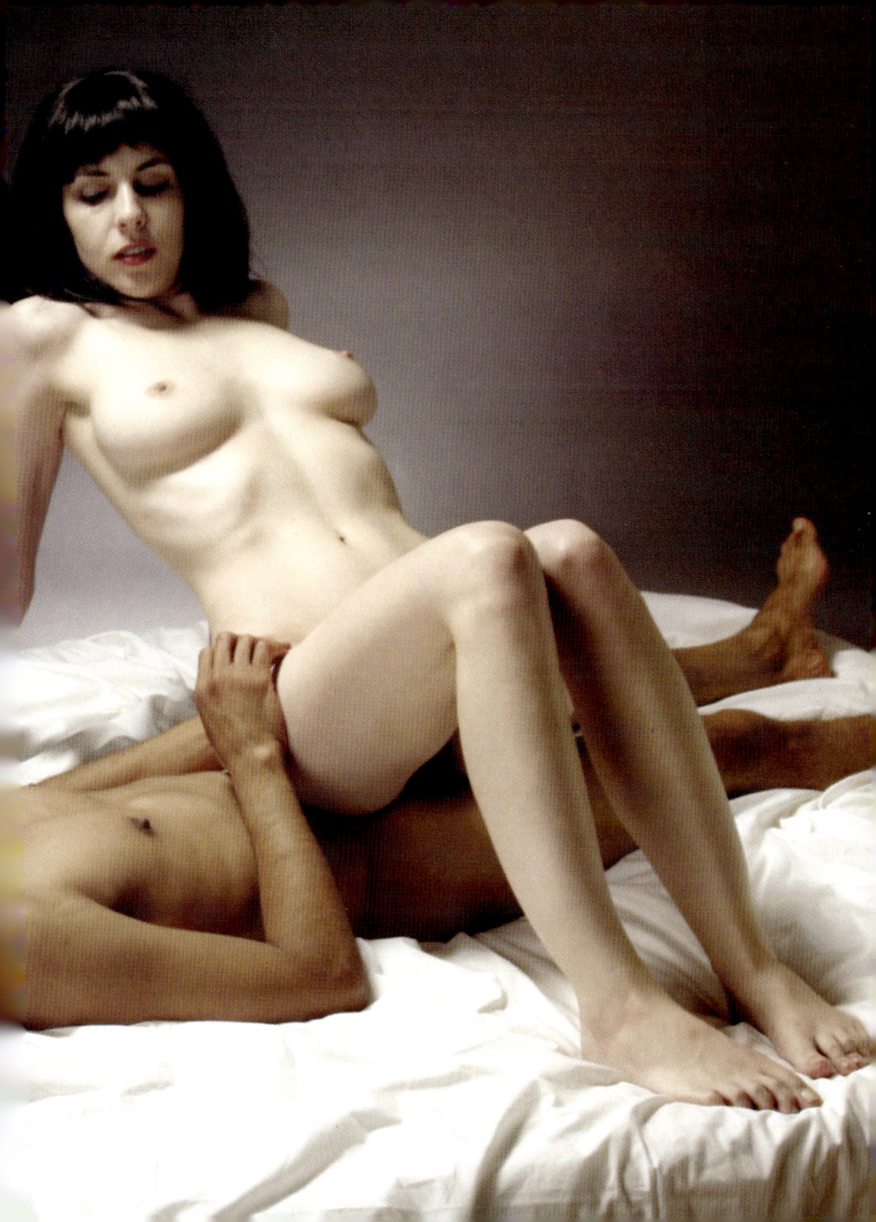

44

Meditation hinter dem Rücken

Der Mann liegt auf dem Rücken, die Frau sitzt mit gekreuzten Unterschenkeln auf ihm und wendet ihm den Rücken zu. Der Blickkontakt ist zwar gering, aber der Penetrationswinkel eignet sich vorzüglich für die Stimulierung des G-Punktes.

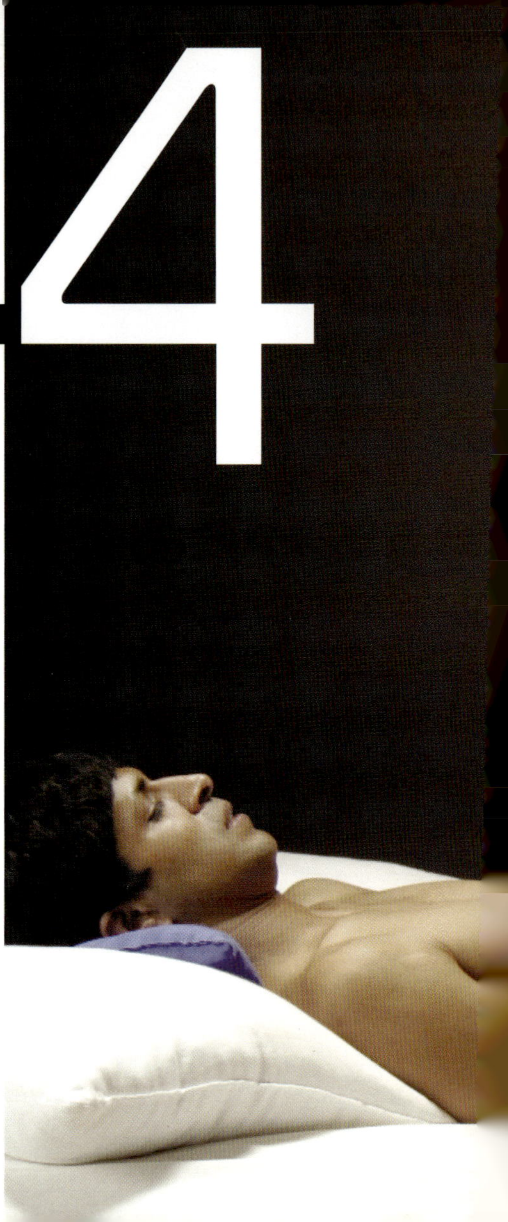

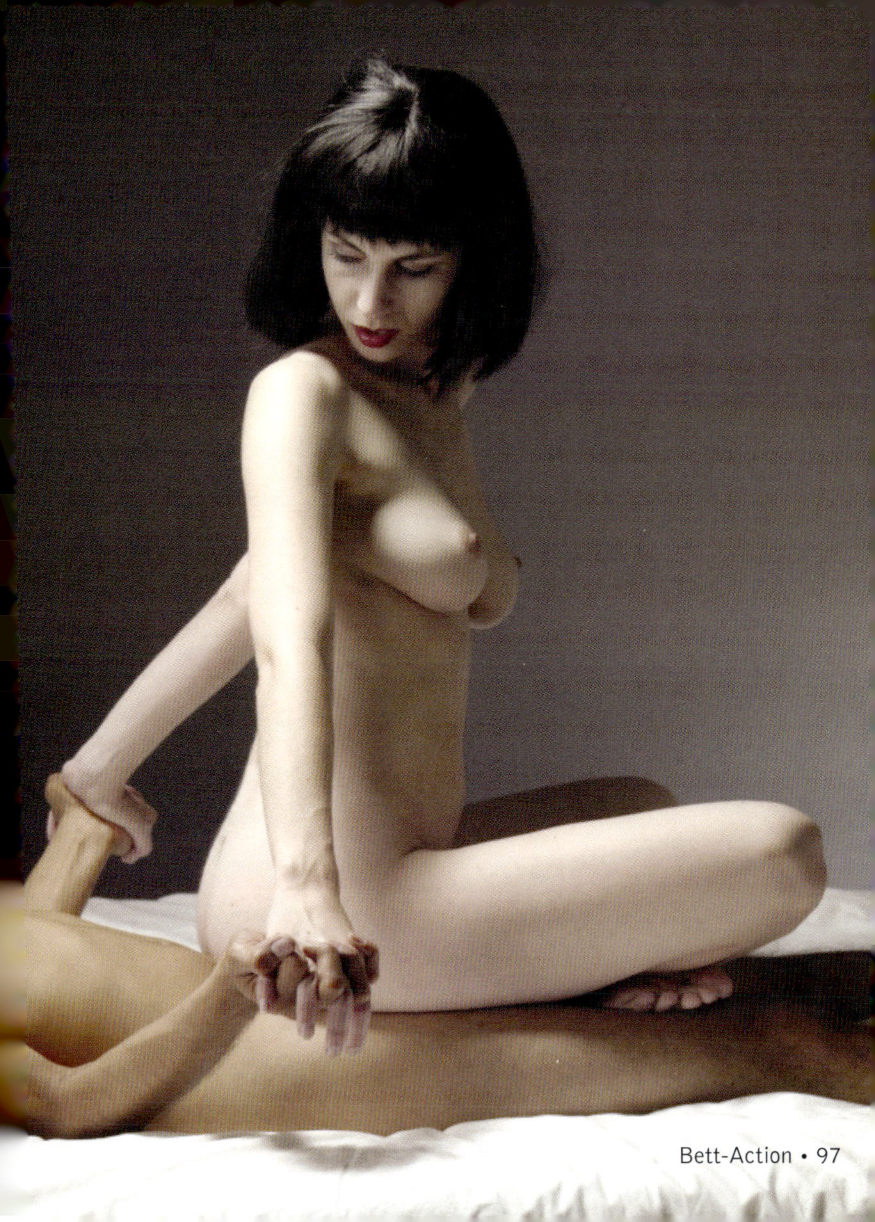

4

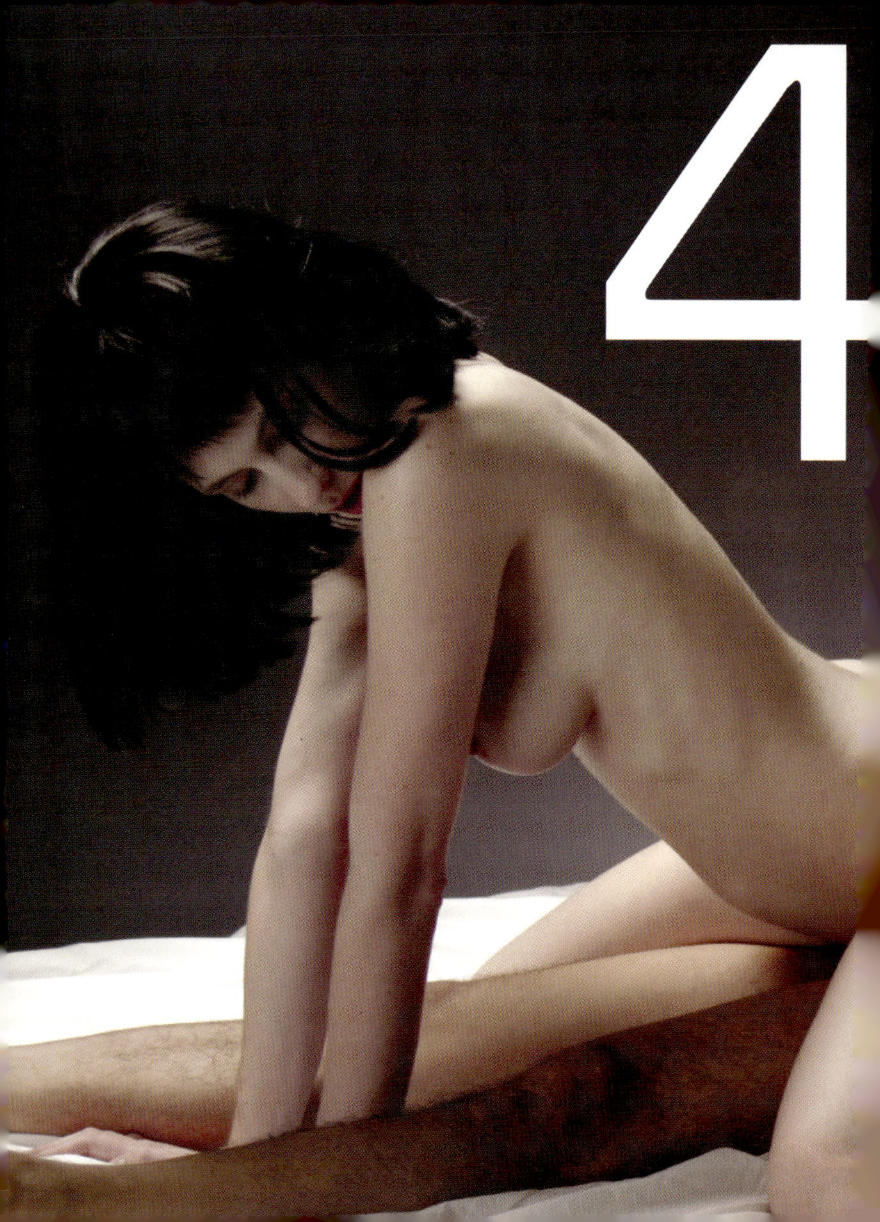

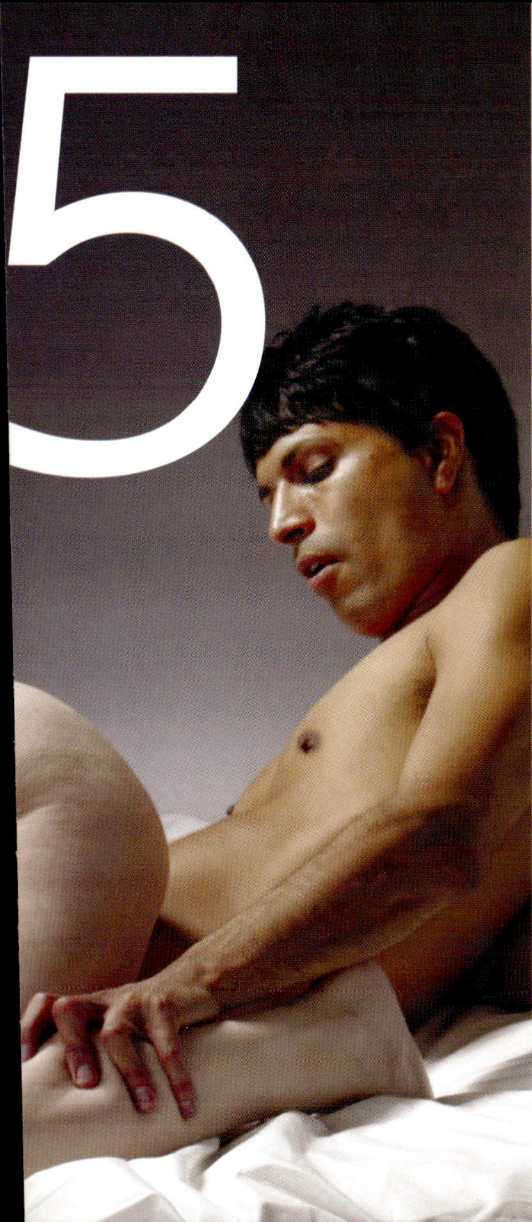

Die Nadel

Das Gegenstück zur Rhythmischen Fußreibung (2). Die Frau beginnt im Lineal B (3) und dreht sich um 180 Grad. Ihr Körper befindet sich zwischen seinen Beinen, und sie stützt sich auf den Händen ab (er liegt immer noch auf dem Rücken) und nimmt seine Beine zwischen ihre.

46

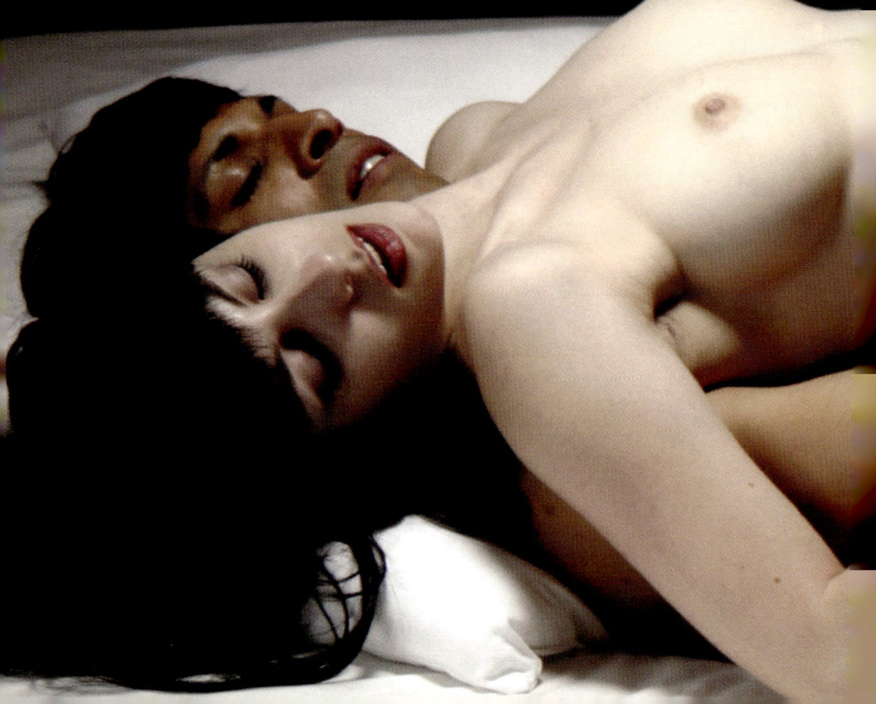

Löffel an Löffel

Eine Variante der Spinnerin (43). Die Frau wendet dem Partner den Rücken zu und legt sich auf ihn. So kann er mit den Händen ihren ganzen Körper streicheln und sich auf die Klitoris konzentrieren.

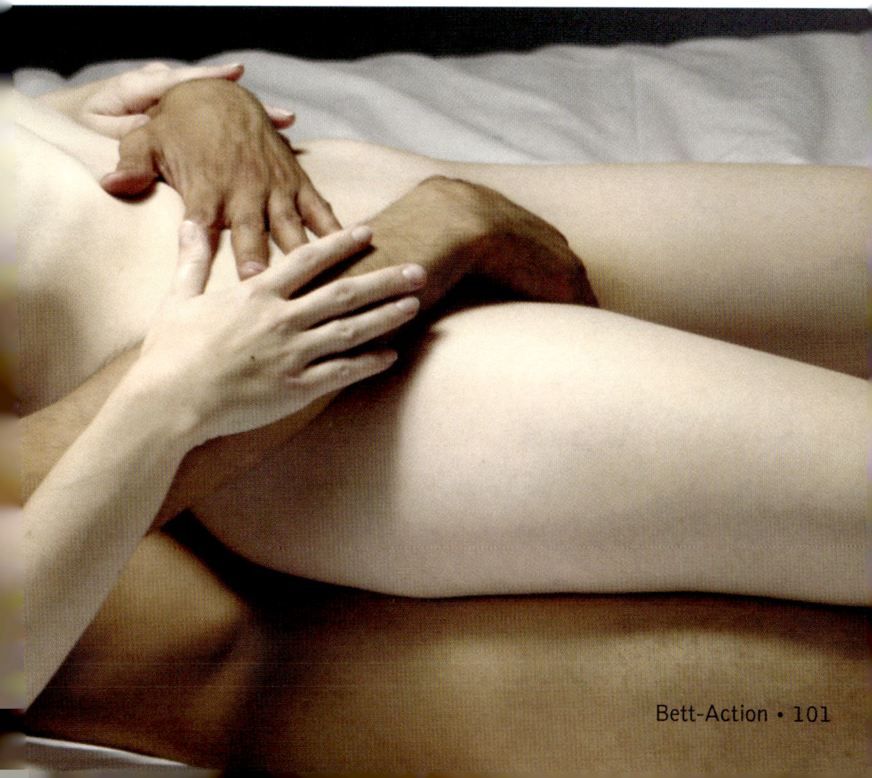

47

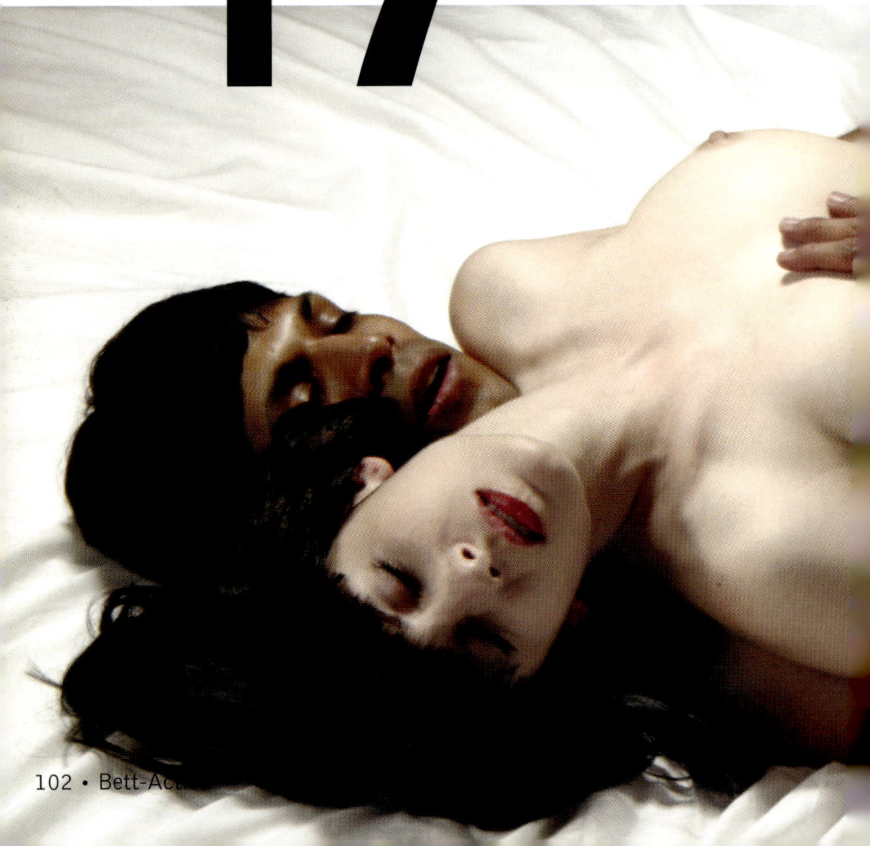

Löffel an Löffel gestreckt

Die Frau beginnt in der Stellung Löffel an Löffel (46) und beugt die Unterschenkel nach hinten. So kann der Partner tiefer eindringen, und die Klitoris wird stärker stimuliert.

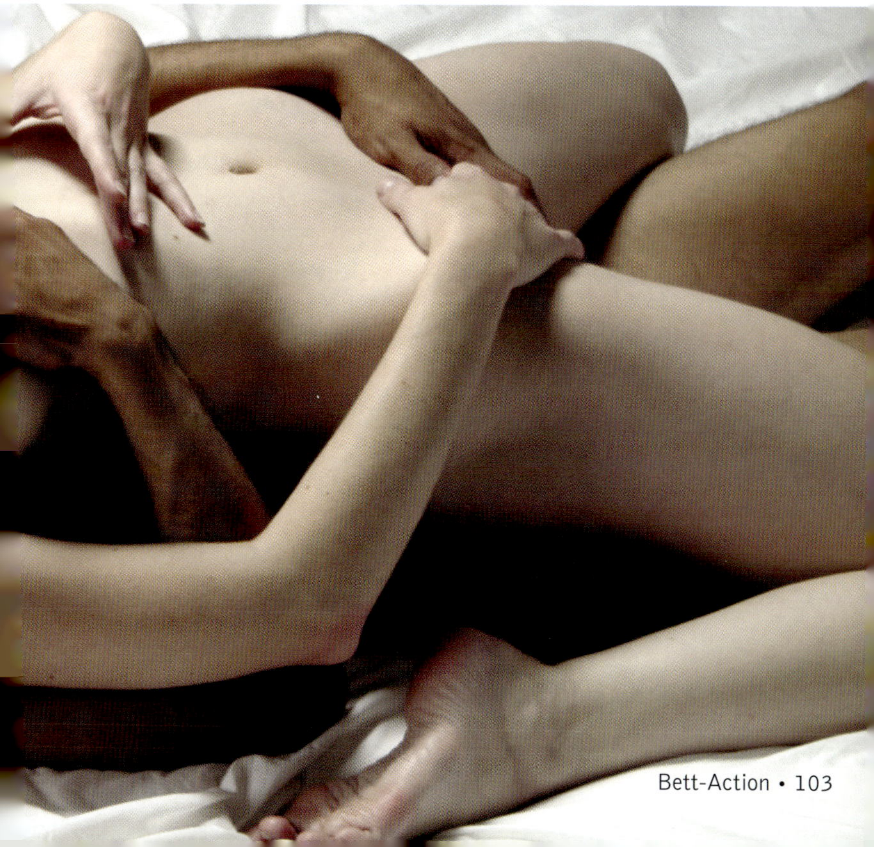

48

Ins Haus gleiten

Eine Variante des Bockenden Wildpferdes (51). Der Mann beugt die Knie, sodass sein Penis in die auf ihm sitzende Frau gleitet. Sie kann sich an seine Oberschenkel lehnen, während sie auf ihm reitet. Eine ihrer Hände bleibt frei.

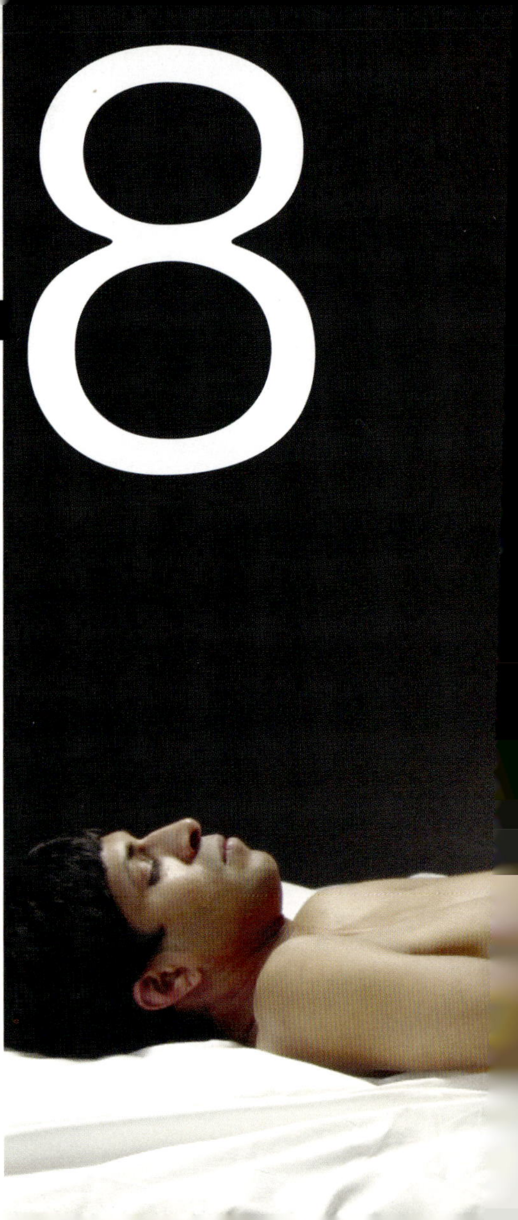

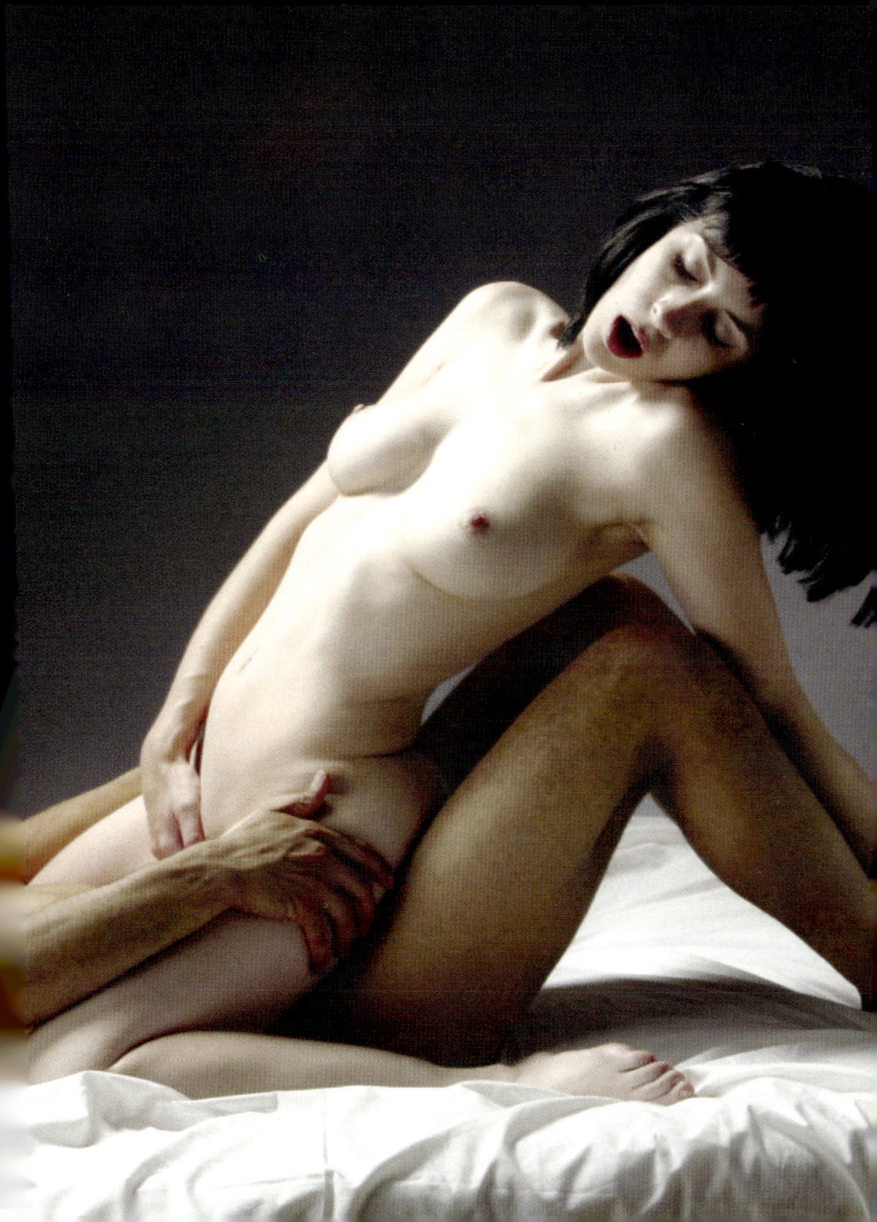

49

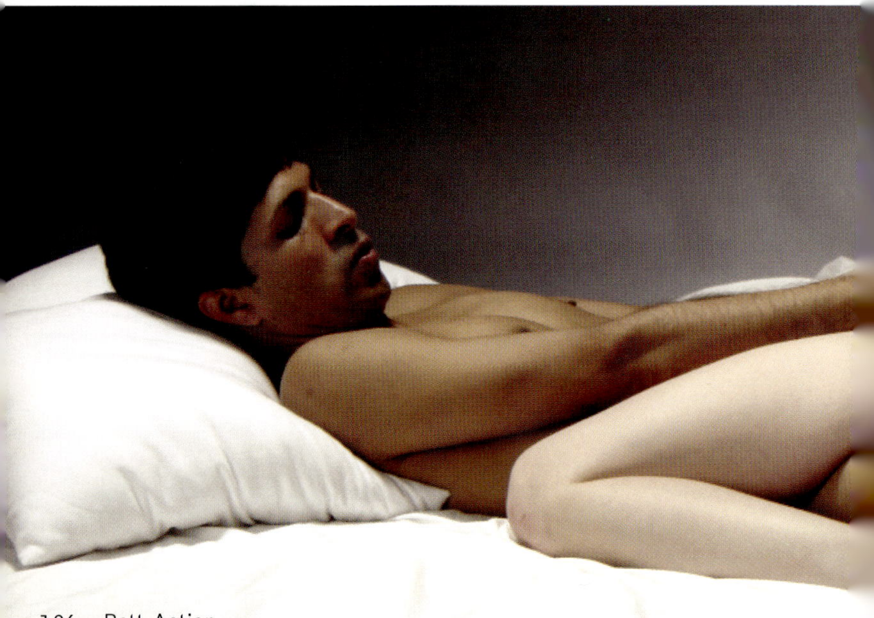

Ruhesessel

Eine weitere Variante des Bockenden Wildpferdes (51). Die Frau sitzt auf dem Mann und wendet sich ihm zu. Dann lehnt sie sich zurück und stützt sich auf die Ellbogen. Sie macht einen Hohlrücken, und er kann ihre Klitoris leicht erreichen. In dieser Stellung kann sie den Penis gut an die Scheidenwand drücken.

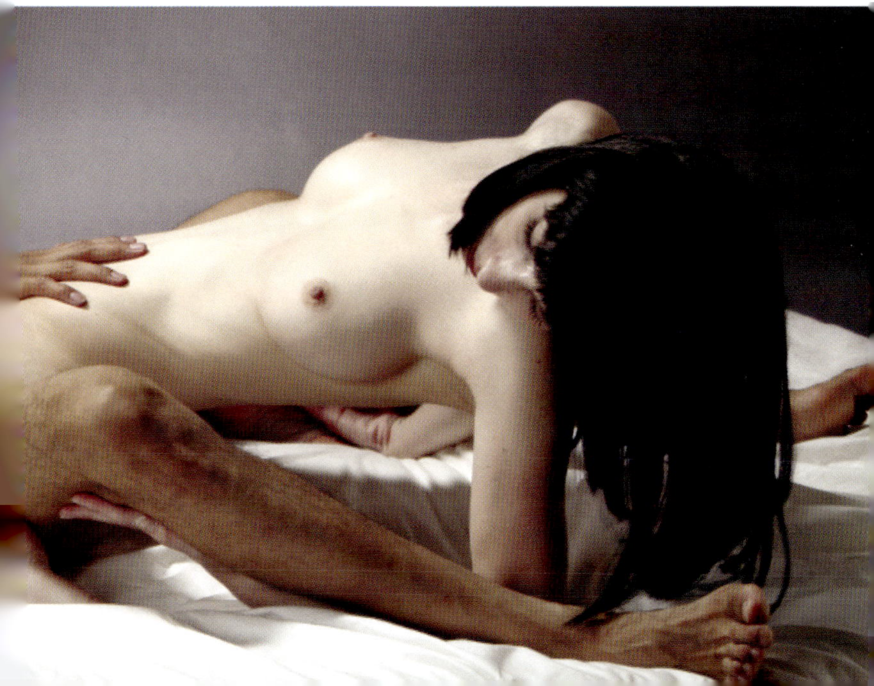

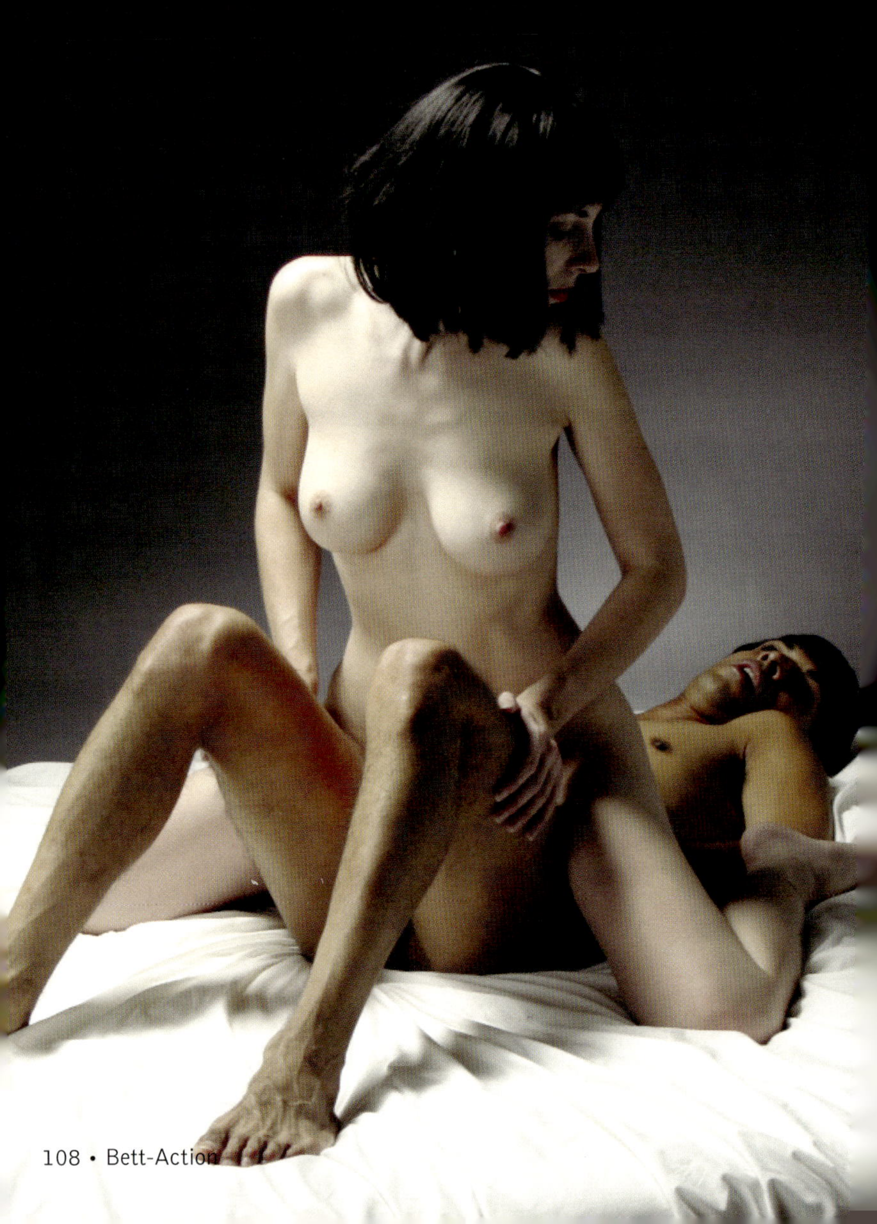

50

Die Umschlingung

Ausgangsposition ist die Stellung Ins Haus gleiten (48). Die Frau wendet dem Partner den Rücken zu und schlingt die Arme um seine Oberschenkel, während sie mit gespreizten Beinen auf ihm sitzt.

51

Das bockende Wildpferd

Der Mann liegt auf dem Rücken, die Frau nimmt sein Becken zwischen die Beine. Sie wendet sich ihm zu und reitet auf ihm. Dabei kann sie die Hände auf seine Brust legen. Er kann ihre Brüste leicht erreichen, und beide können die Klitoris stimulieren.

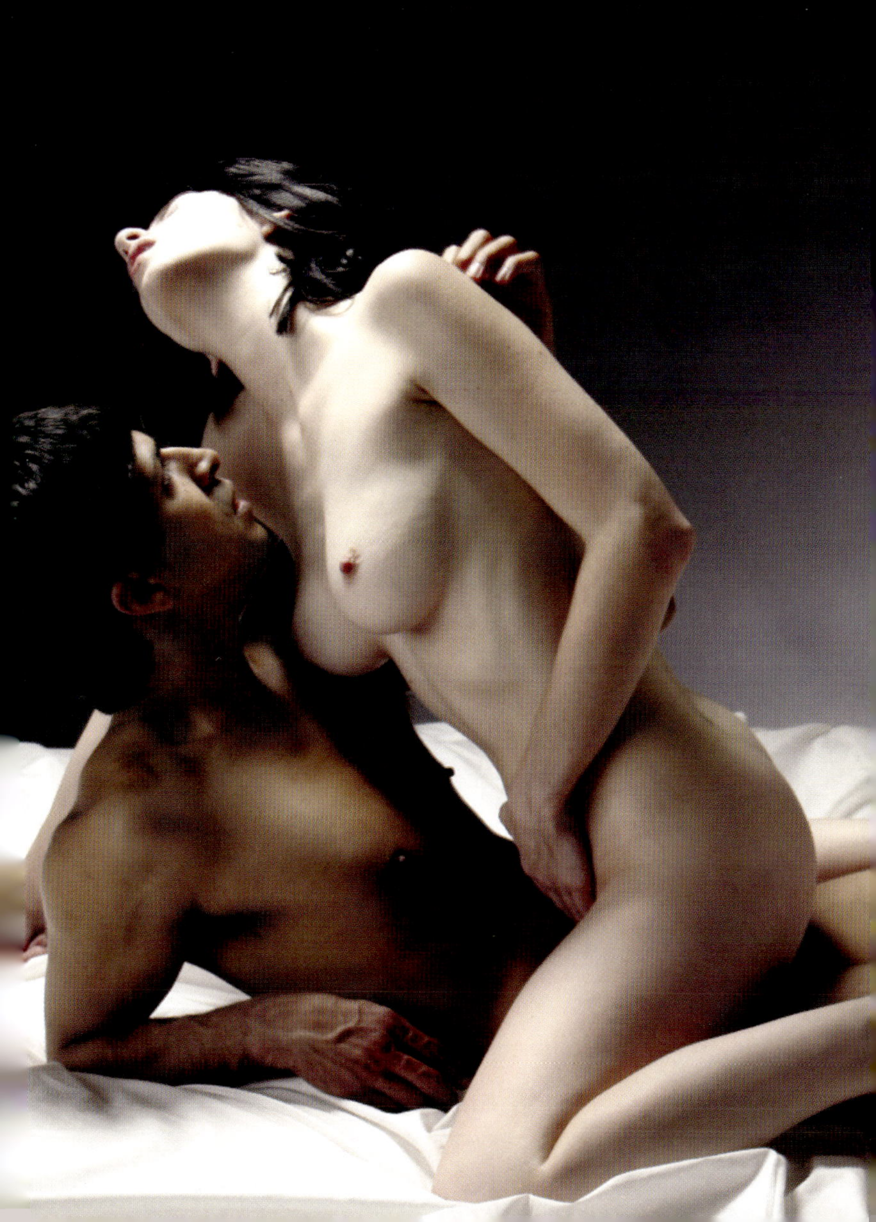

52

Hast du Lust?

Der Mann beugt die Knie, als wolle er der Partnerin einen Antrag machen. Sie kniet mit gespreizten Beinen vor ihm. Beide sind einander zugewandt.

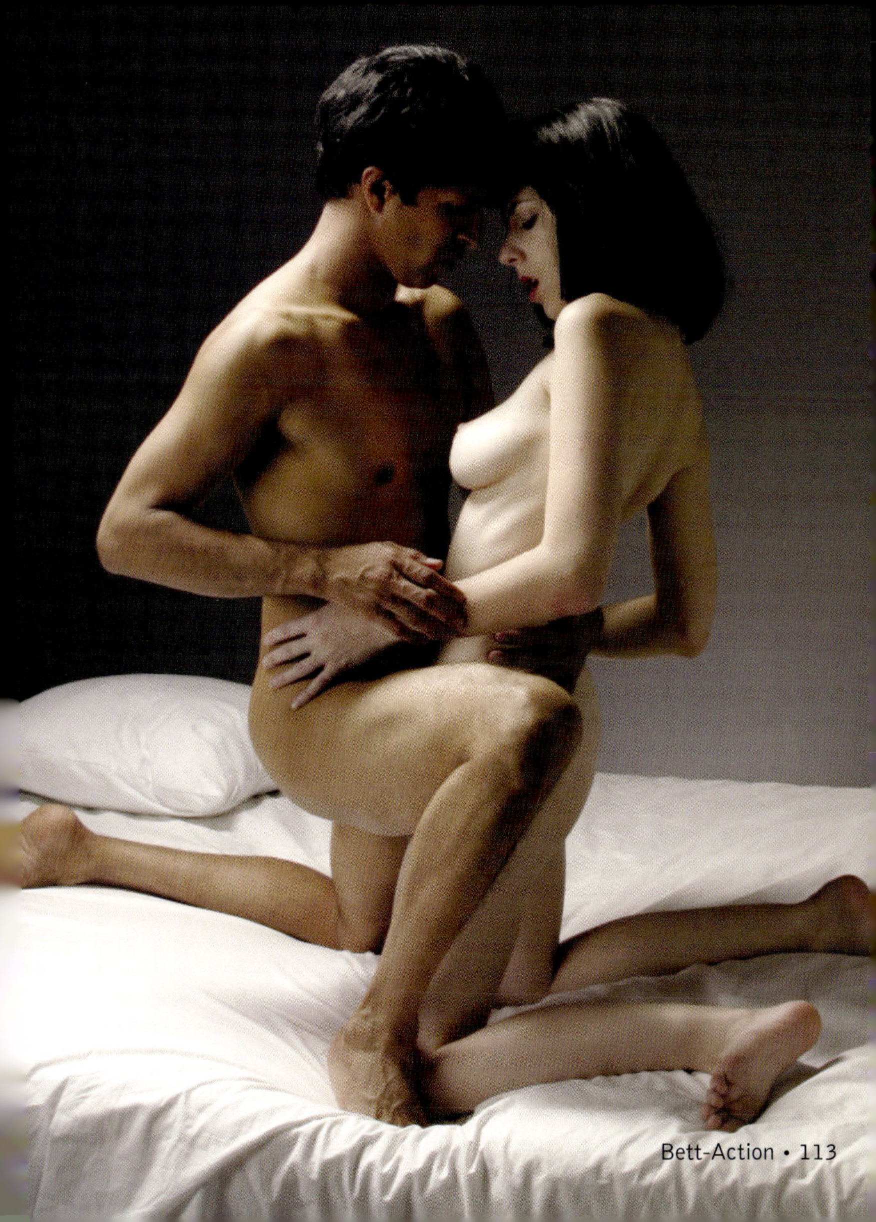

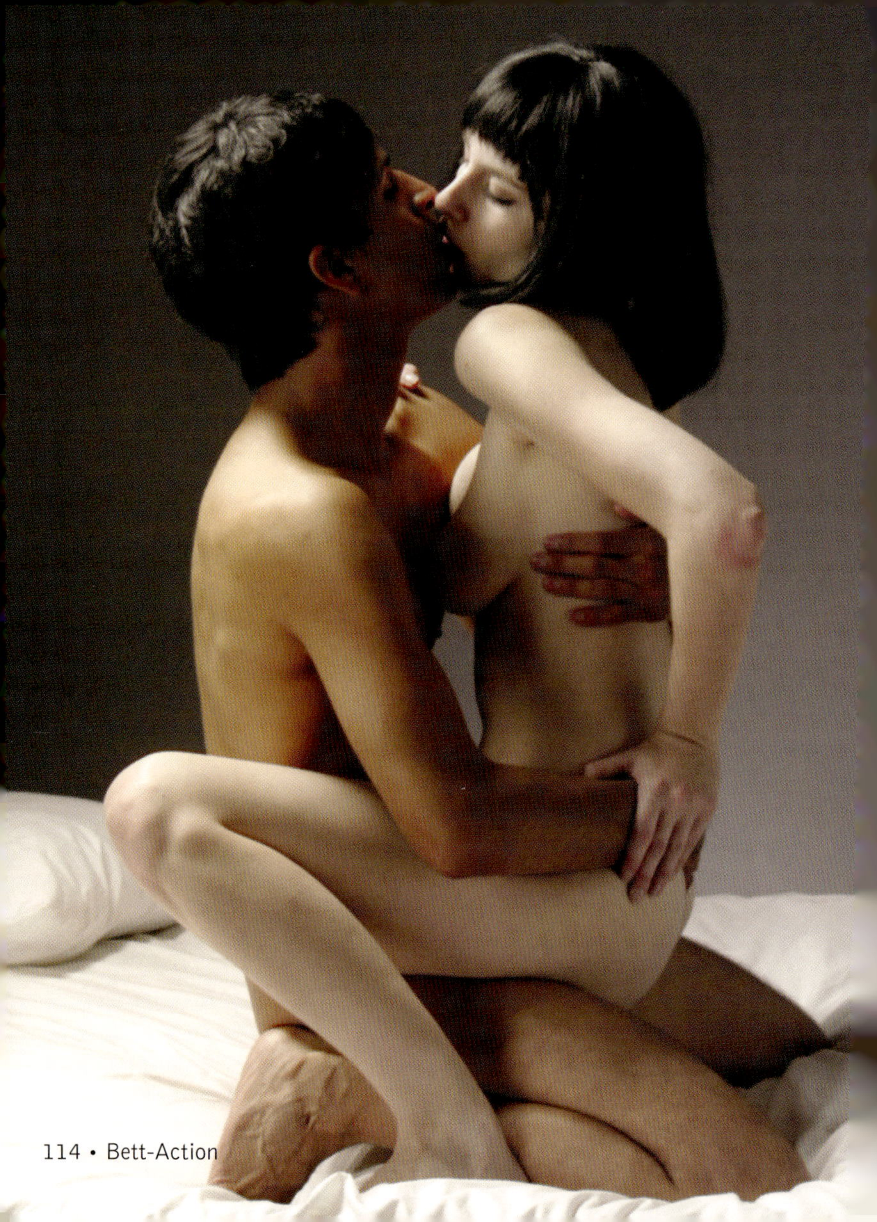

53

Kauernder Tiger, verborgene Leidenschaft

Beide Partner hocken auf den Zehenballen. Die Frau nimmt den Partner zwischen die Beine, ähnlich wie bei Lasst uns beten (54). Sie legt die Arme um seinen Nacken, um mehr Halt zu haben, und er hält sie an der Taille fest.

54

Lasst uns beten

Beide Partner sitzen auf den Unterschenkeln und sind einander zugewandt. Er sitzt zwischen ihren Beinen und kann sie festhalten, um leichter eindringen zu können.

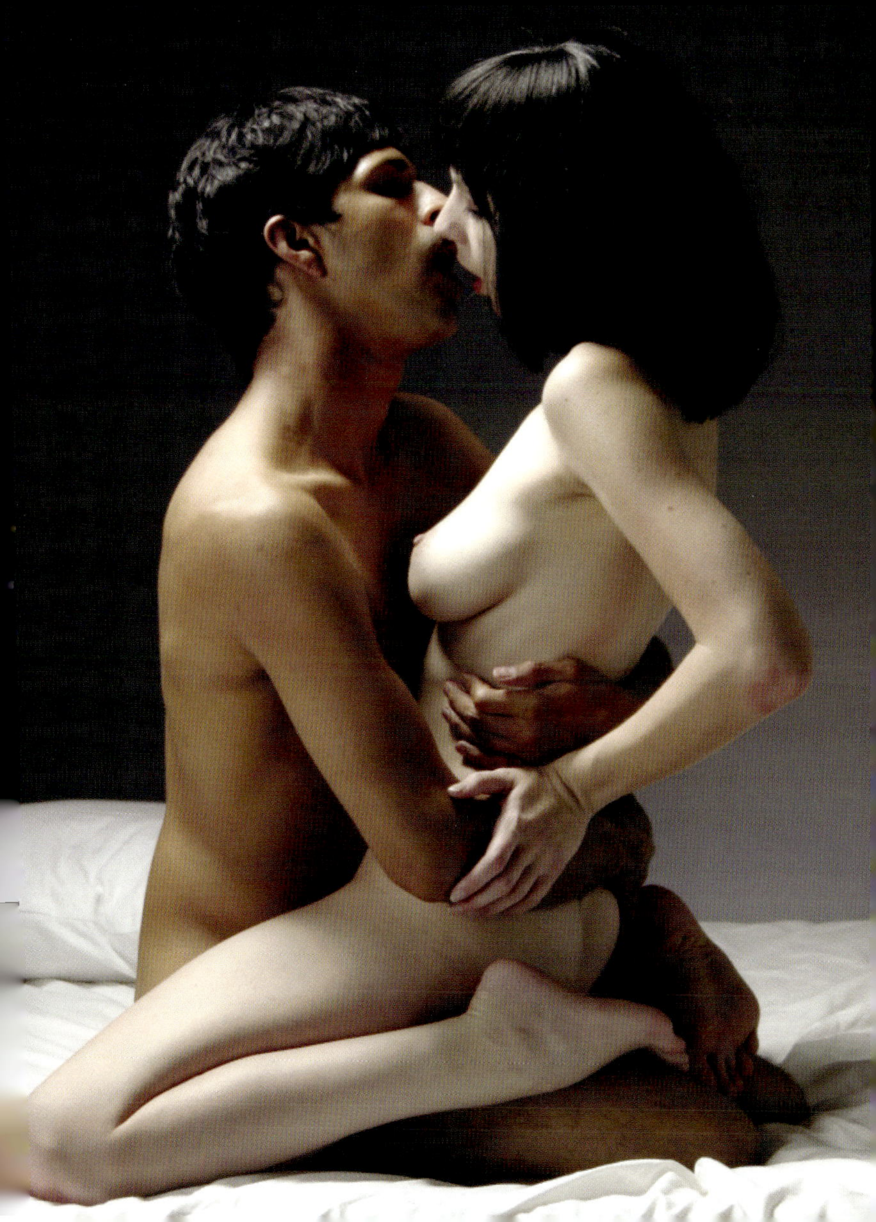

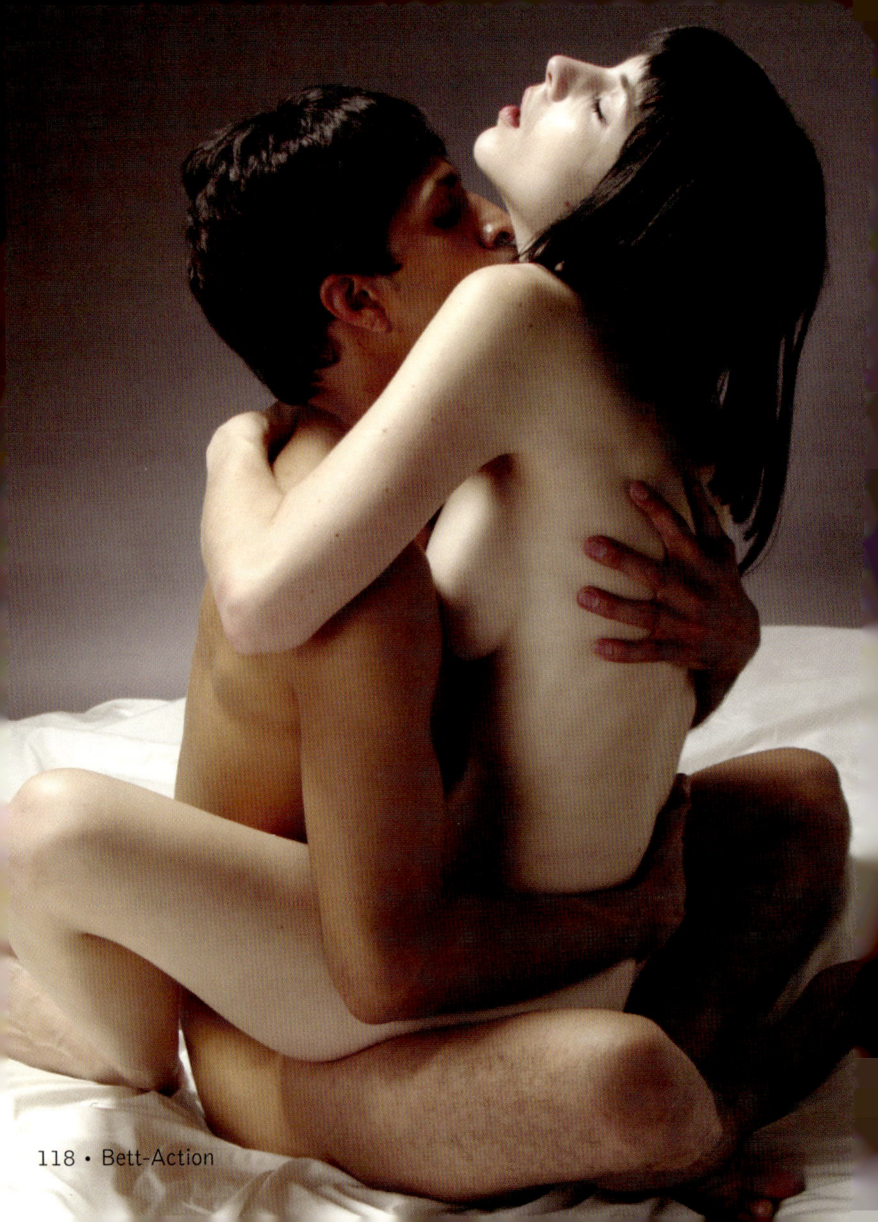

55

Körperumarmung

Der Mann sitzt mit gekreuzten Beinen auf dem Bett, die Partnerin sitzt ihm zugewandt auf seinem Schoß und schlingt die Beine um seinen Rücken. In dieser Stellung können sich die Körper von oben bis unten sinnlich aneinander reiben.

56

Gebeugte Körperumarmung

In der Körperumarmung (55) hebt die Frau ein Bein und legt es über den Arm des Partners. Dadurch ändern sich der Penetrationswinkel und die Spannung zwischen Vagina und Penis.

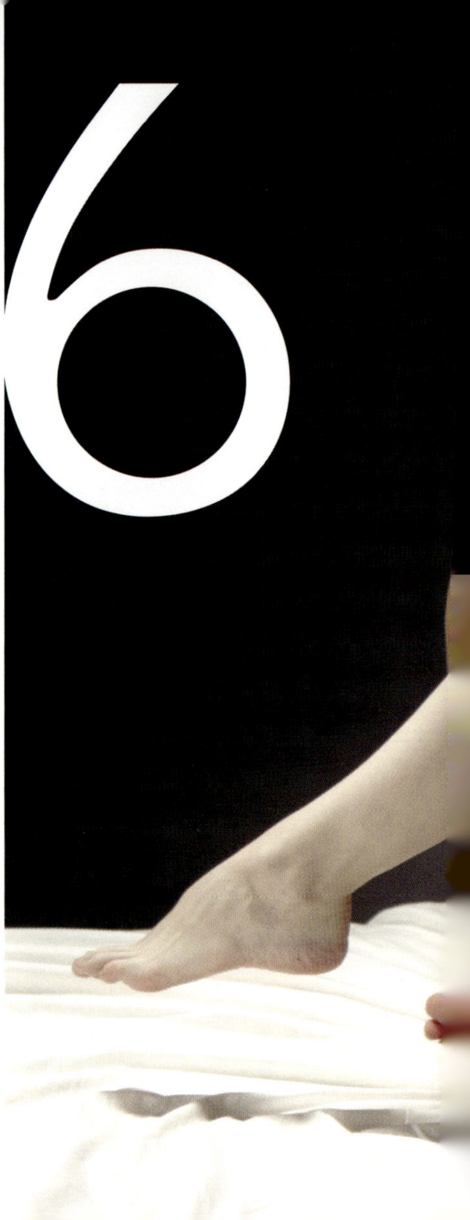

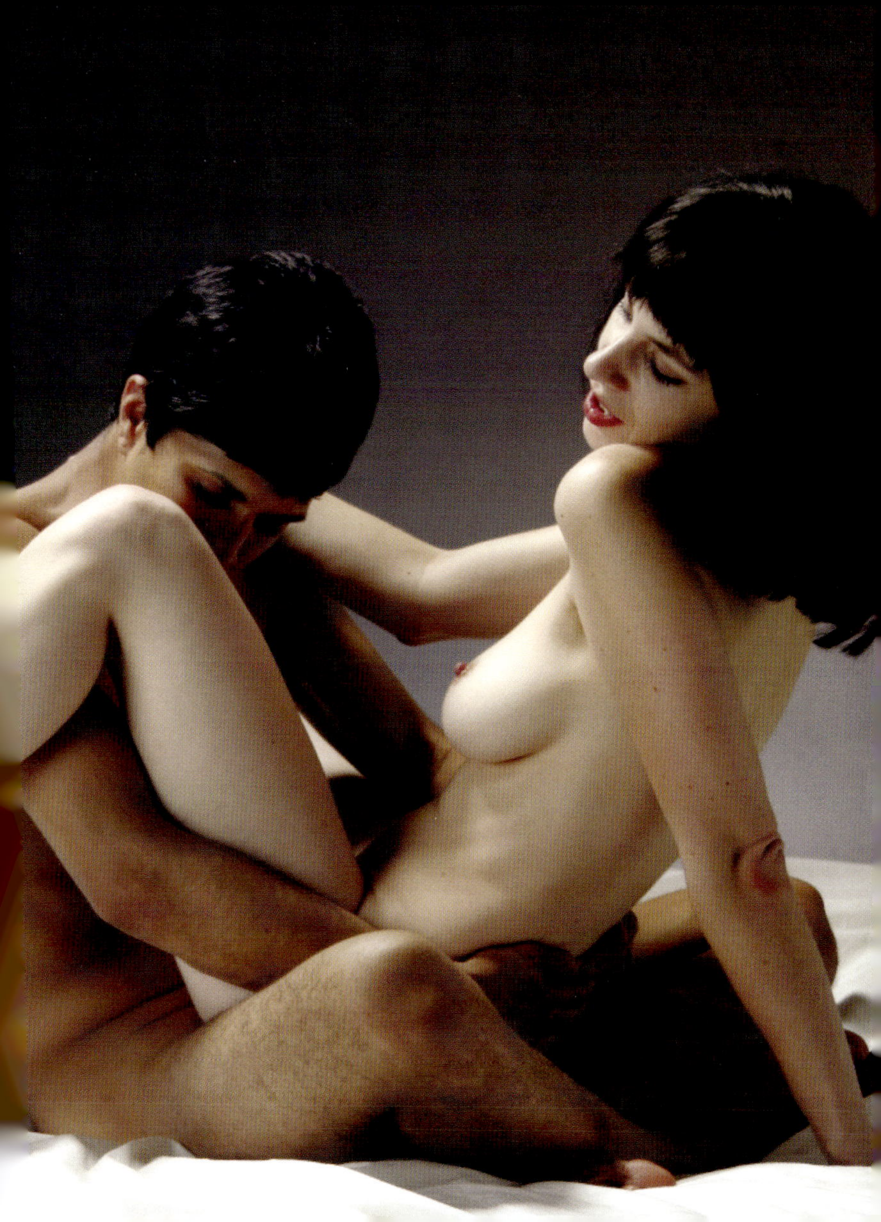

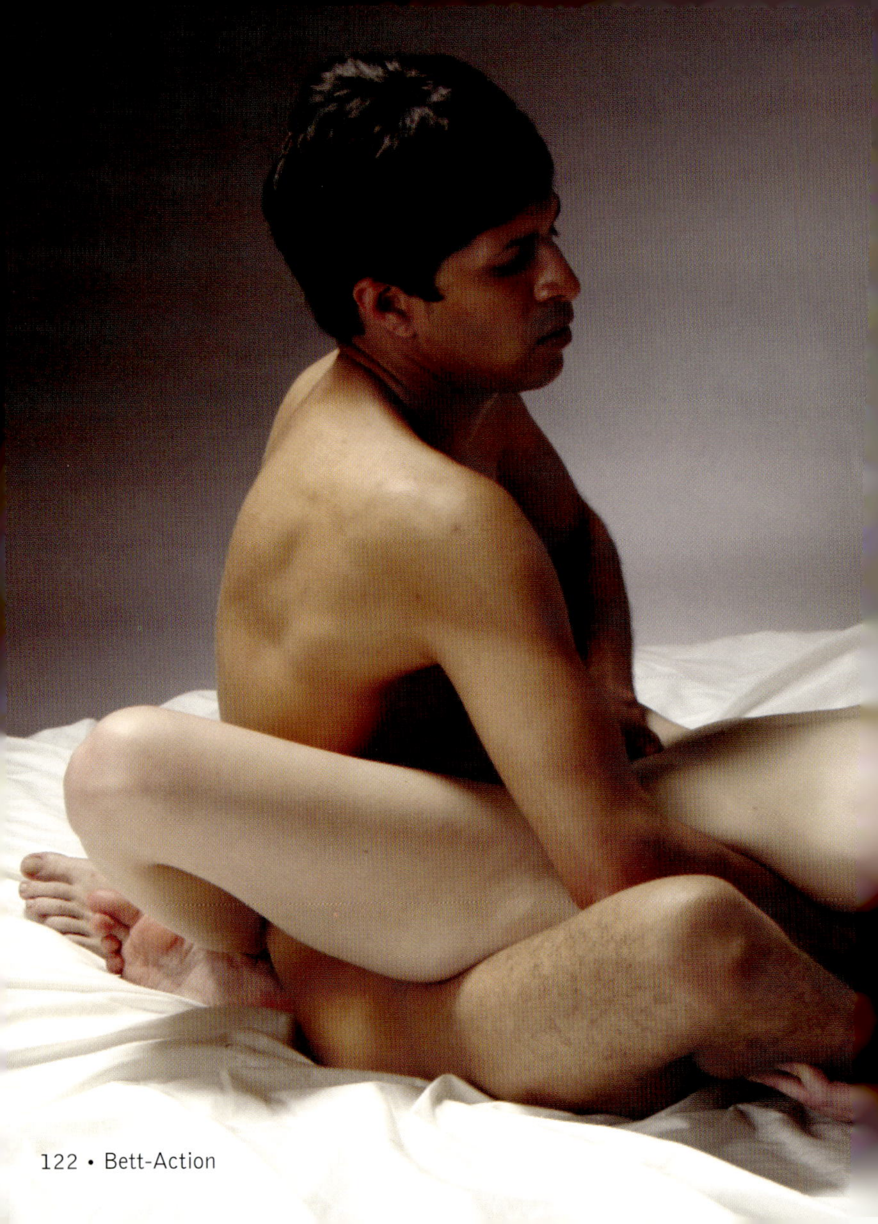

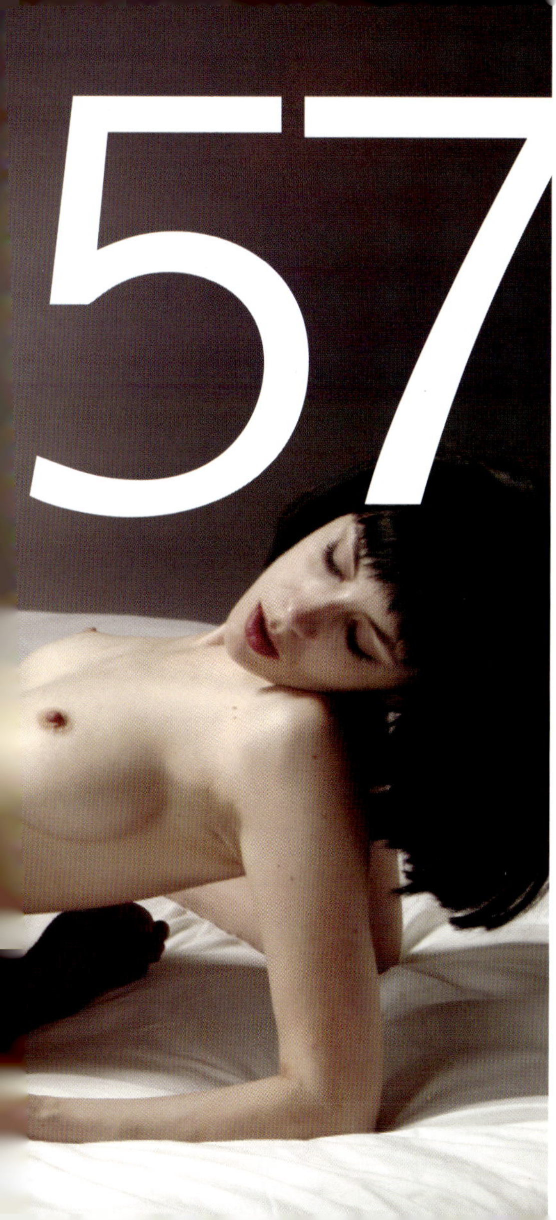

57

Körperumarmung im Liegen

In der Körperumarmung (55) legt die Frau sich auf die Ellbogen zurück. Dadurch ändert sich der Penetrationswinkel, und der Partner kann ihre Brüste streicheln.

58

Aufschrei

Aus der Stellung Fußpaare (39) schiebt der Mann die Arme unter die Knie der Partnerin und hebt sie mit den Händen unter ihrer Taille hoch. Wenn ihm das zu anstrengend ist, kann die Frau sich zurücklehnen und einen Teil ihres Gewichts mit den Armen abstützen. Der Mann hebt sie hoch und schiebt sie von links nach rechts, um die Lustgefühle zu steigern.

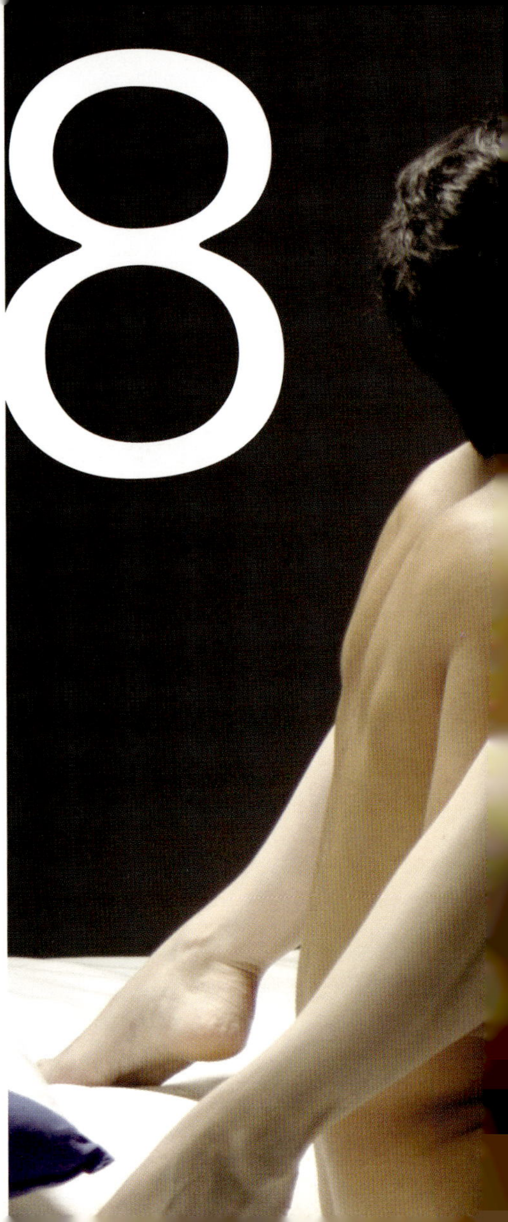

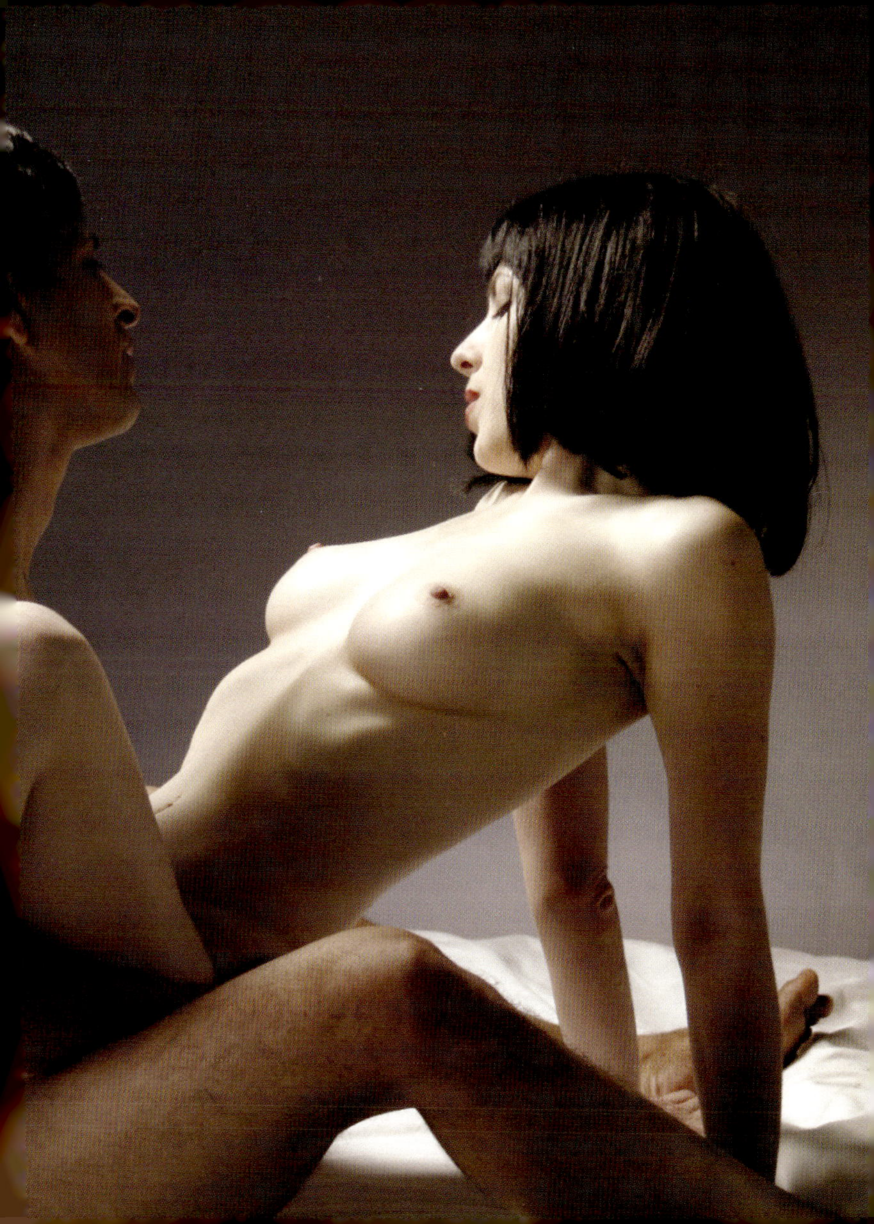

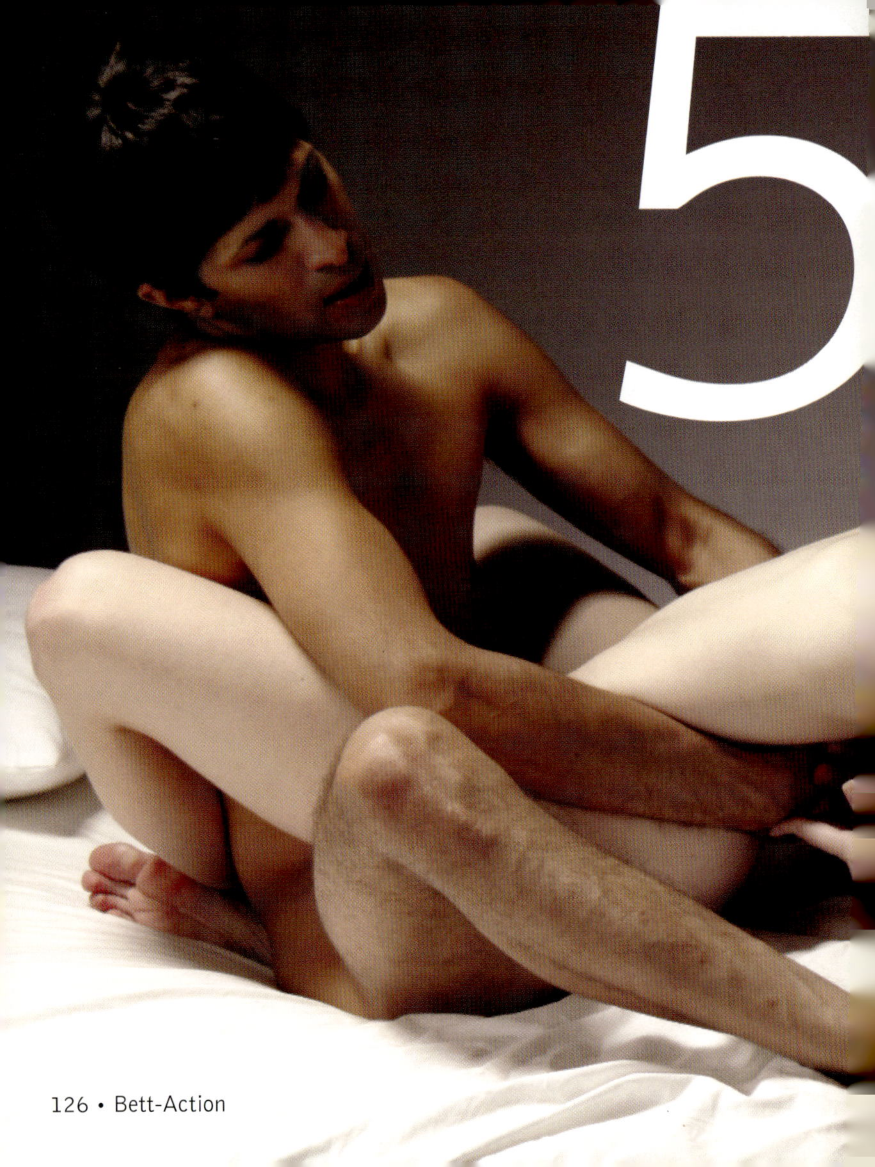

5

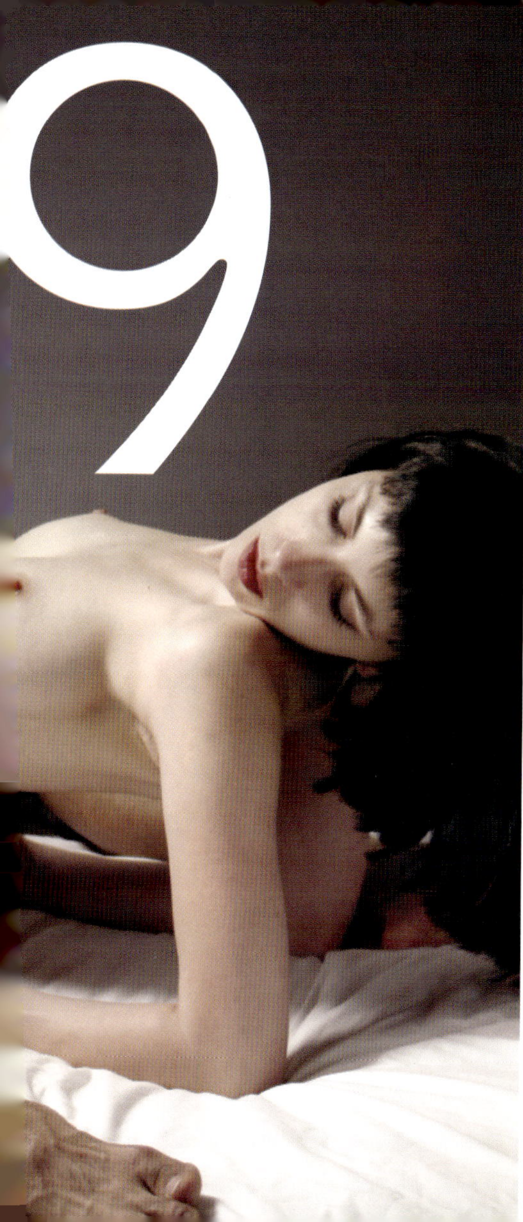

Süße Hingabe

Die Frau sitzt dem Partner zugewandt auf dem Bett. Sie lehnt sich auf die Ellbogen zurück und umschlingt ihn mit den Beinen.

60

Der Korkenzieher

Der Mann sitzt mit gespreizten Beinen und gebeugten Knien aufrecht auf dem Bett und stützt sich hinter dem Rücken auf die Hände. Die Partnerin sitzt auf seinem Penis und schlingt die Beine um seine Taille.

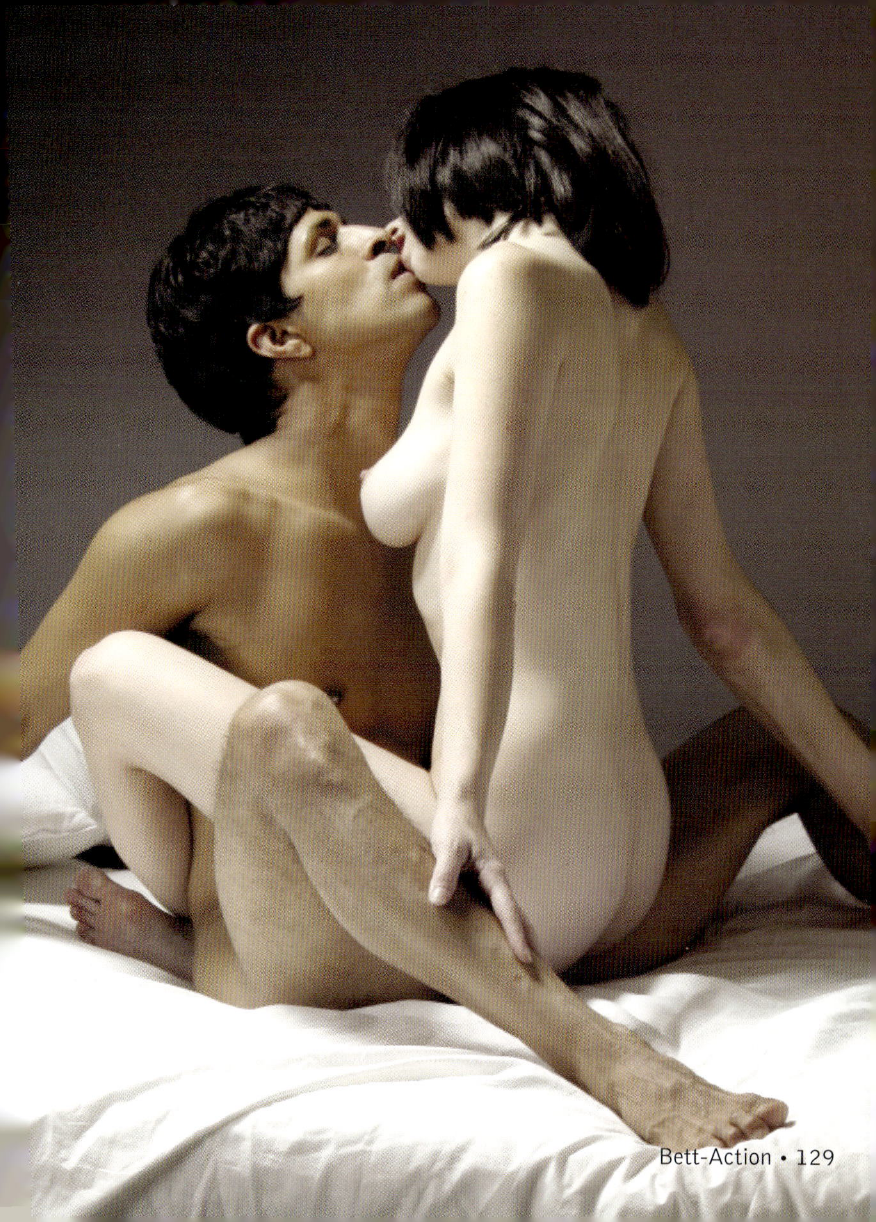

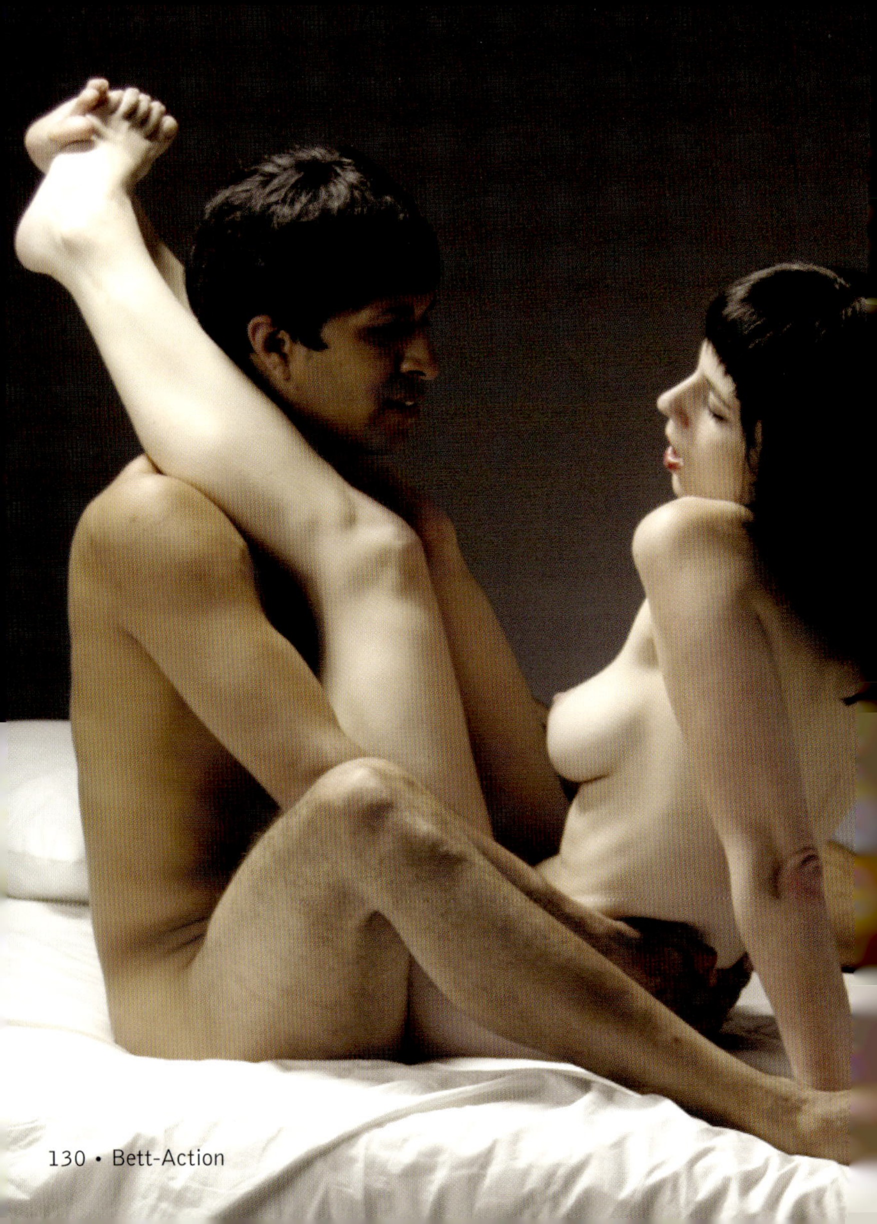

61

Der gebeugte Korkenzieher

Eine Variante des Korkenziehers (60). Die Frau legt die Beine auf die Schultern des Partners, anstatt sie um seine Taille zu schlingen.

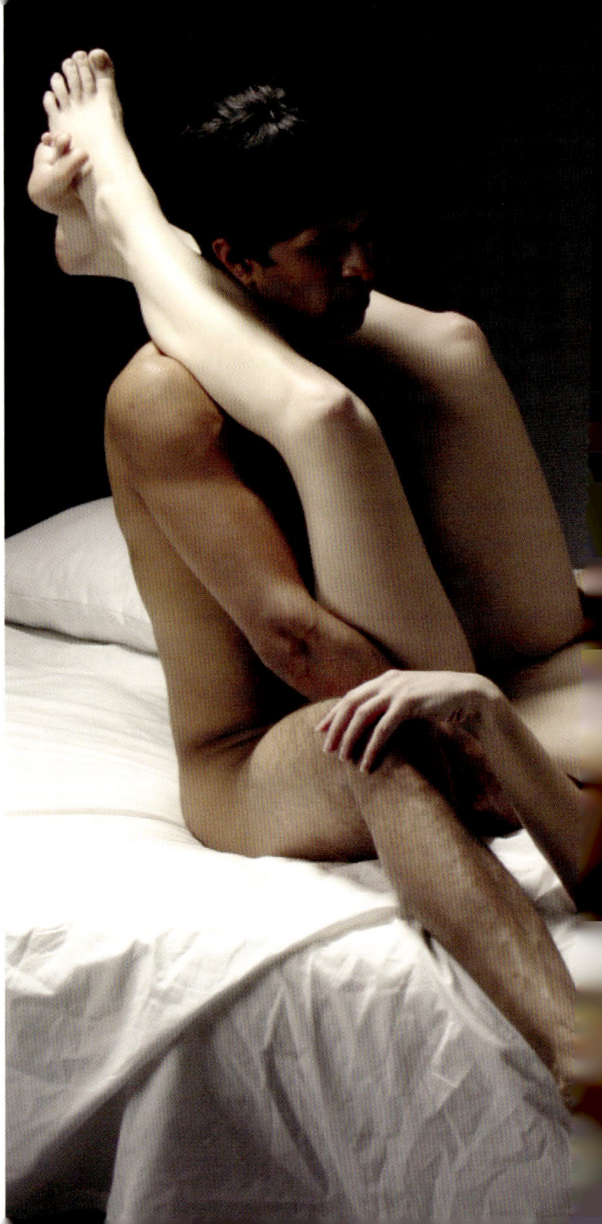

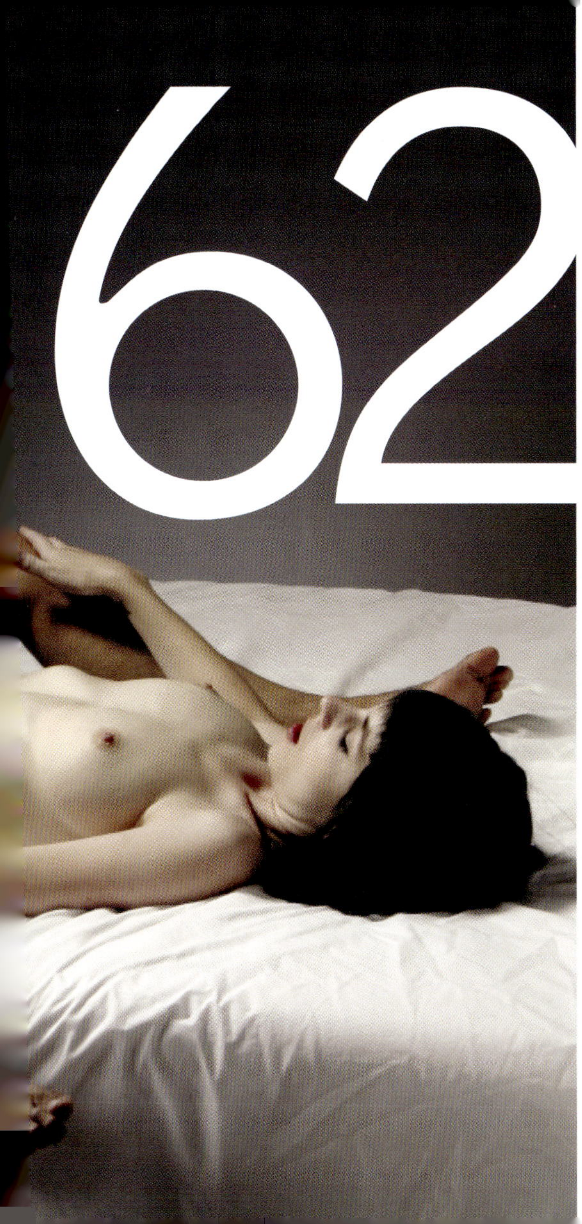

62

Umgekehrte Nackenklammer

Die Frau liegt auf dem Rücken und ist dem Partner zugewandt. Er sitzt aufrecht und nimmt sie zwischen die Beine. Sie legt die Beine auf seine Schultern und kreuzt die Knöchel hinter seinem Nacken.

63

Die Wippe A

Der Mann kniet auf dem Bett. Er lehnt sich auf die Unterschenkel zurück und stützt sich hinten mit den Armen ab. Die Partnerin nimmt ihn zwischen die Beine, ihr Gewicht ruht auf ihren Zehenballen. Dann wippt sie auf ihm hin und her.

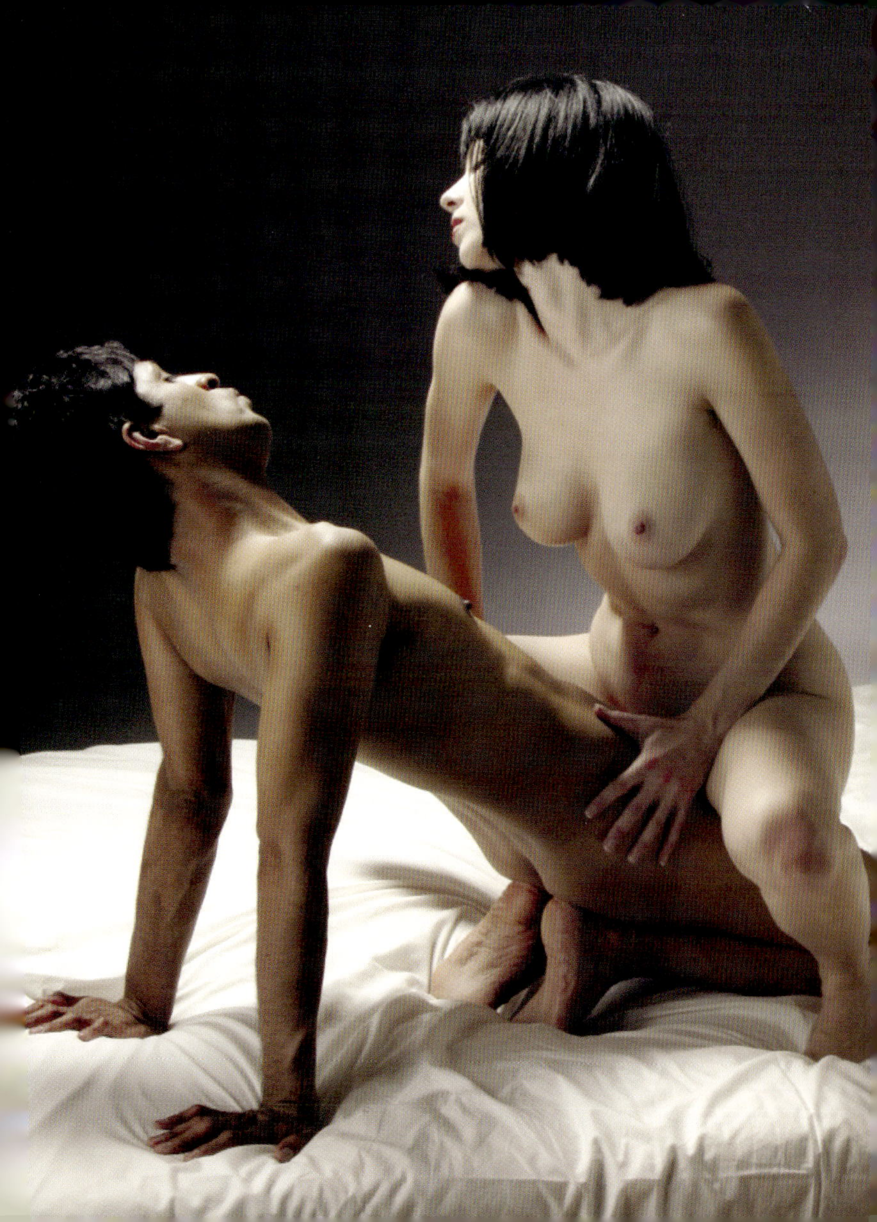

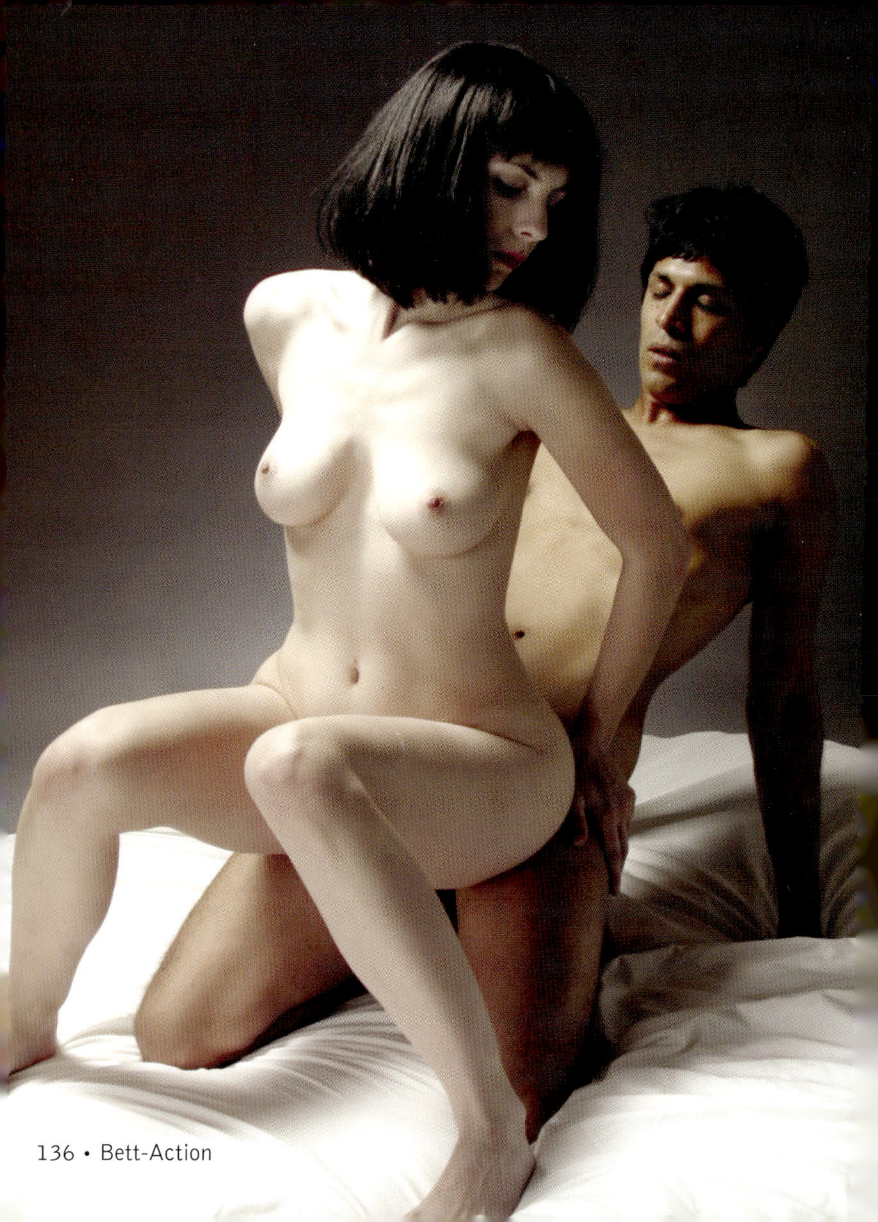

64

Die Wippe B

Ausgangsposition ist die Wippe A (63). Die Frau dreht sich um und wendet dem Partner den Rücken zu.

65

Die Rückenbeuge A

Diese Stellung wird auch Schaukel genannt. Der Mann beugt sich nach hinten und behält diese Position bei, während die Frau auf ihm reitet.

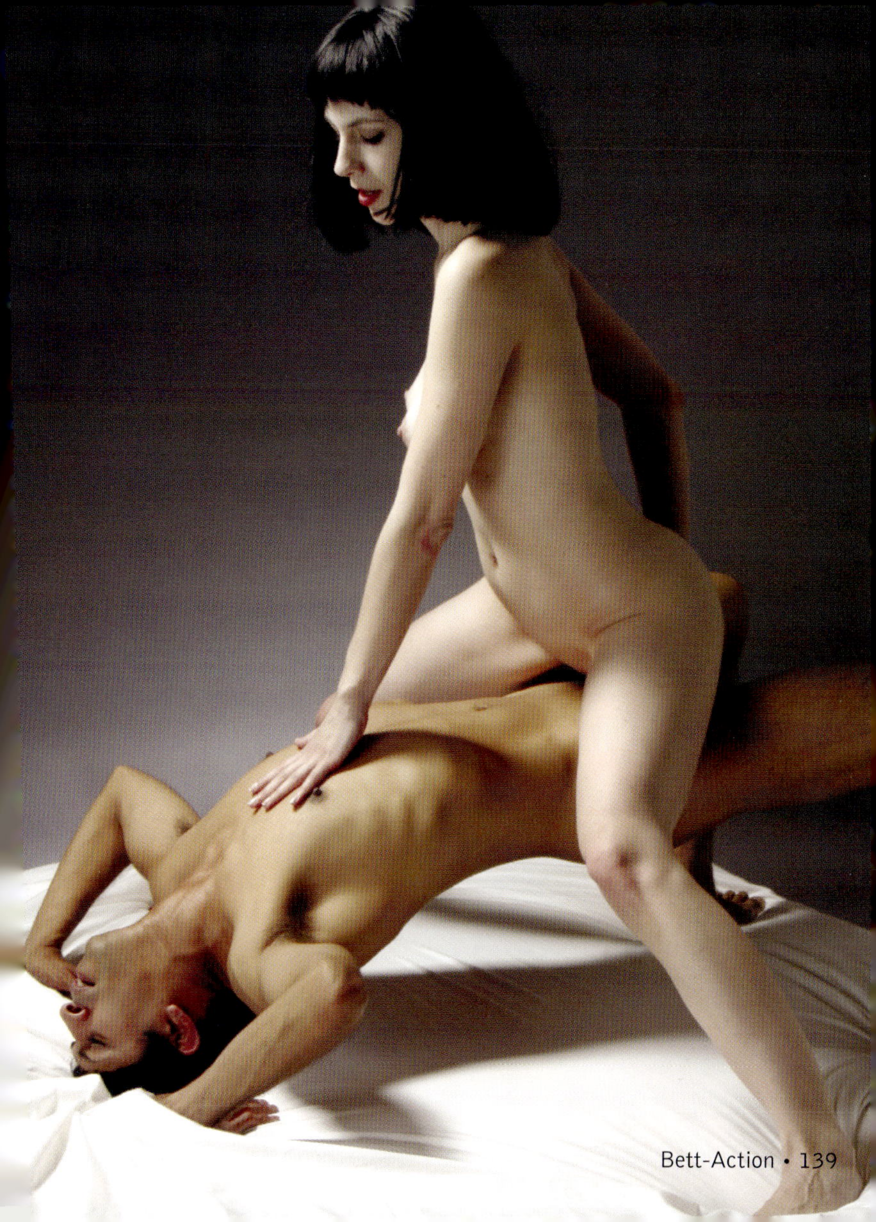

66

Der Thron

Der Mann liegt auf dem Rücken und zieht die gebeugten Knie an die Brust. Die Partnerin sitzt auf seinen Oberschenkeln, die eine Art Thron bilden, und reitet auf ihm. Schwer durchzuhalten, aber die Mühe lohnt sich!

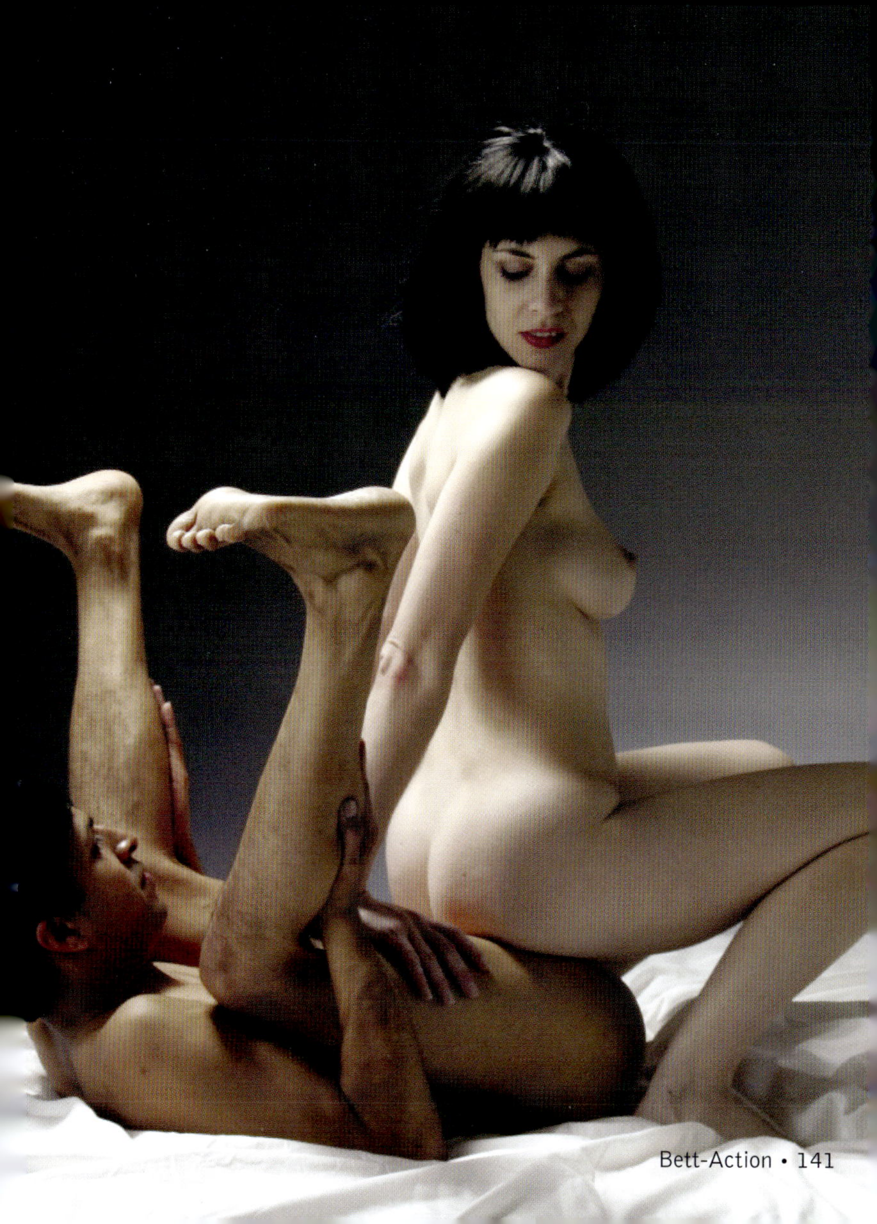

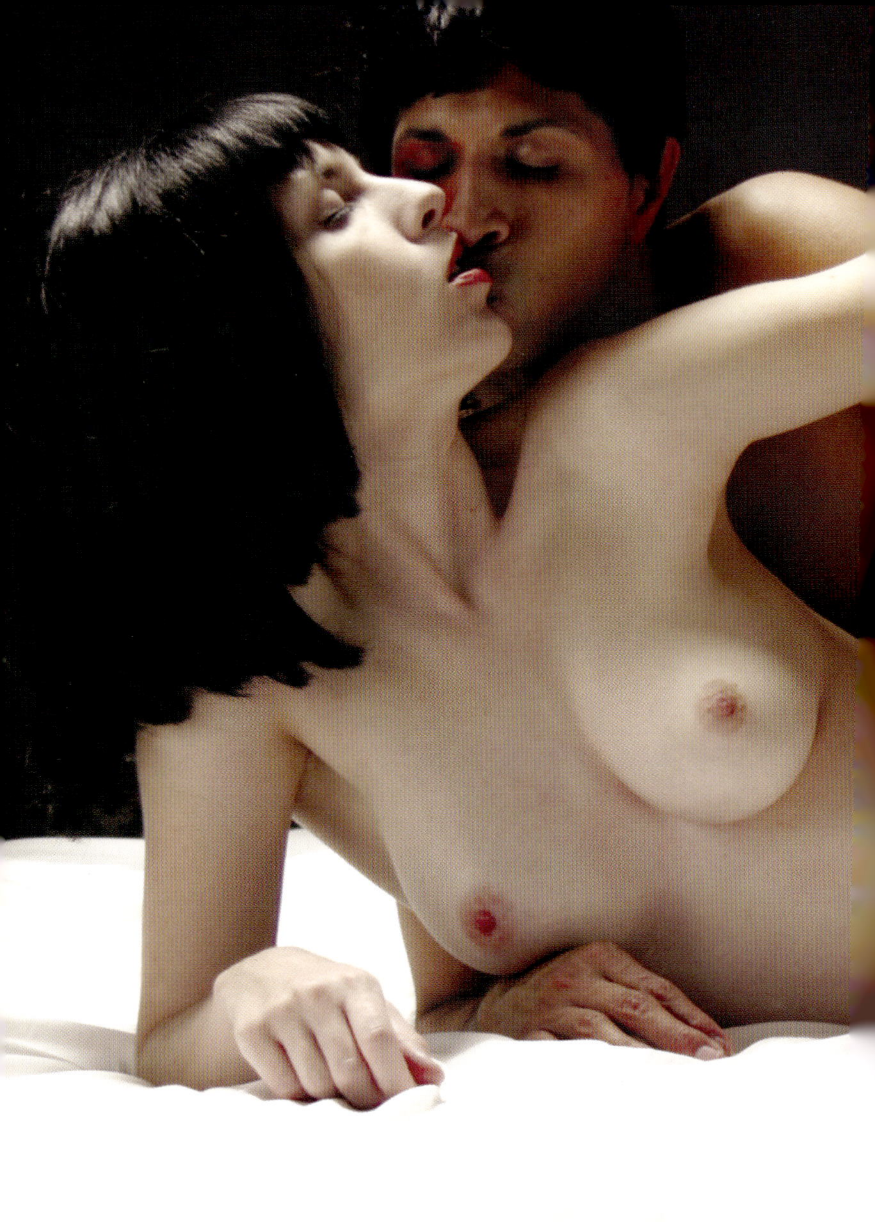

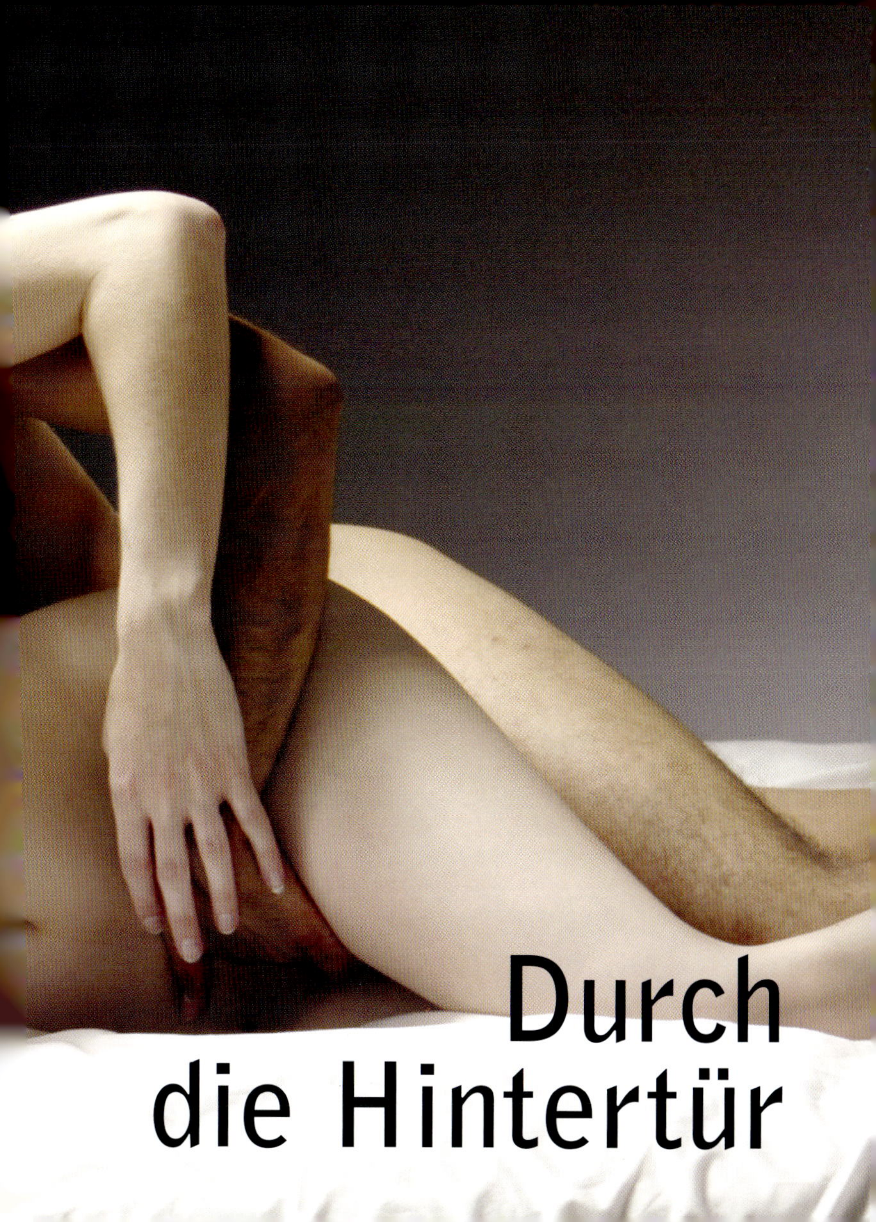

Durch die Hintertür

67

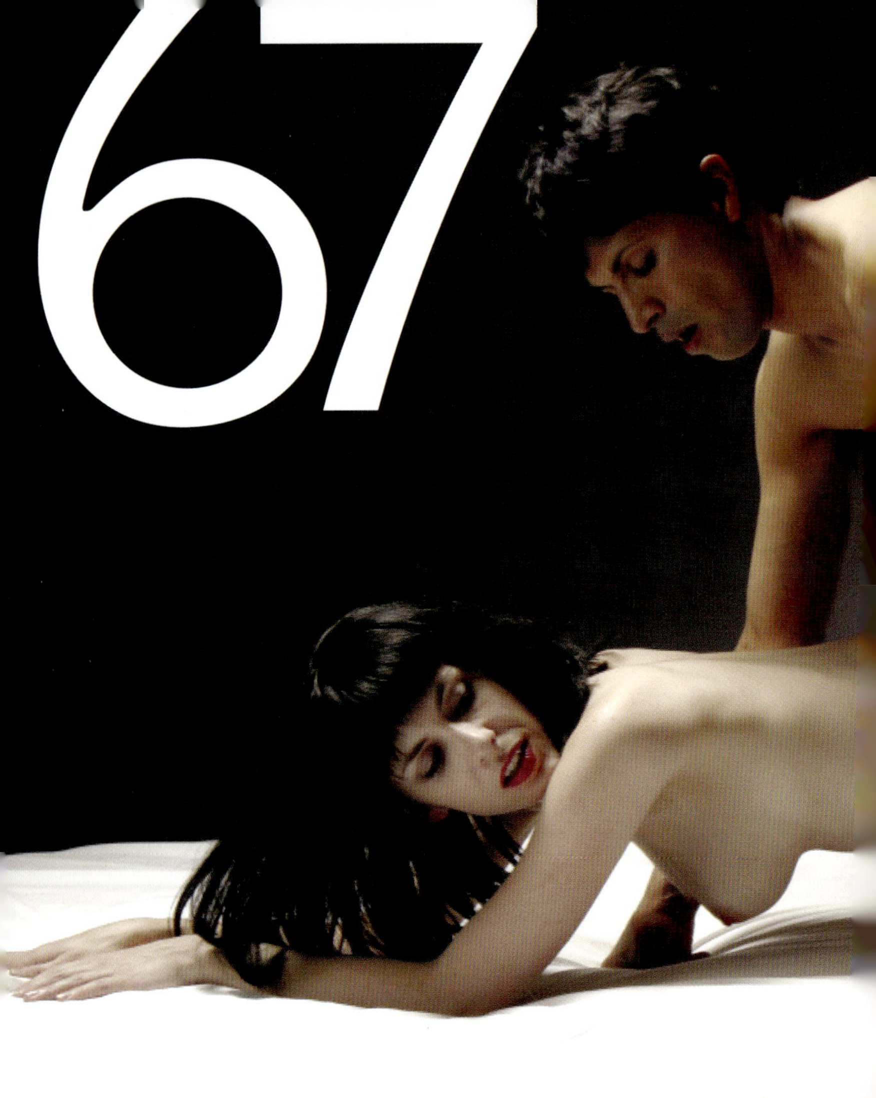

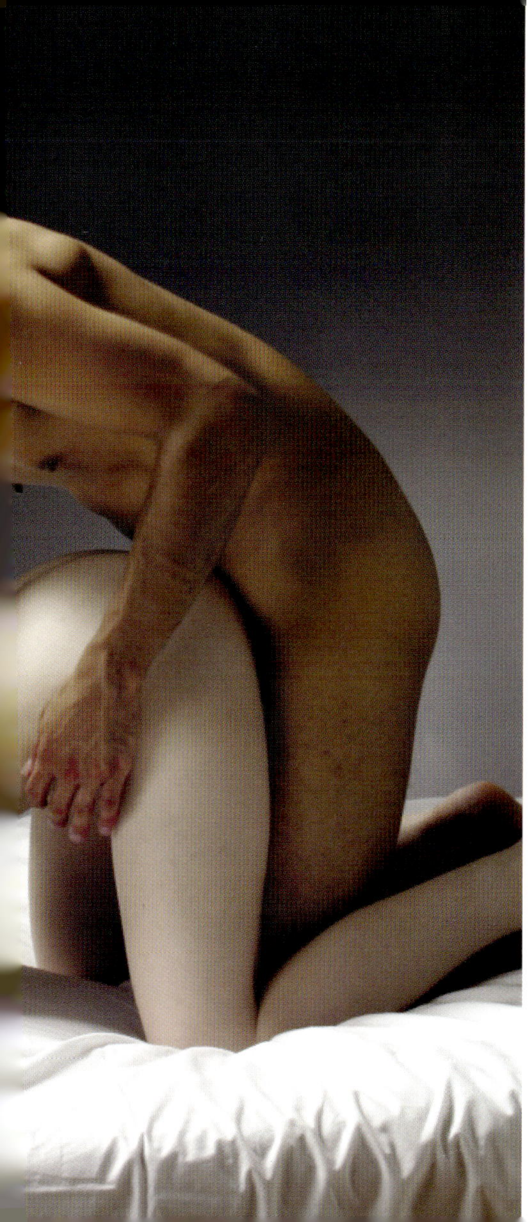

Hündchen

Die ewige Hündchenstellung. Die Frau lässt sich auf alle Viere nieder, der Partner kniet aufrecht hinter ihr und dringt ein. Sie nimmt seine Beine zwischen ihre. In dieser Stellung wird der G-Punkt maximal stimuliert.

68

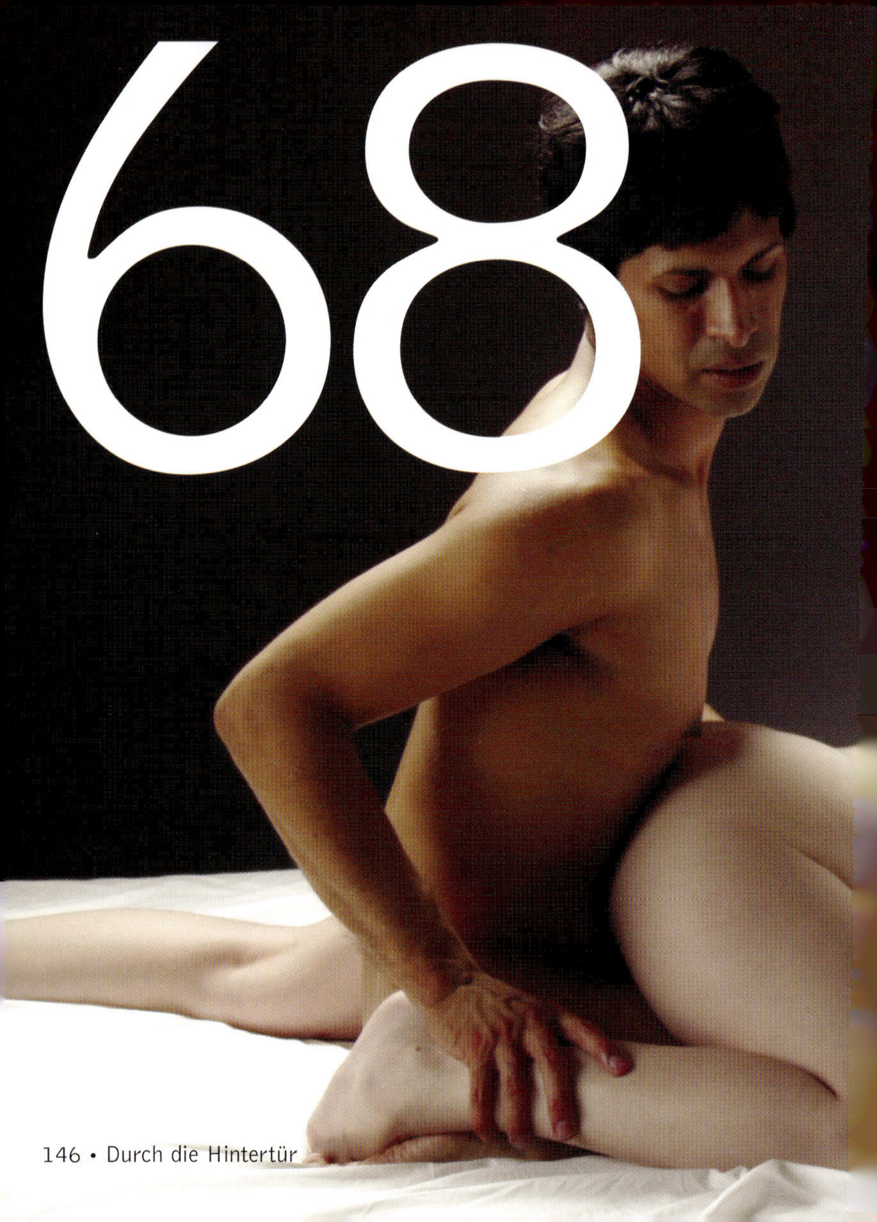

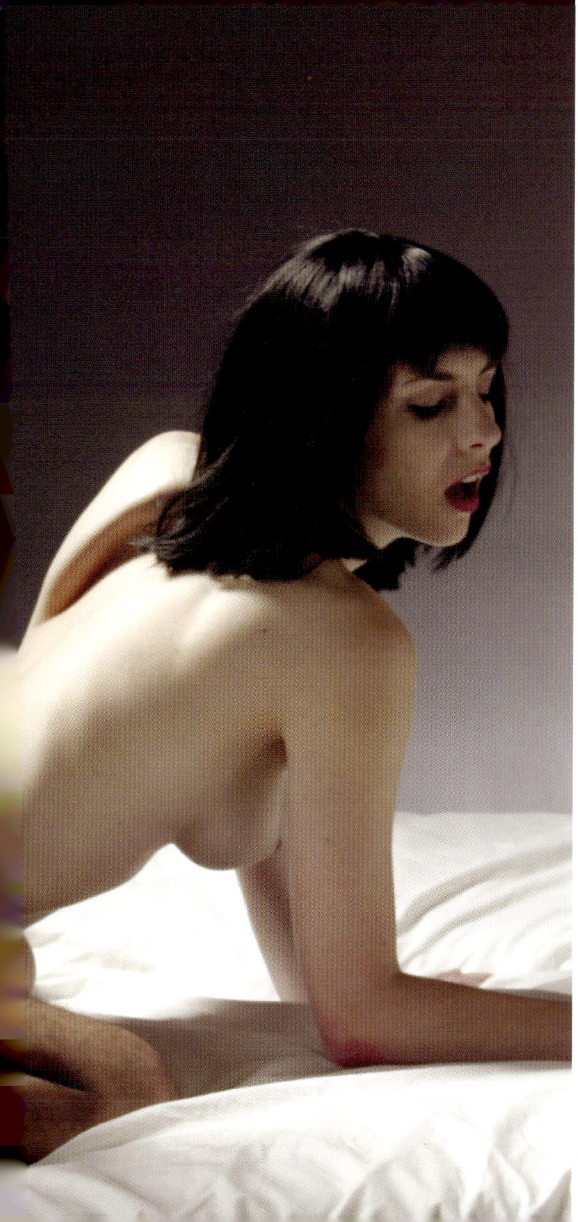

Das holländische Hündchen

Eine Variante des Hündchens (67), die Sportlichkeit voraussetzt. Außerdem brauchen Sie ein paar gut platzierte Kissen. Der Mann dringt von hinten ein, die Frau streckt wie eine Windmühle erst das rechte, dann das linke Bein nach hinten. Diese Stellung ermöglicht sehr lustvolle Penetrationswinkel.

69

Hündchen seitwärts

In dieser Variante des Hündchens (67) sitzt der Mann, anstatt zu knien. Die Frau beugt sich mit dem Rücken zum Partner nach vorne, sodass sie teilweise auf der Seite liegt und sich auf einem Ellbogen abstützt. In dieser Stellung übernimmt die Frau die ganze Arbeit. Sie bewegt das Becken hin und her, um die Lustgefühle zu steigern.

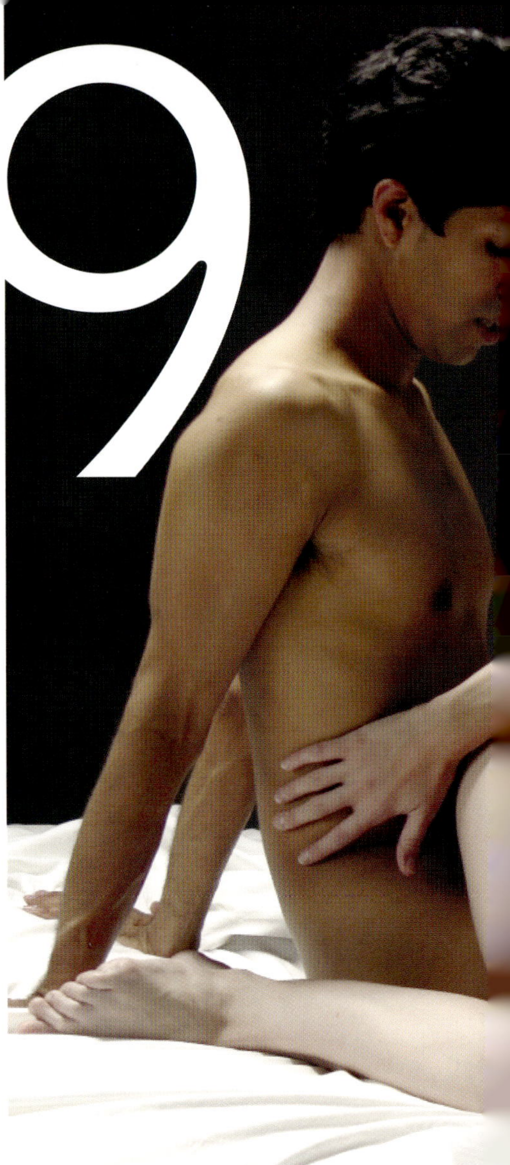

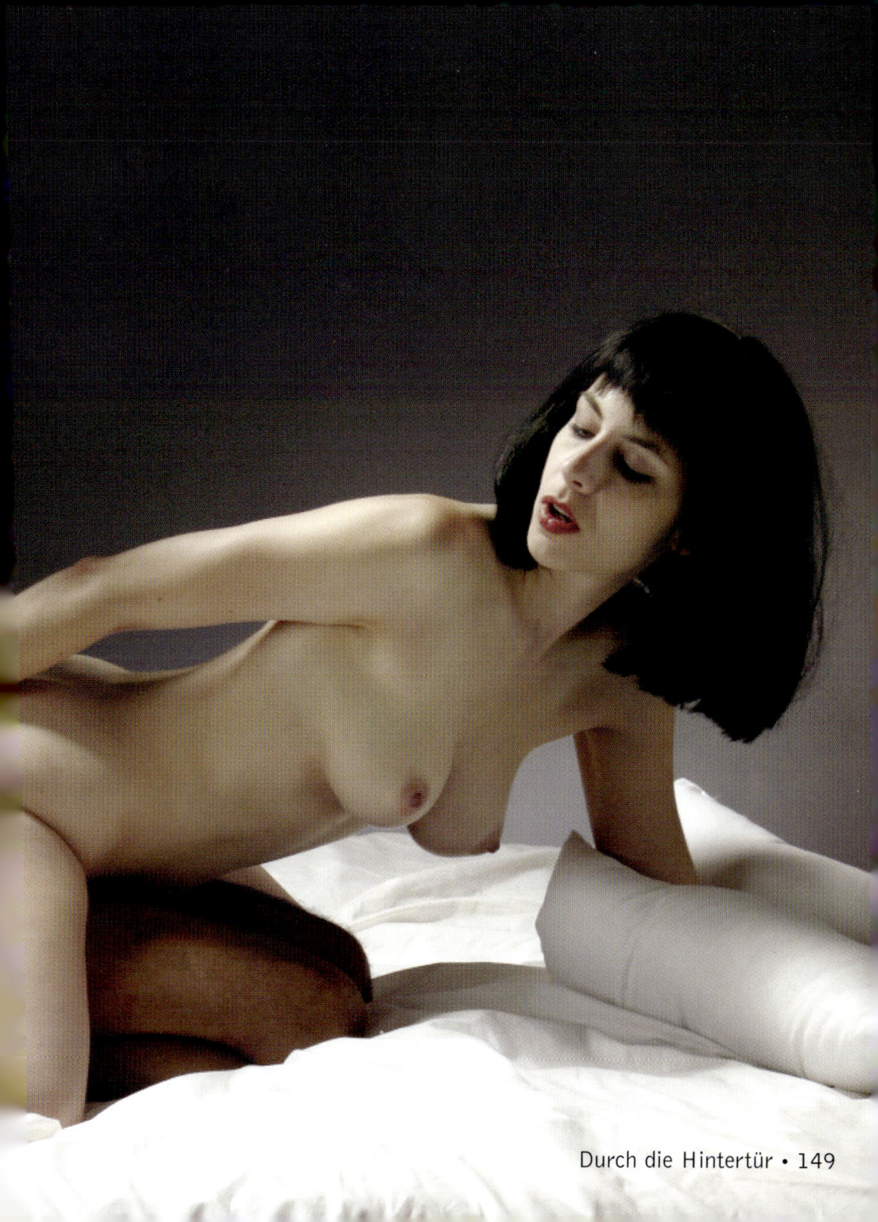

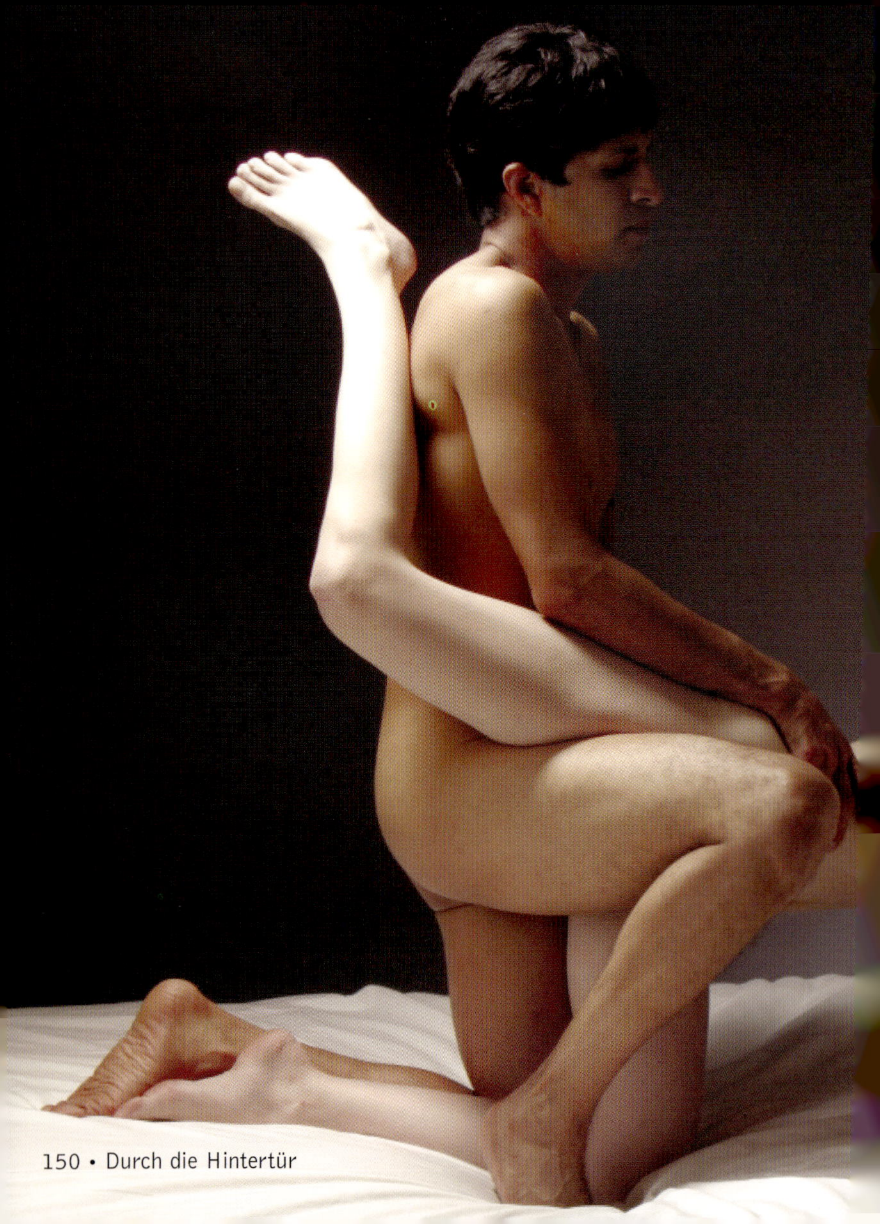

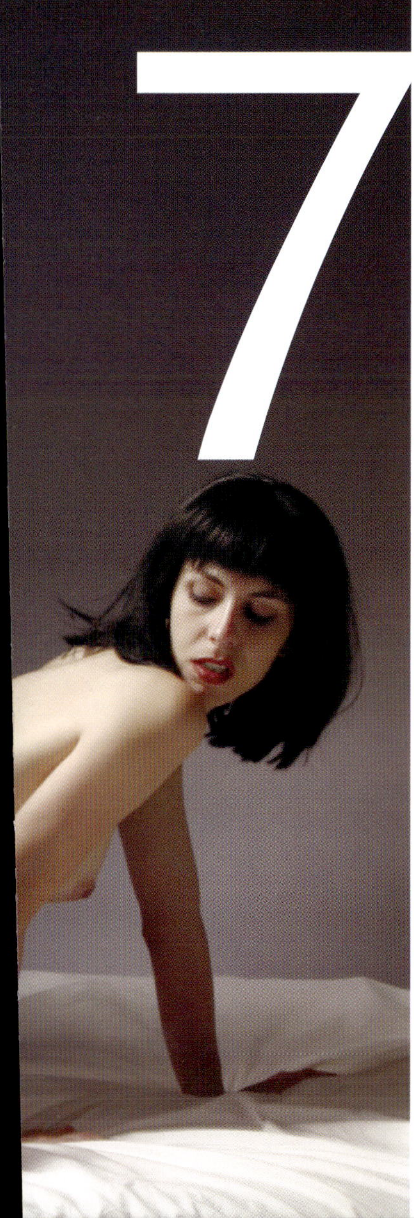

70

Rücken-kraulen

Die Frau lässt sich vor dem Partner auf alle Viere nieder. Er kniet hinter ihr und dringt von hinten ein. Sie hebt ein Bein und krault ihm mit dem Fuß den Rücken.

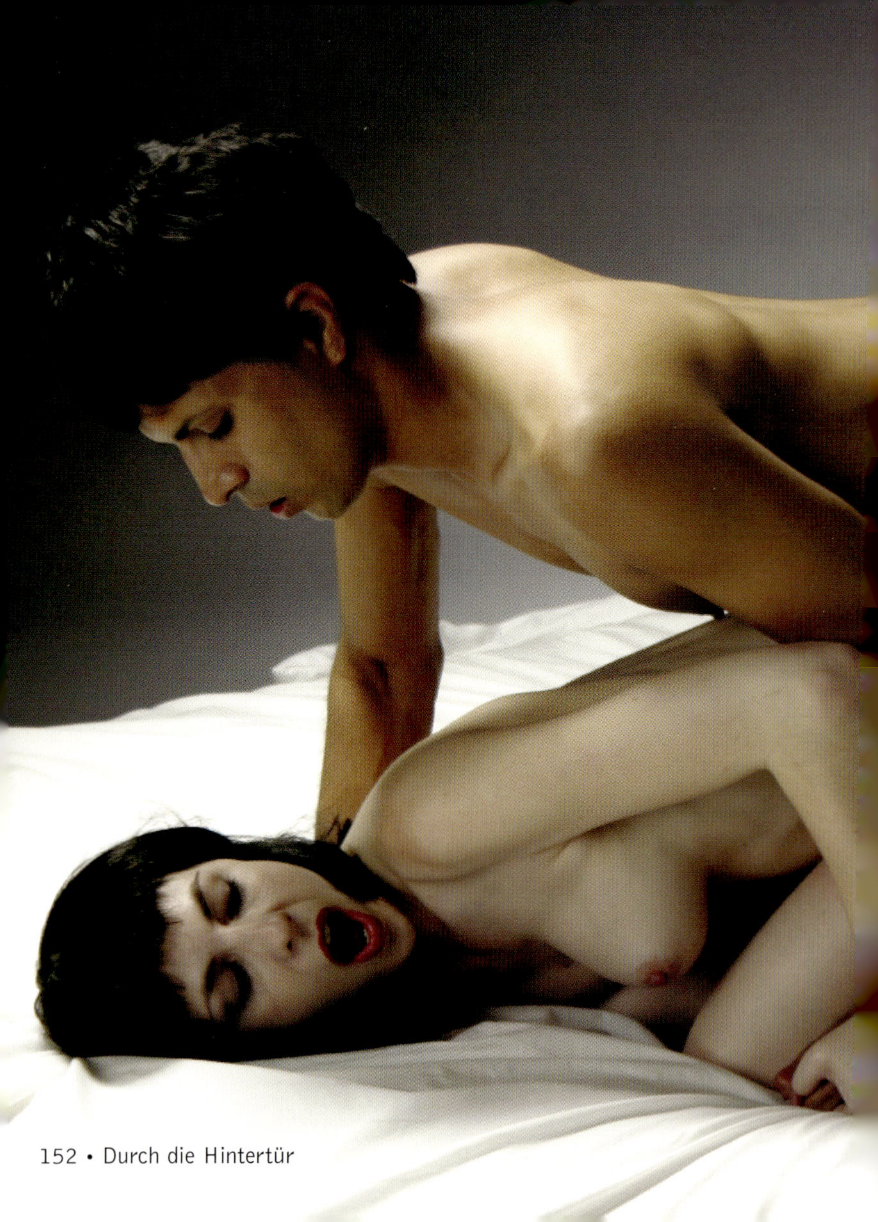

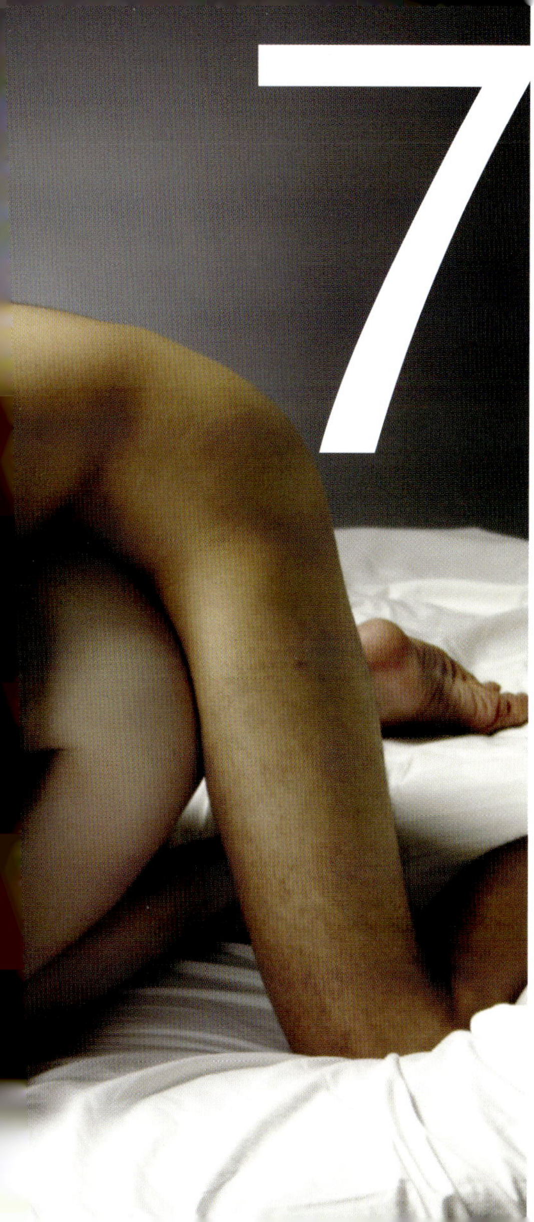

71

In Liebe gehüllt

Diese Stellung ist eine umgekehrte Presse (20). Die Frau liegt auf dem Bauch und zieht die Beine an die Brust. Der Mann kniet über ihr und dringt von hinten ein. Ihr empfindlicher Rücken lädt den Mann zu sanften Liebkosungen ein und genießt seine warme Brust.

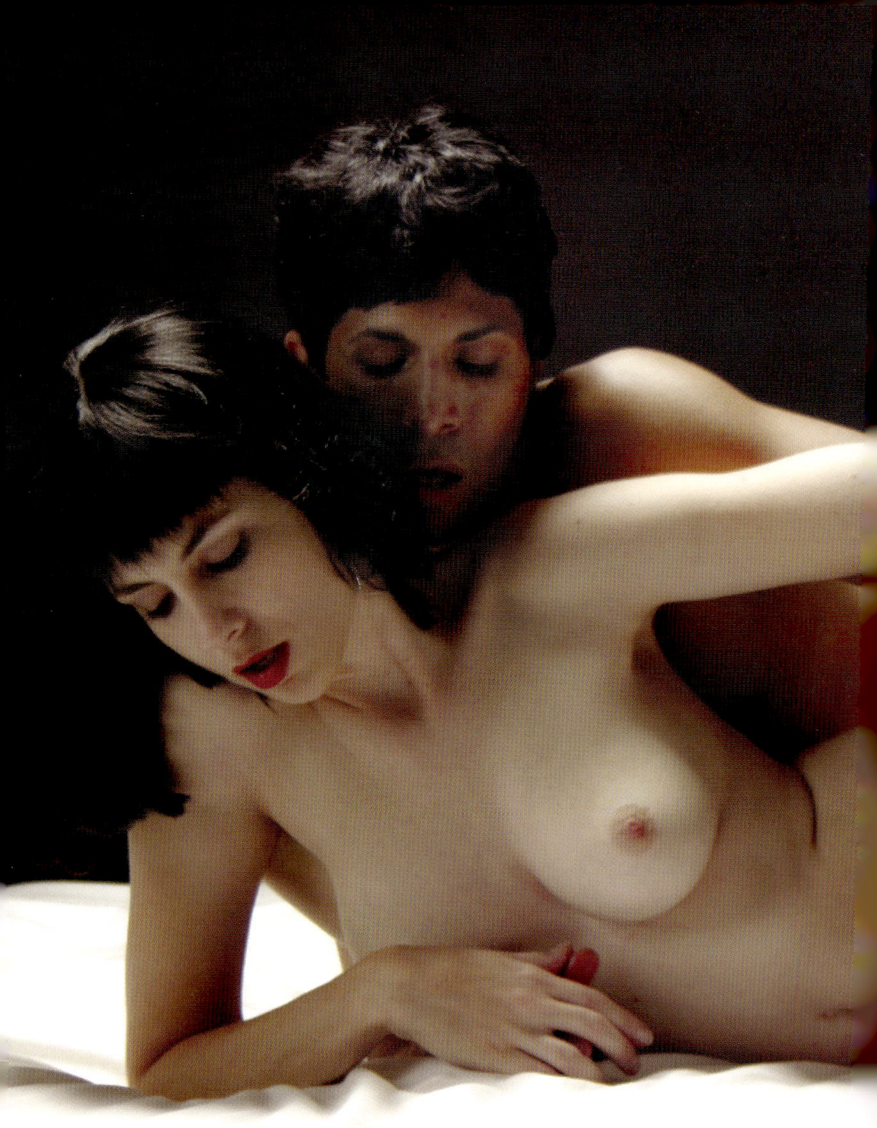

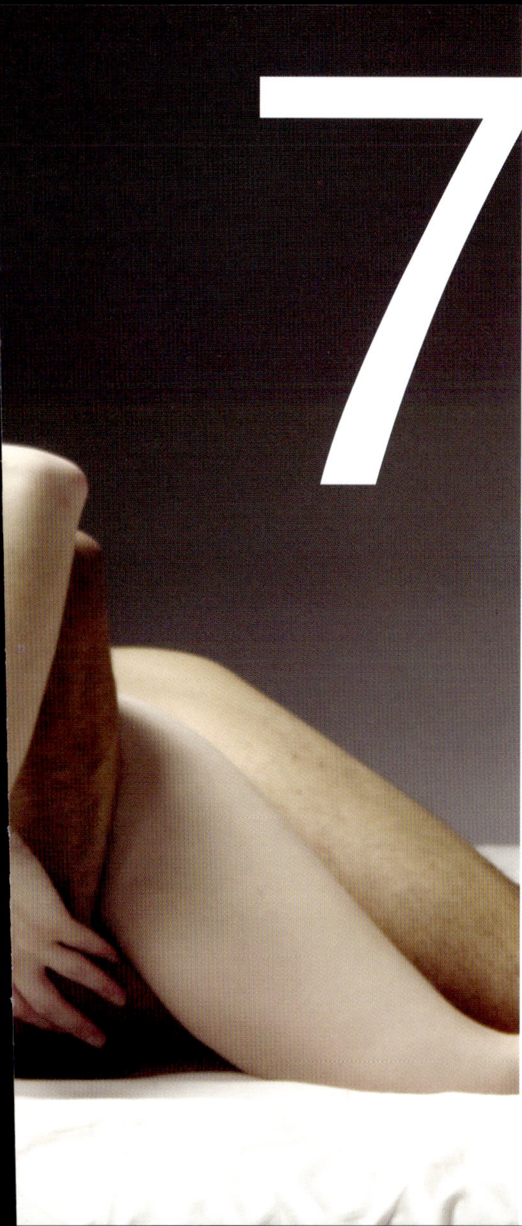

72

Baby-Elefant

Dies ist das Vorspiel zum Elefanten (74). Beide Partner liegen auf der Seite und stützen sich auf einen Arm. Der Mann ist hinter der Frau ausgestreckt und dringt in sie ein. Seine andere Hand ist frei und kann die Brüste und die Klitoris der Partnerin stimulieren.

Offener Elefant

Ausgangsposition ist der Baby-Elefant (72). Die Frau hebt ein Bein, sodass die Klitoris stärker stimuliert wird.

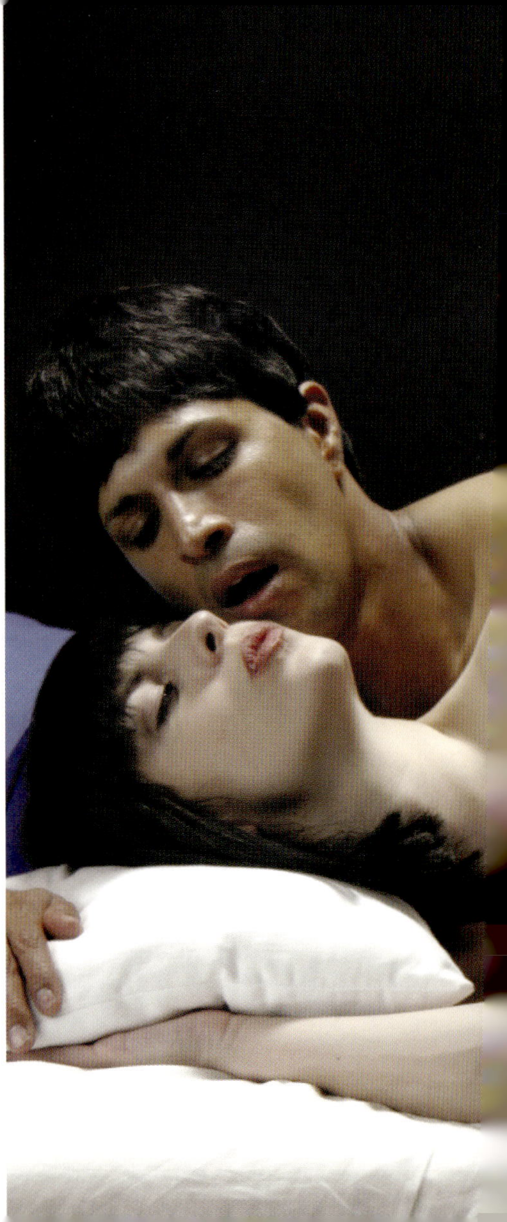

73

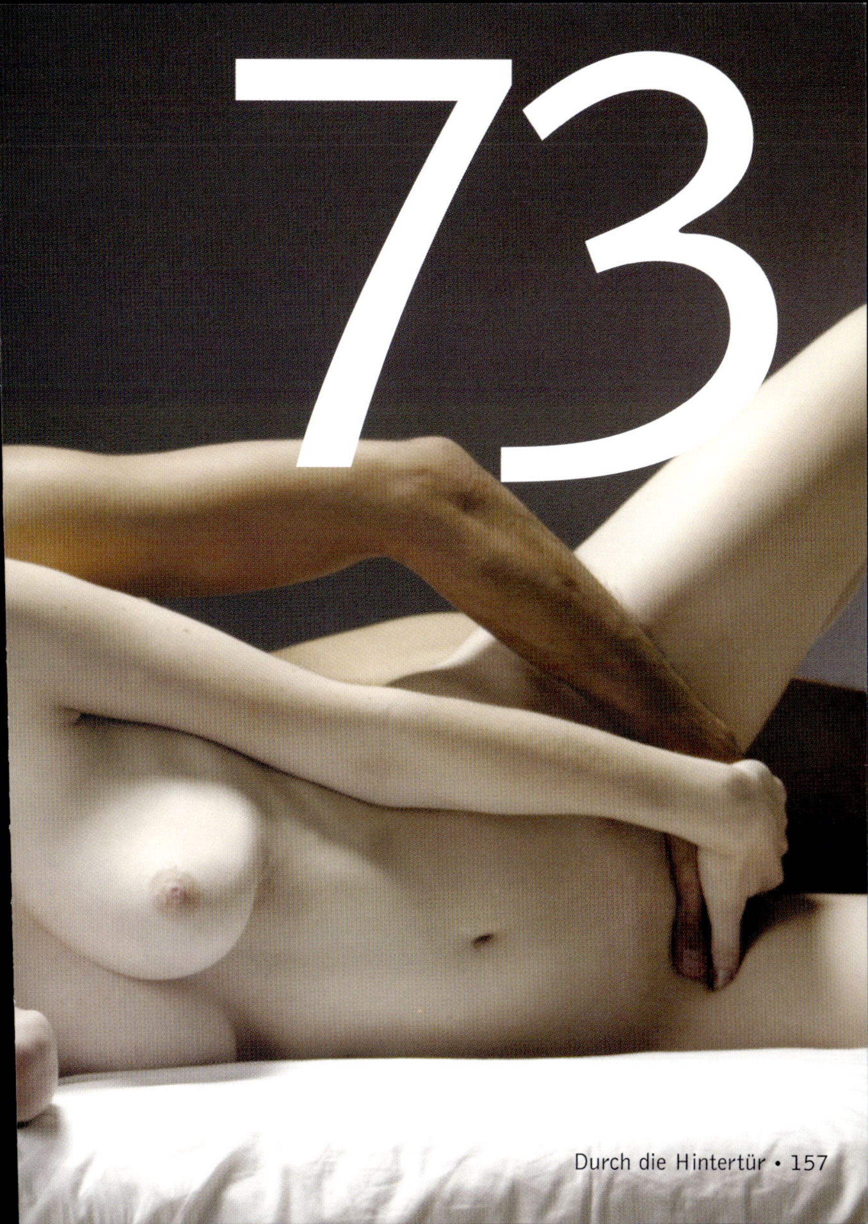

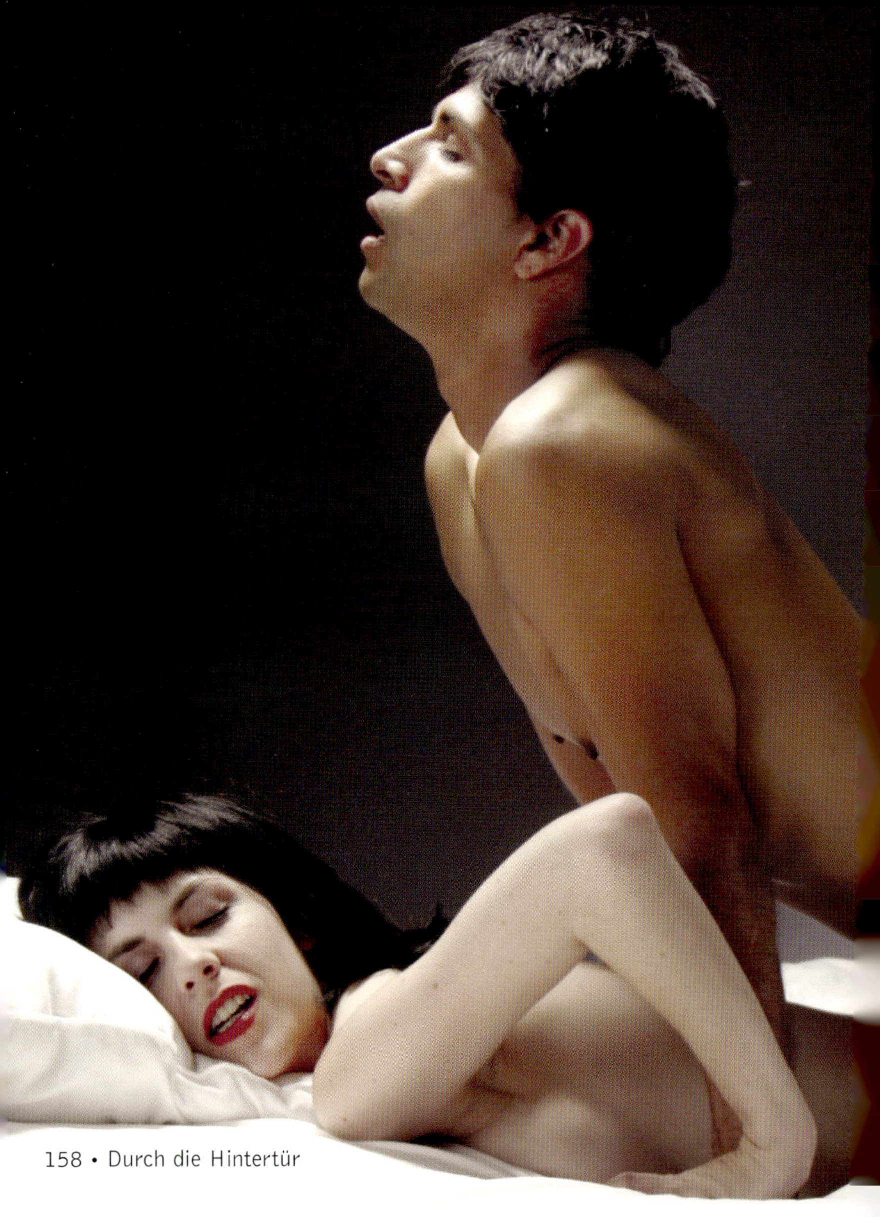

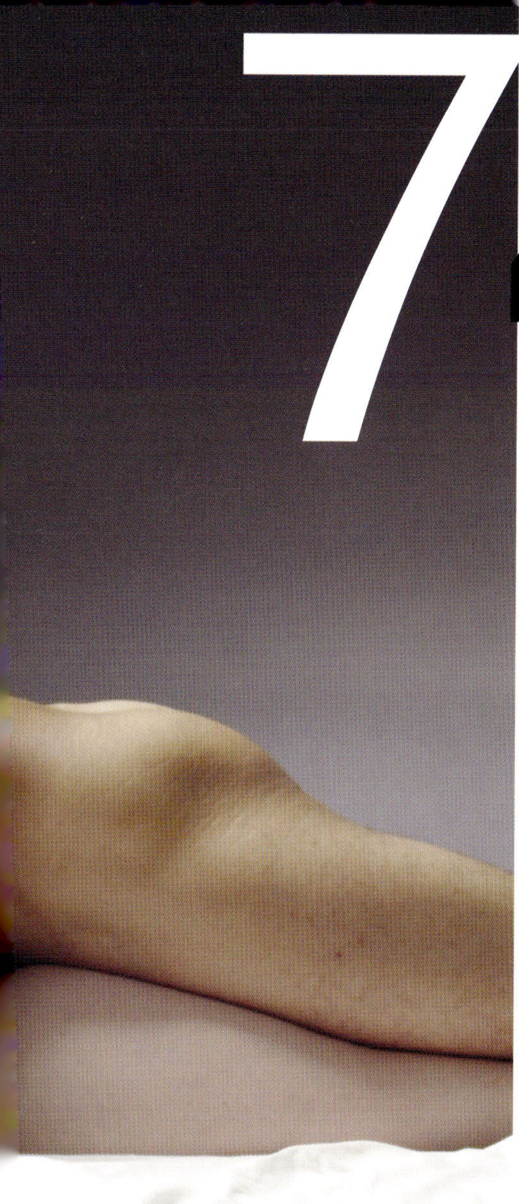

74

Der Elefant

Die Frau liegt auf dem Bauch, der Mann liegt der Länge nach auf ihr. Seine gestreckten Beine befinden sich zwischen ihren Beinen. Er dringt von hinten ein. Küsse und Blickkontakt entfallen hier zwar, aber der G-Punkt wird stärker stimuliert, weil der Mann tief eindringen kann.

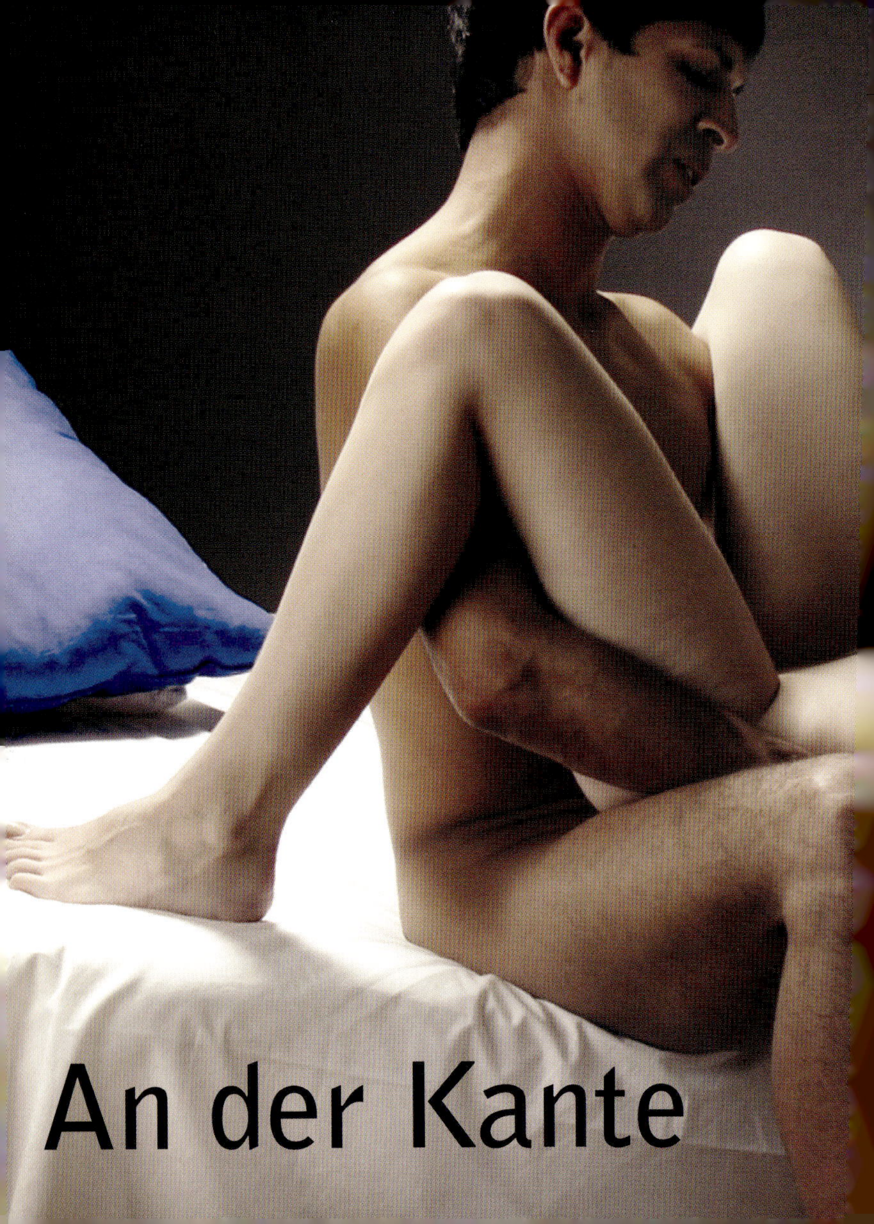

An der Kante

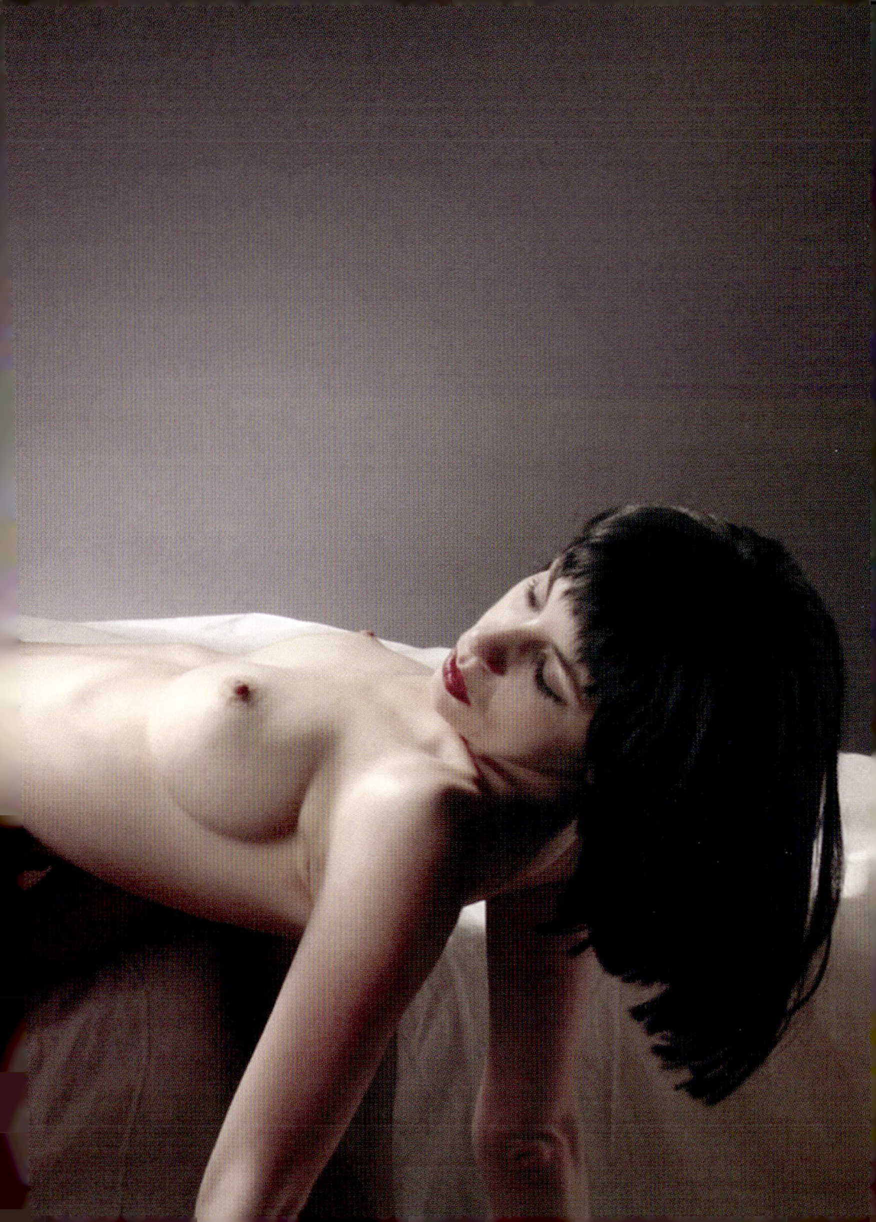

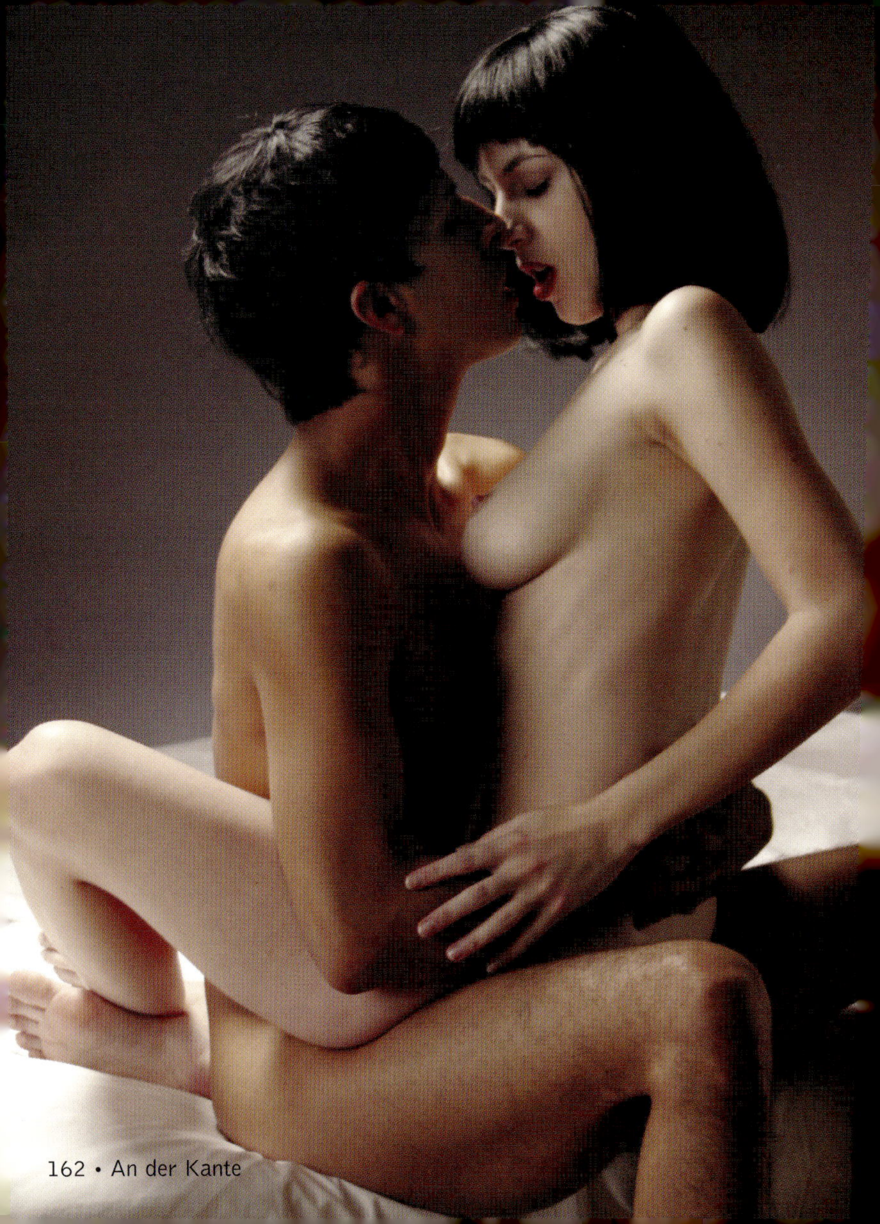

75

Umklammerung im Sitzen

Der Mann sitzt auf der Bettkante oder auf einem Stuhl ohne Lehne. Die Partnerin sitzt ihm zugewandt auf seinem Schoß und schlingt die Beine um seinen Rücken.

76

Gebeugte Umklammerung im Sitzen

Ausgangsposition ist die Umklammerung im Sitzen (75). Die Frau lässt die Beine über die Arme des Partners hängen, sodass der Körperkontakt inniger und die Klitoris besser stimuliert wird.

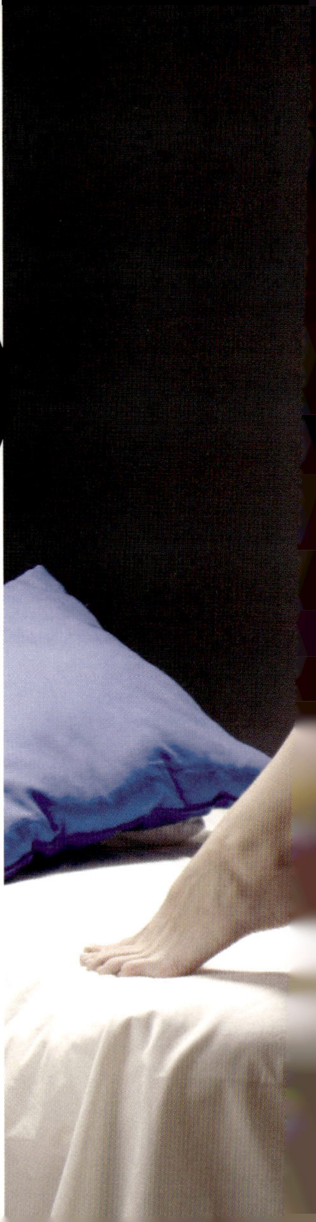

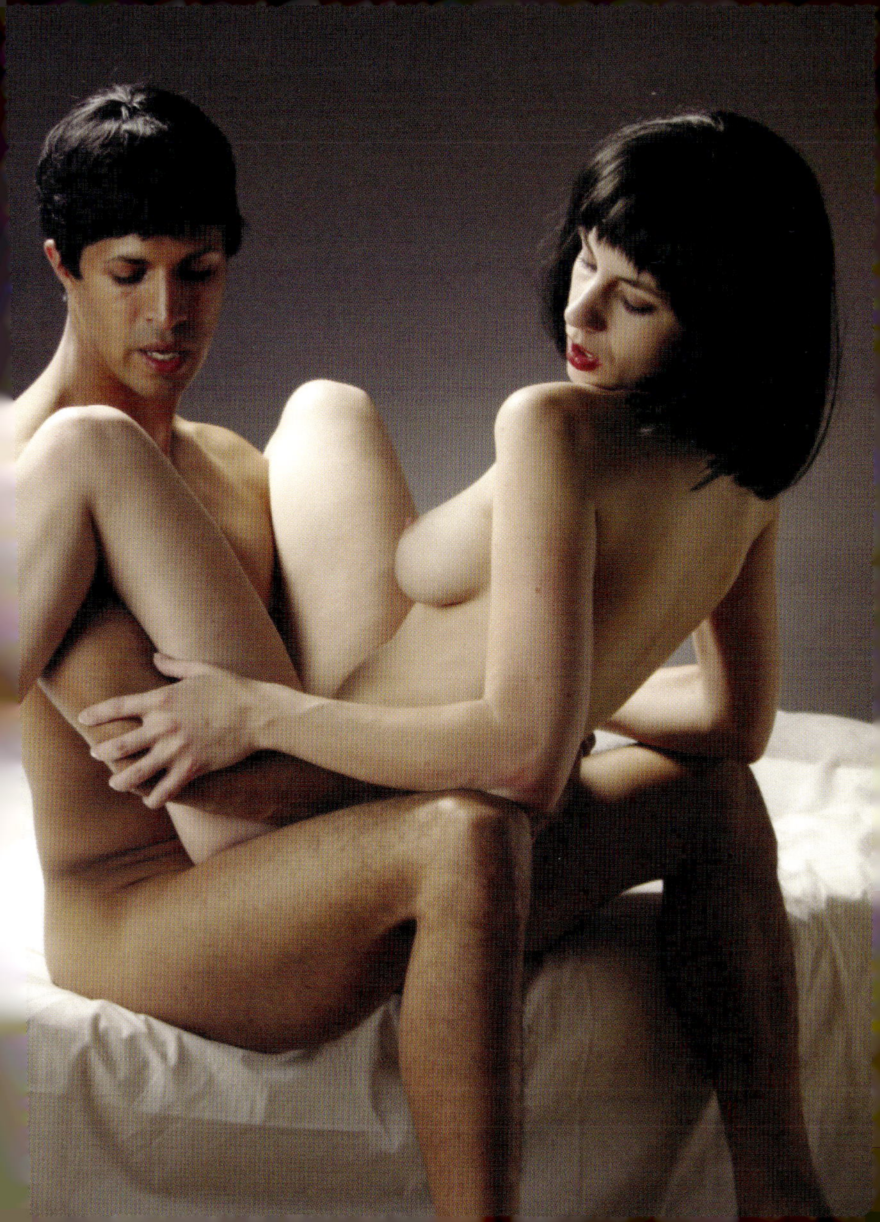

77

Die Rückenbeuge B

Ausgangsposition ist die Umklammerung im Sitzen (75). Die Frau lässt sich nach hinten sinken und stützt sich mit den Händen auf dem Boden ab.

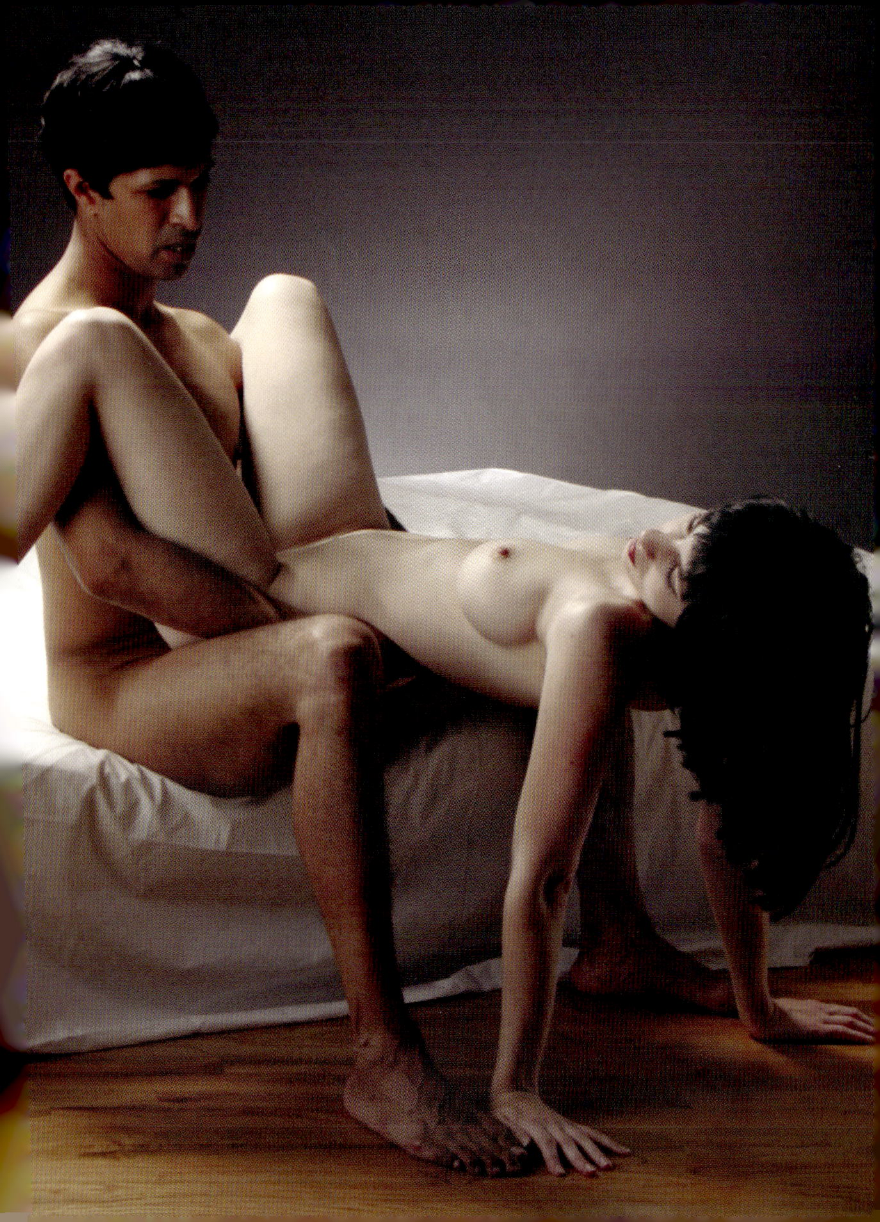

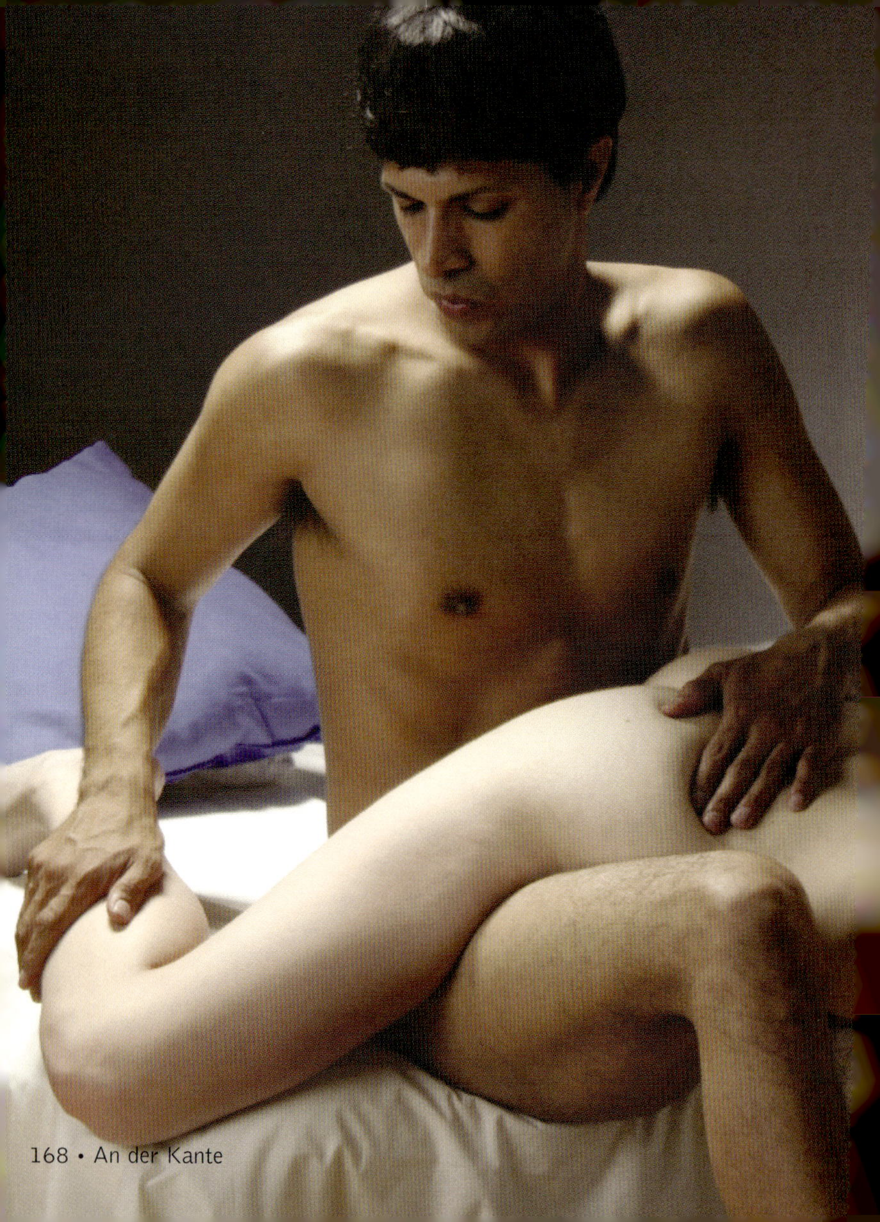

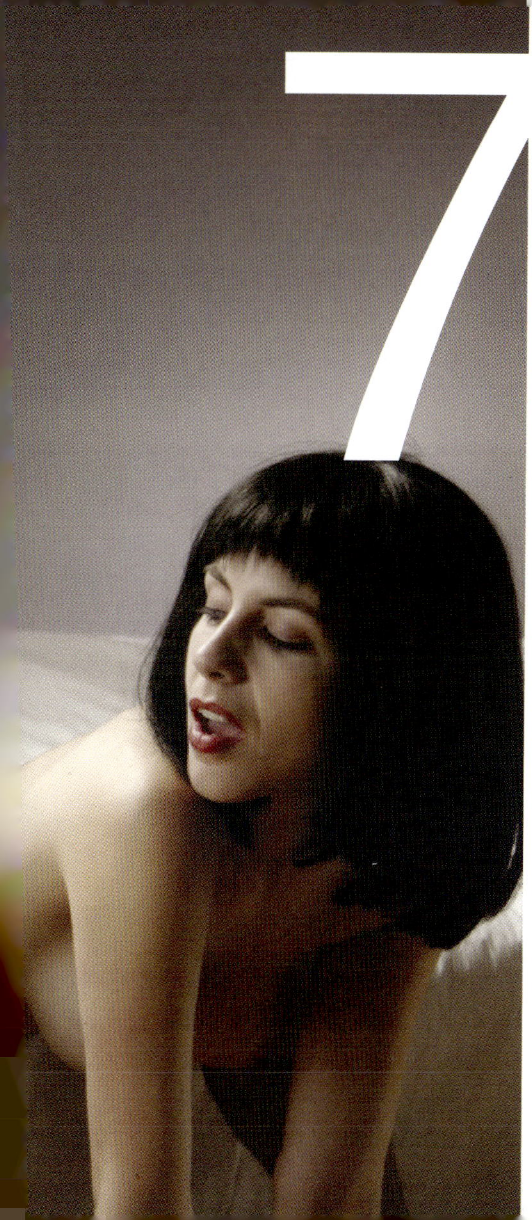

78

Der Vorstoß

Die Frau schlingt die Beine um die Taille des Partners und lässt sich nach vorne auf seinen Schoß sinken. Mit den Händen stützt sie sich auf dem Boden ab. Ein perfektes Vorspiel zum Staubsauger (87).

79

Die Kobra

Ausgangsposition ist der Vorstoß (78). Die Frau richtet den Oberkörper auf und stützt sich mit den Händen auf den Knien des sitzenden Partners ab.

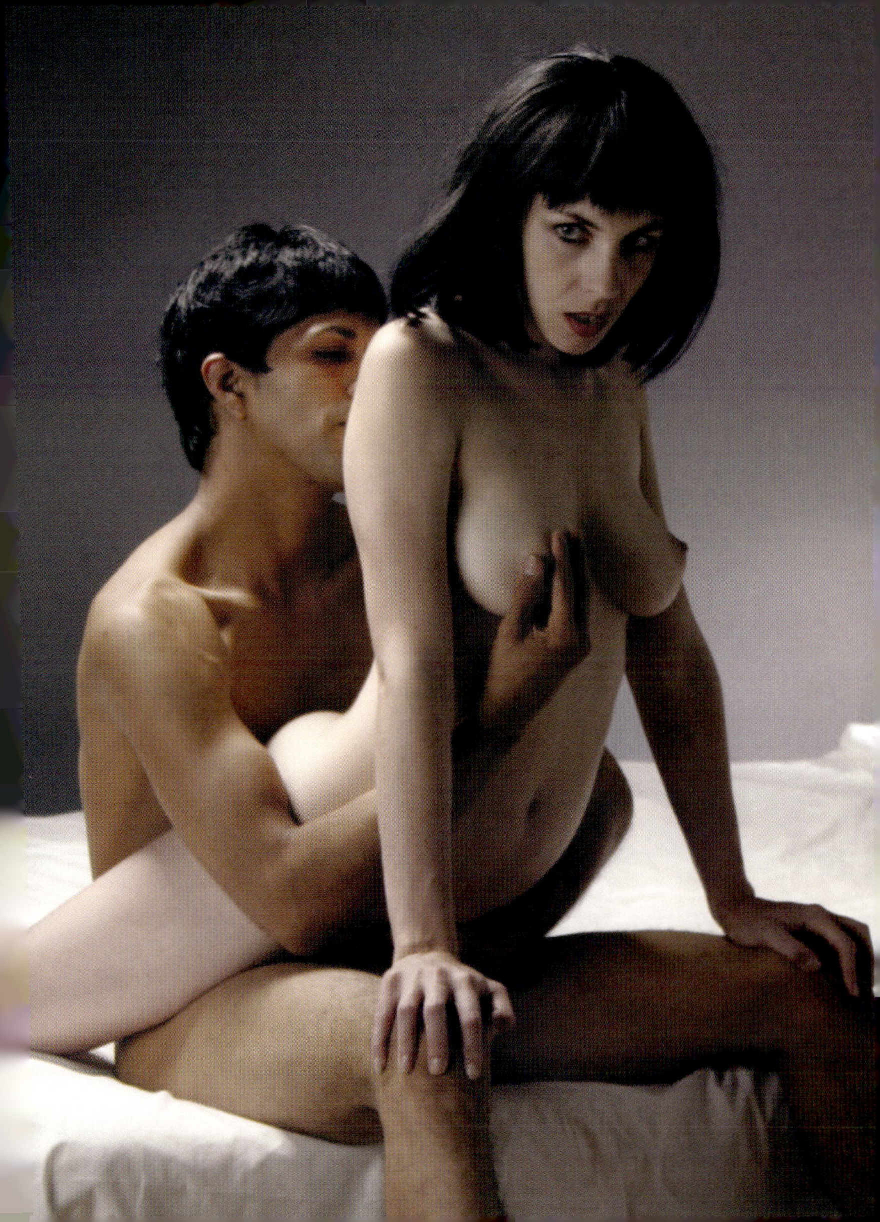

80

Der Pilot

Anstatt sich nach vorne stoßen zu lassen (78), streckt die Frau die Beine nach hinten und die Arme zur Seite, als wäre sie ein Flugzeug auf dem Schoß ihres Partners.

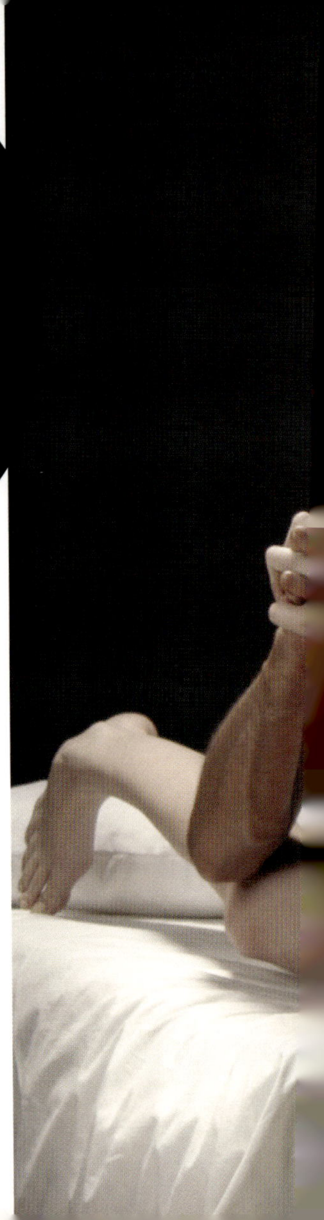

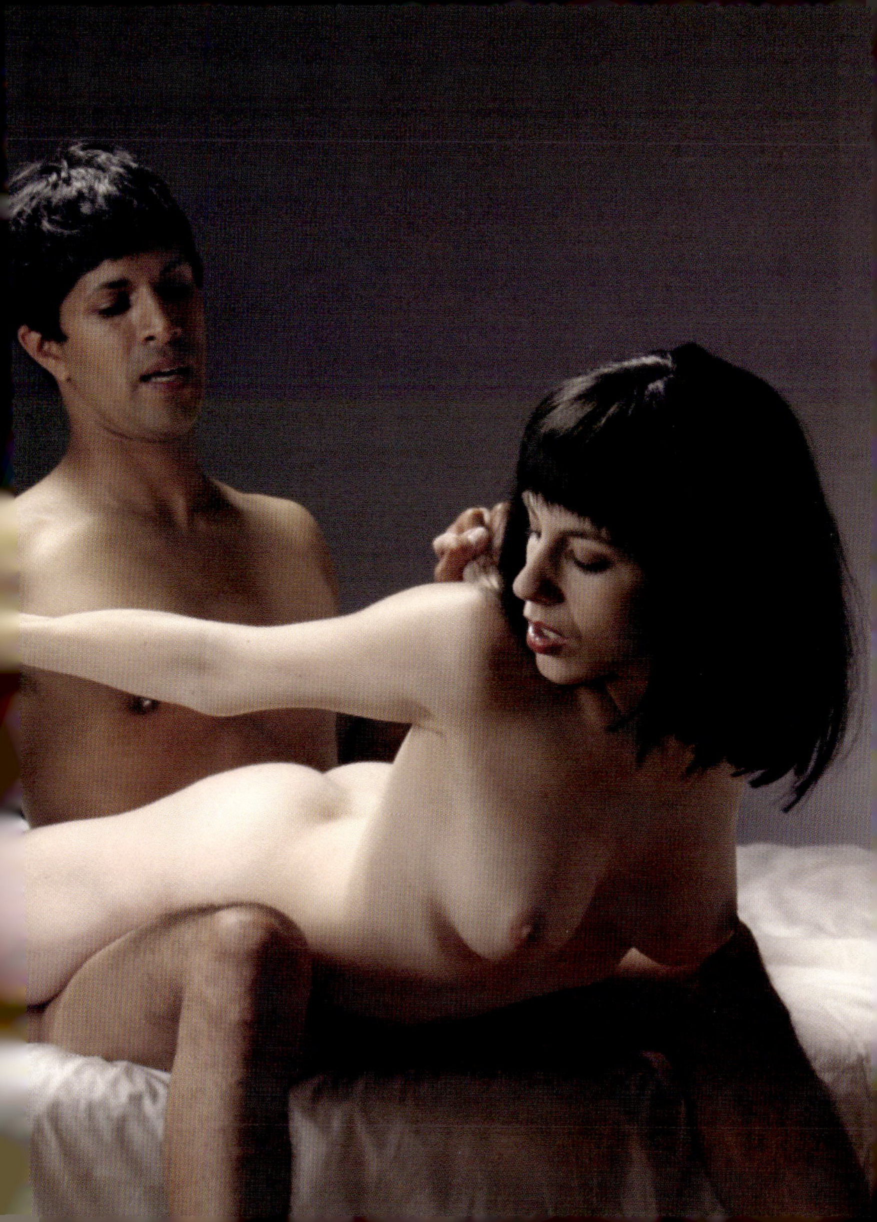

Die stehende 0

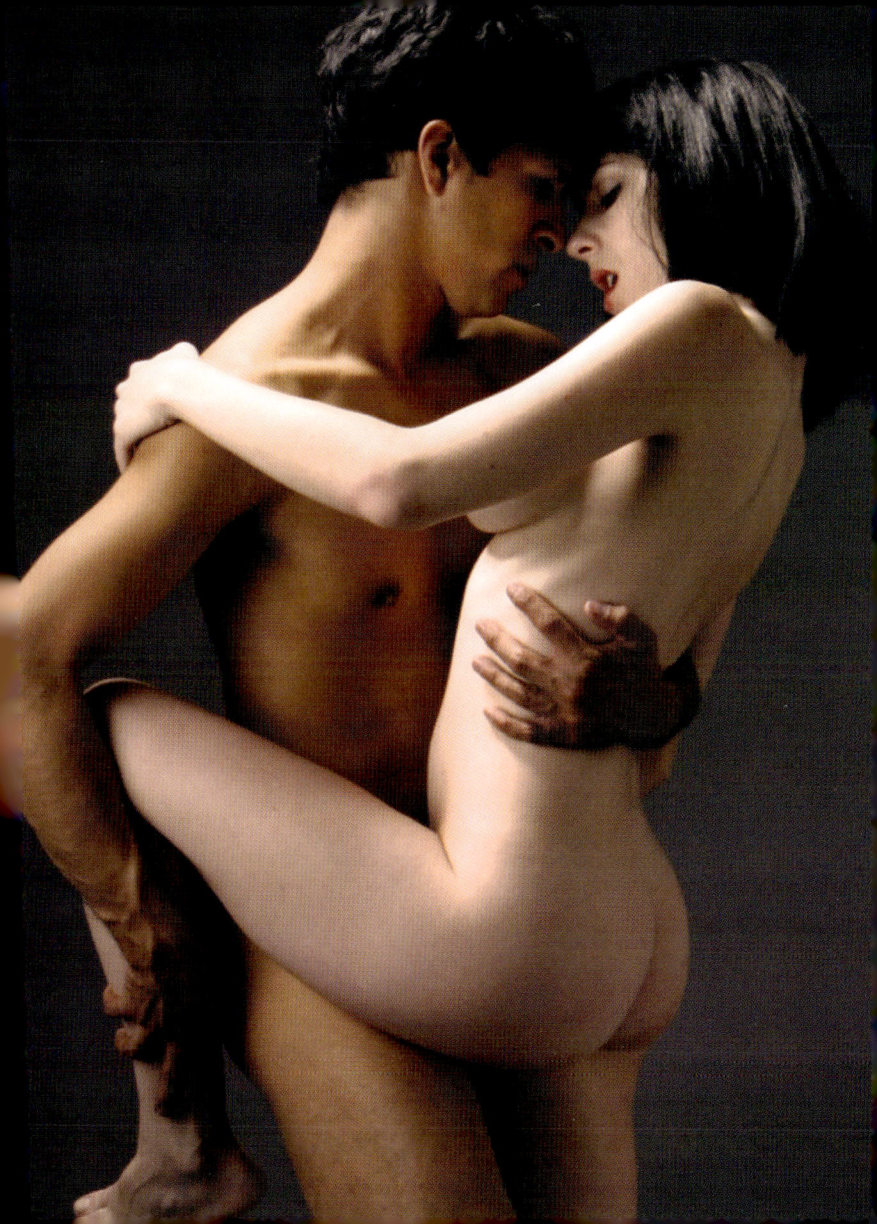

81

Der Überfall

Die Frau dreht sich aus dem Tango (83) um und wendet dem Partner den Rücken zu. Dann hebt sie ein Knie, das der Partner festhalten kann. Jetzt kann er von hinten eindringen.

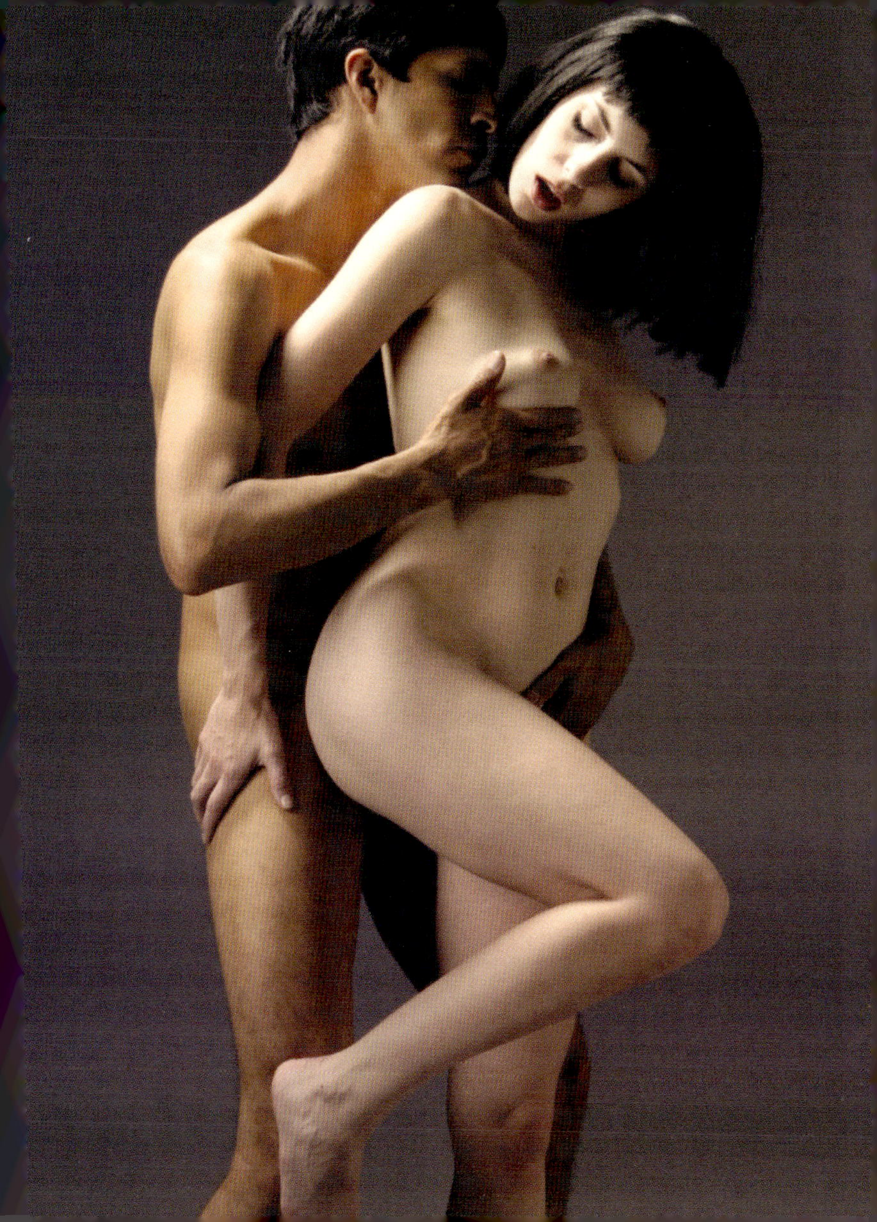

82

Steh ihm bei

Die Frau steht vor dem Partner und wendet ihm den Rücken zu. Sie nimmt seine Beine zwischen ihre, hebt ein Bein, streckt es nach hinten und beugt es. Um nicht das Gleichgewicht zu verlieren, kann sie sich am Partner festhalten.

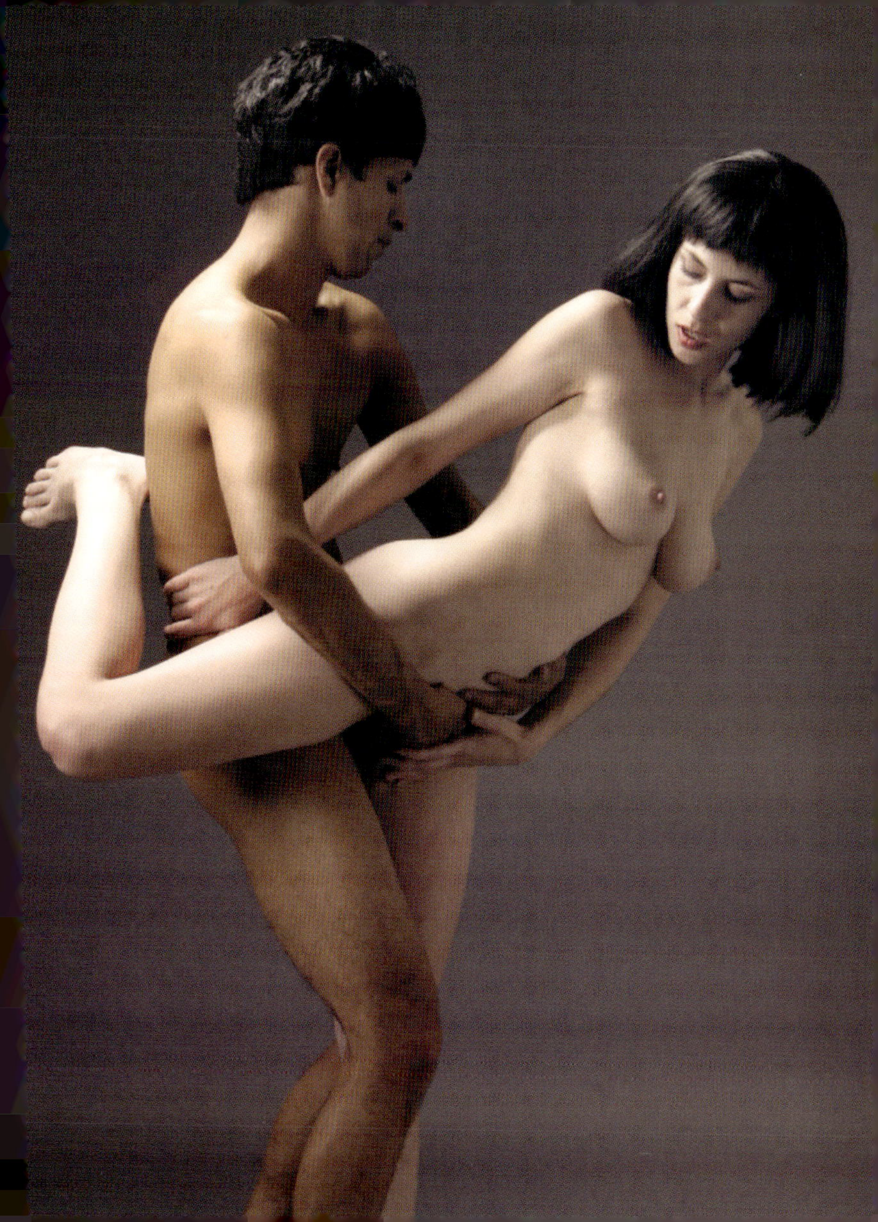

83

Der Tango

Beide Partner stehen und sind einander zugewandt. Die Frau schlingt die Arme um den Nacken des Partners und, um eine Hebelwirkung zu erzielen, ein Bein um sein Bein.

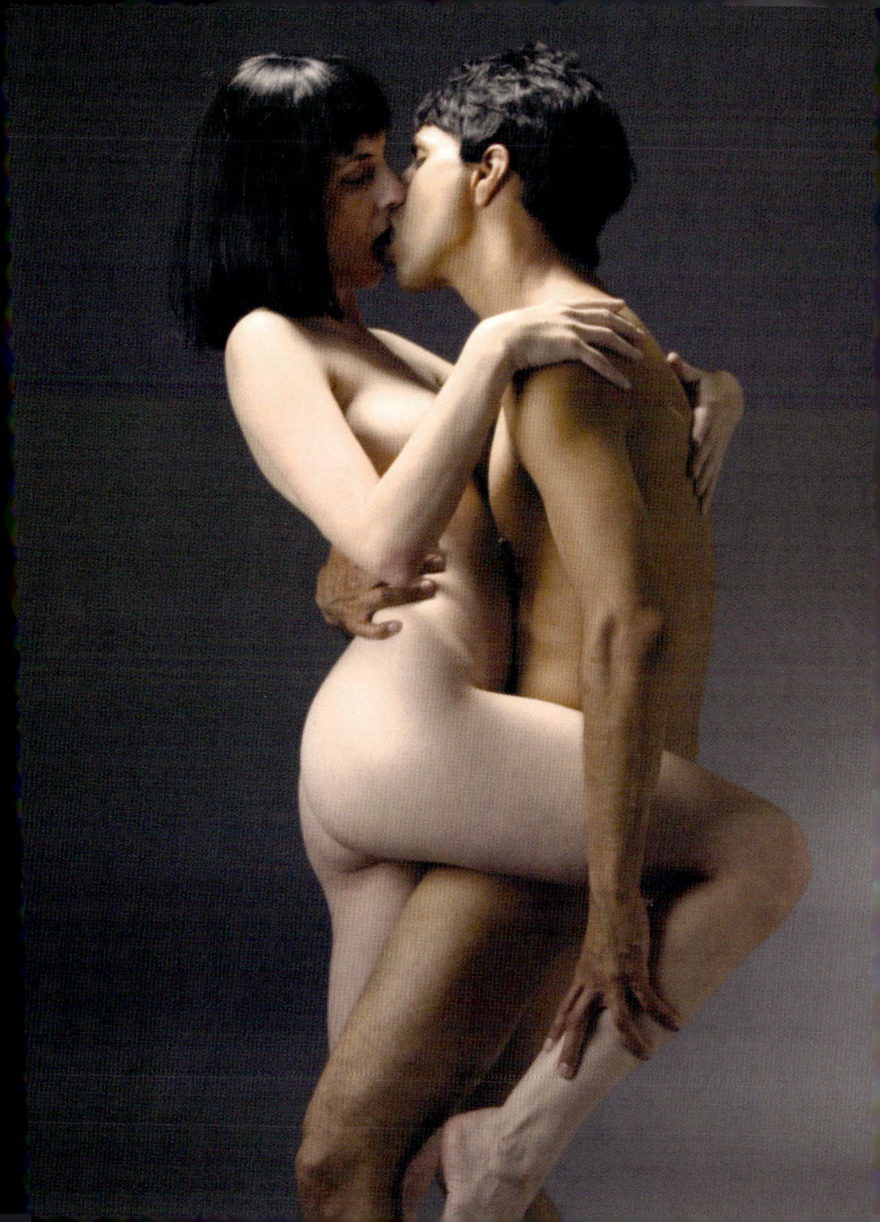

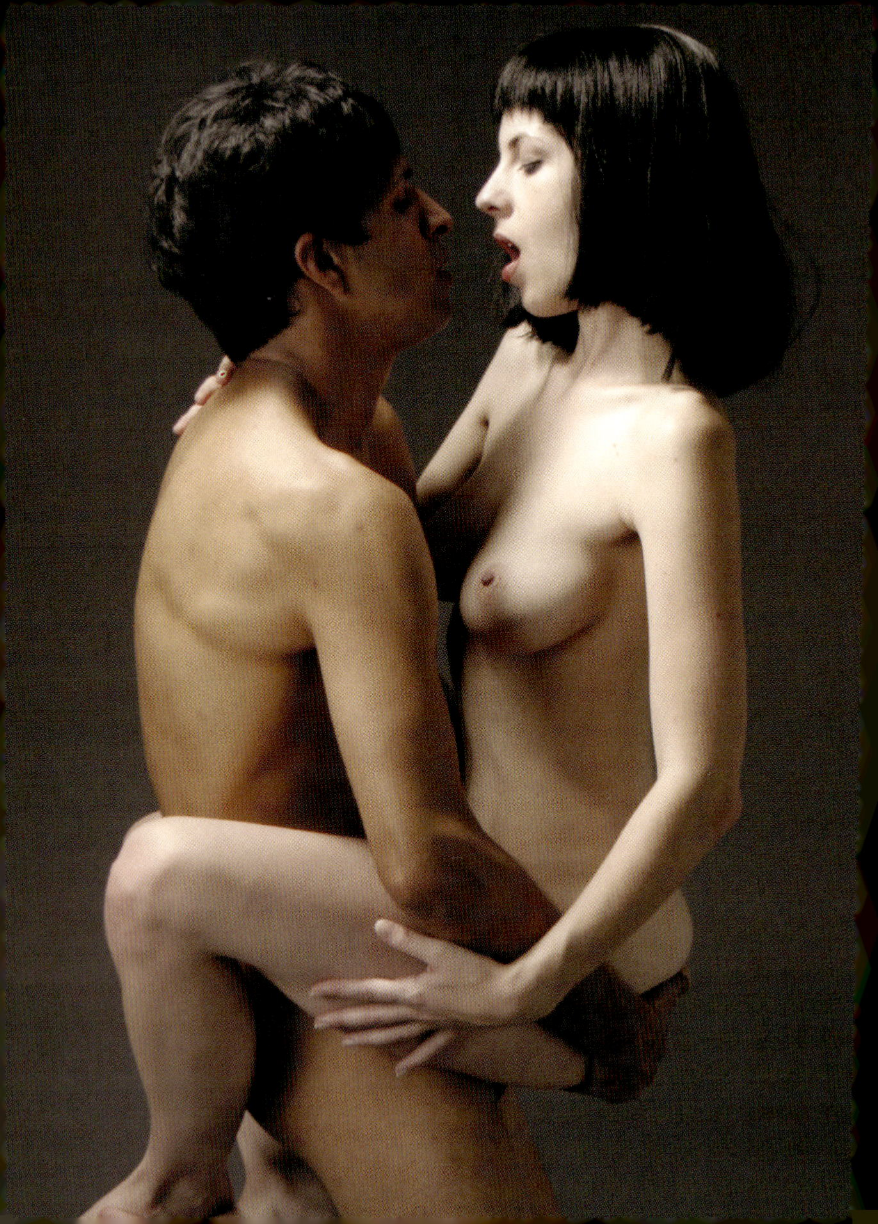

84

Der Harnisch

Der Mann steht mit schulterbreit gespreizten Beinen vor der Partnerin und hält sie fest, während sie die Beine um seine Taille schlingt. Für diese Stellung braucht der Mann einen kräftigen Oberkörper.

85

Die Rückenbeuge C

Die Frau lässt sich im Harnisch (84) nach hinten sinken und versucht, mit den Händen den Boden zu berühren. Die Beine verschränkt sie hinter dem Rücken des Partners. Er braucht kräftige Arme, um ihr Gewicht zu tragen. Diese Stellung ist einfacher, wenn Sie das Bett verlassen.

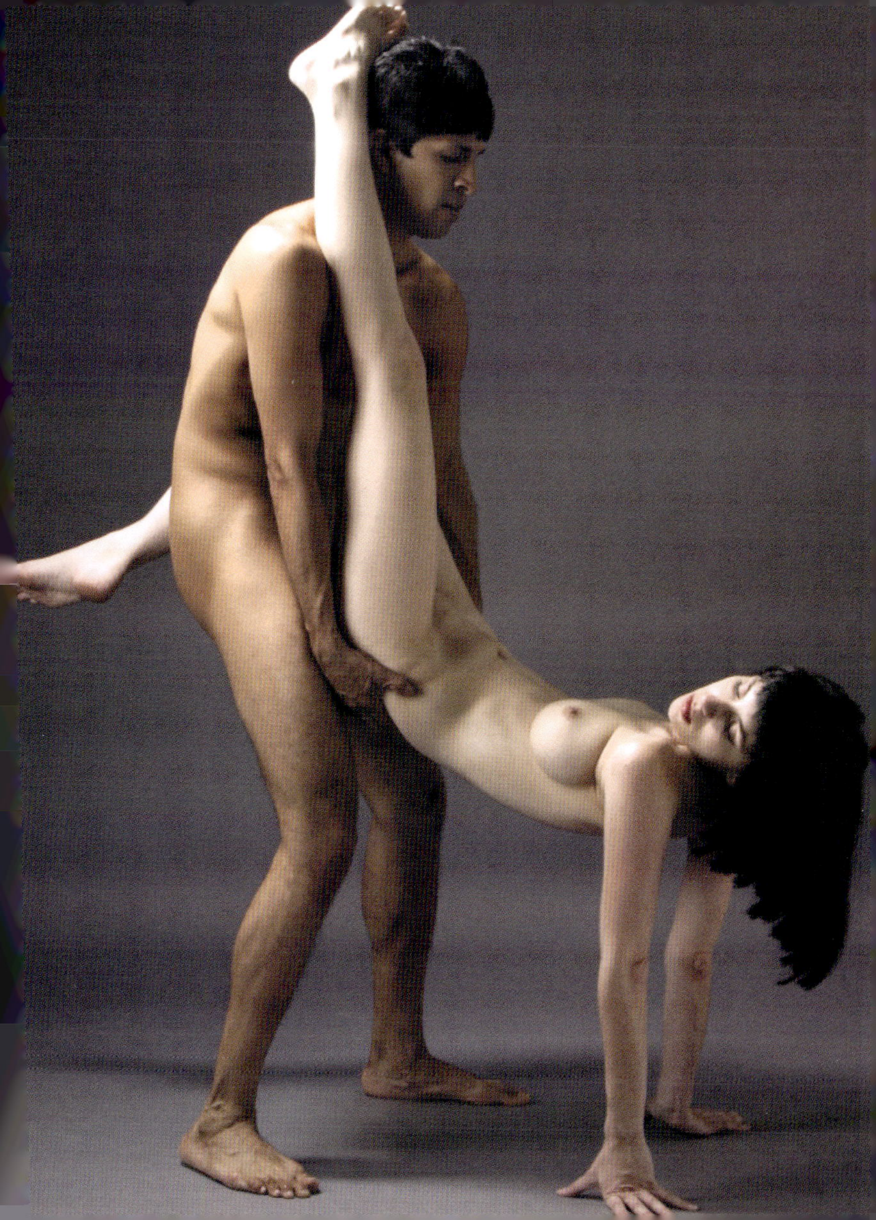

8

Begegnung mit der Kuh

Die Frau beugt sich aus dem Stand nach vorne und legt die Hände flach auf den Boden (oder aufs Bett oder auf einen Stuhl, wenn sie weniger geschmeidig ist). Der Mann dringt von hinten ein und kann in dieser sehr lustvollen Stellung ihren Po streicheln. Wenn die Frau sich ein wenig benommen fühlt, können die Partner zum Überfall (81) wechseln.

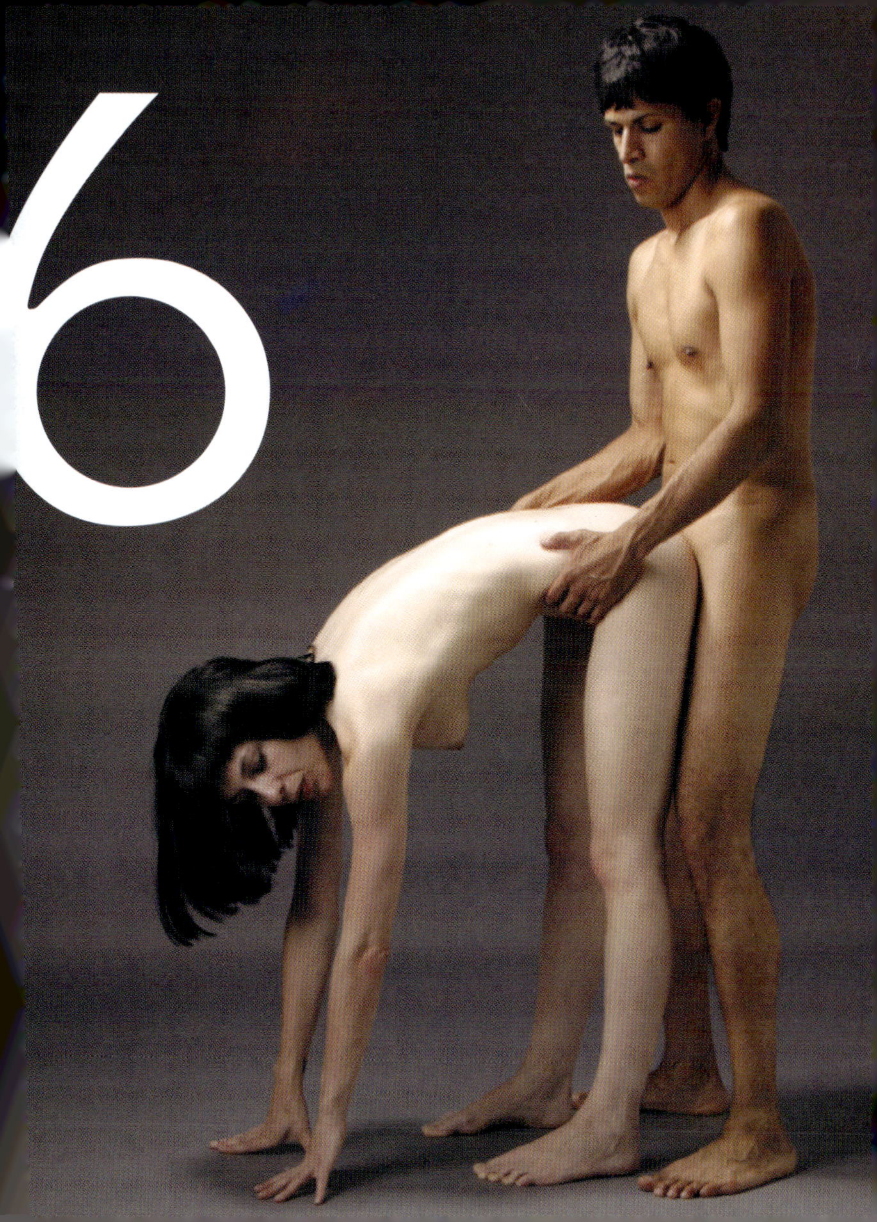
6

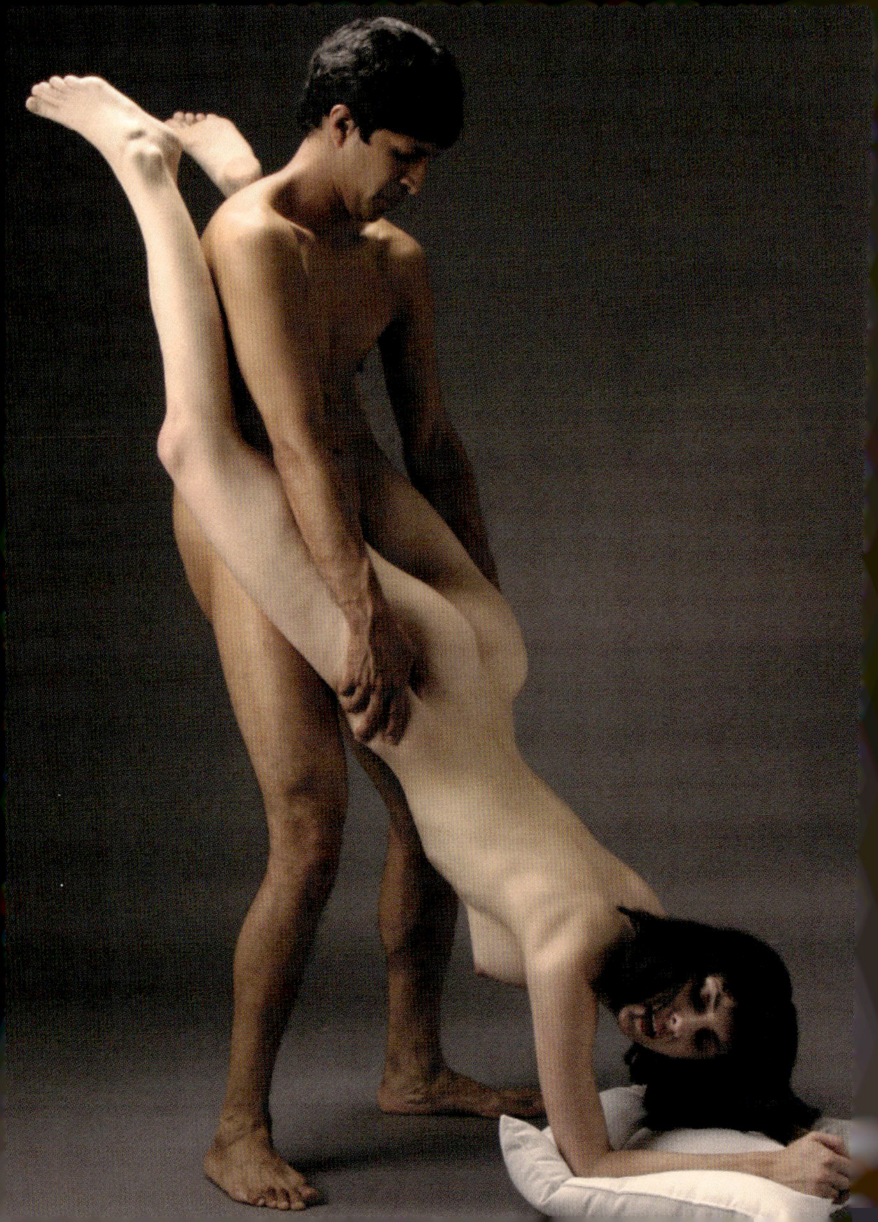

87

Der Staubsauger

Die Frau legt die Unterarme auf den Boden, während der Partner den Rest ihres Körpers an der Taille hochhebt und von hinten eindringt. Sie kann auch die Beine um seine Taille schlingen, um ihre Position zu stabilisieren.

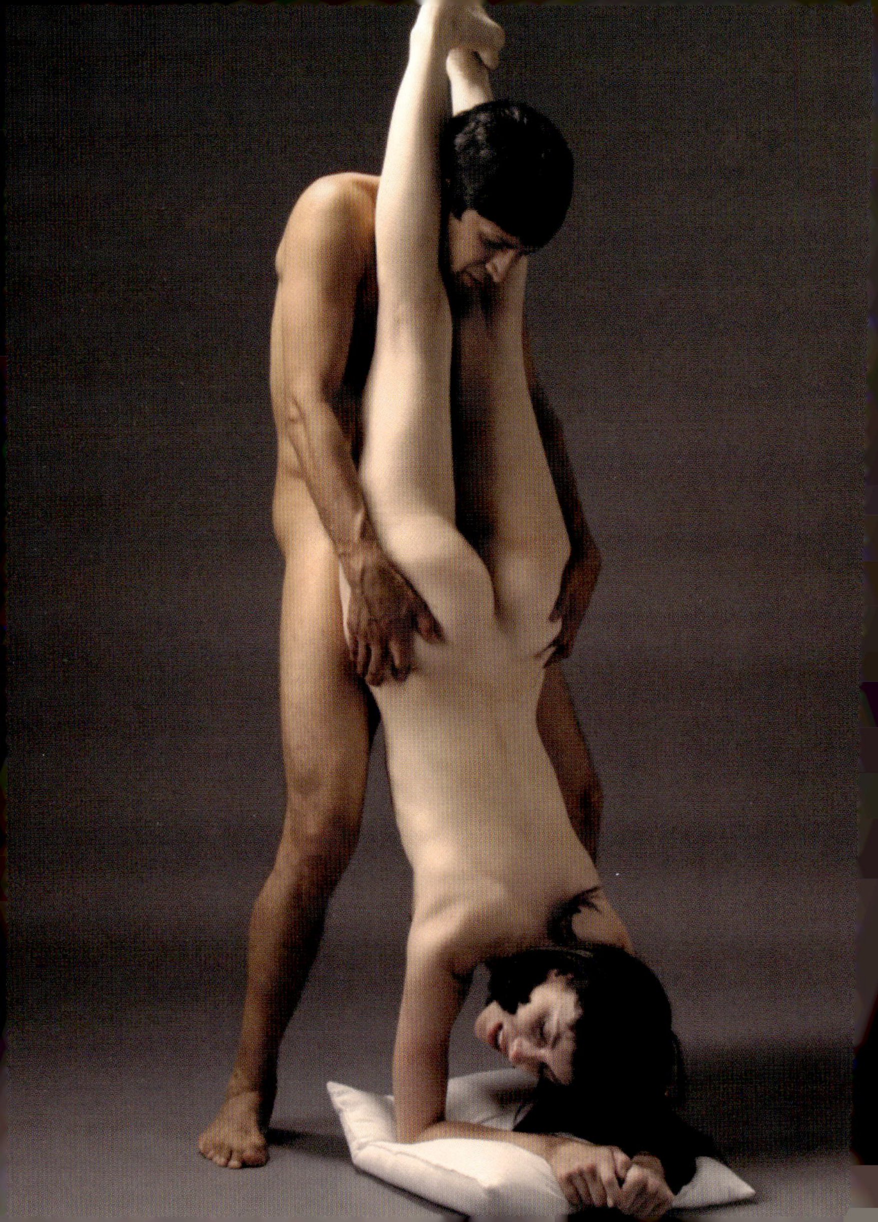

88

Der aufrechte Staubsauger

Dies ist der Staubsauger (87), aber die Frau verschränkt die Beine hinter dem Nacken des Partners.

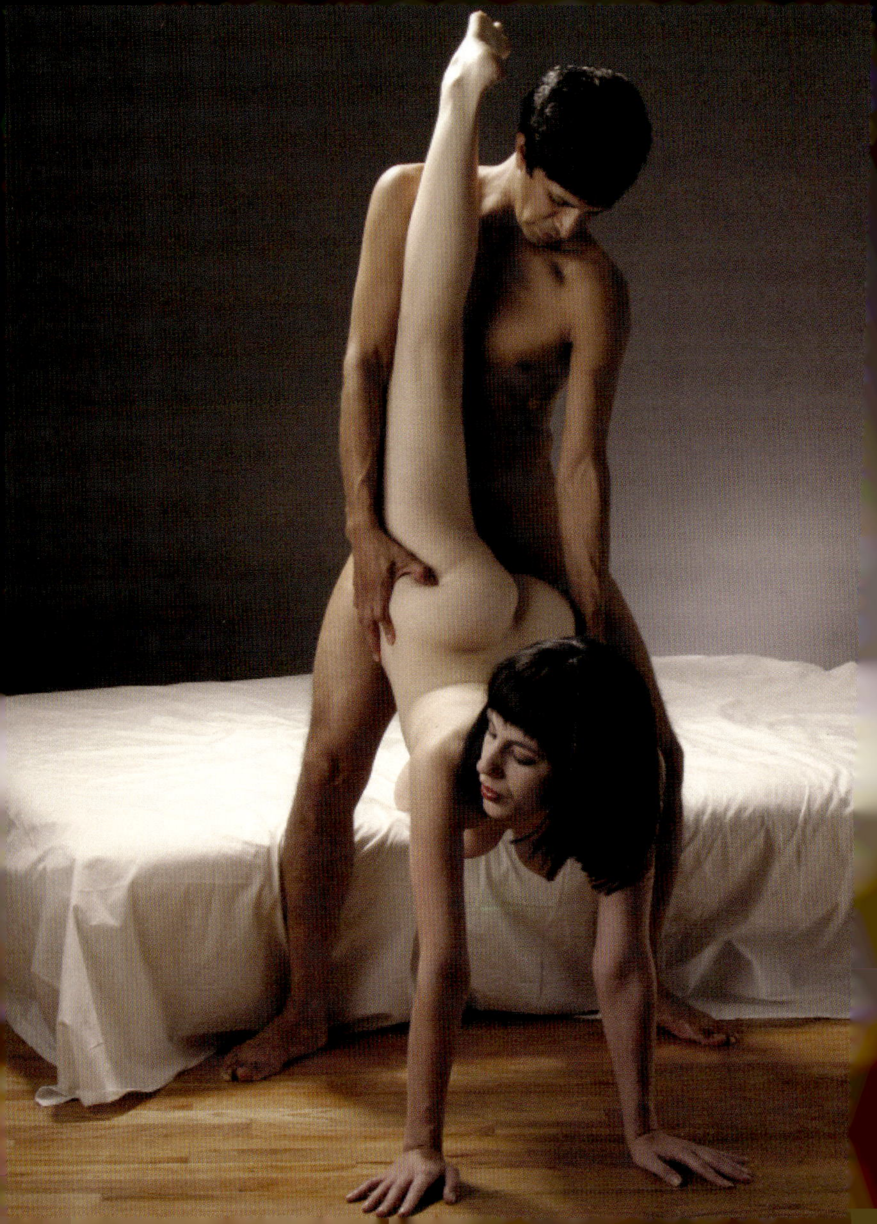

89

Der Handstand

Auch dies ist der Staubsauger (87), aber etwas höher. Die Frau verlagert ihr Gewicht auf die Handflächen, anstatt sich mit den Unterarmen abzustützen.

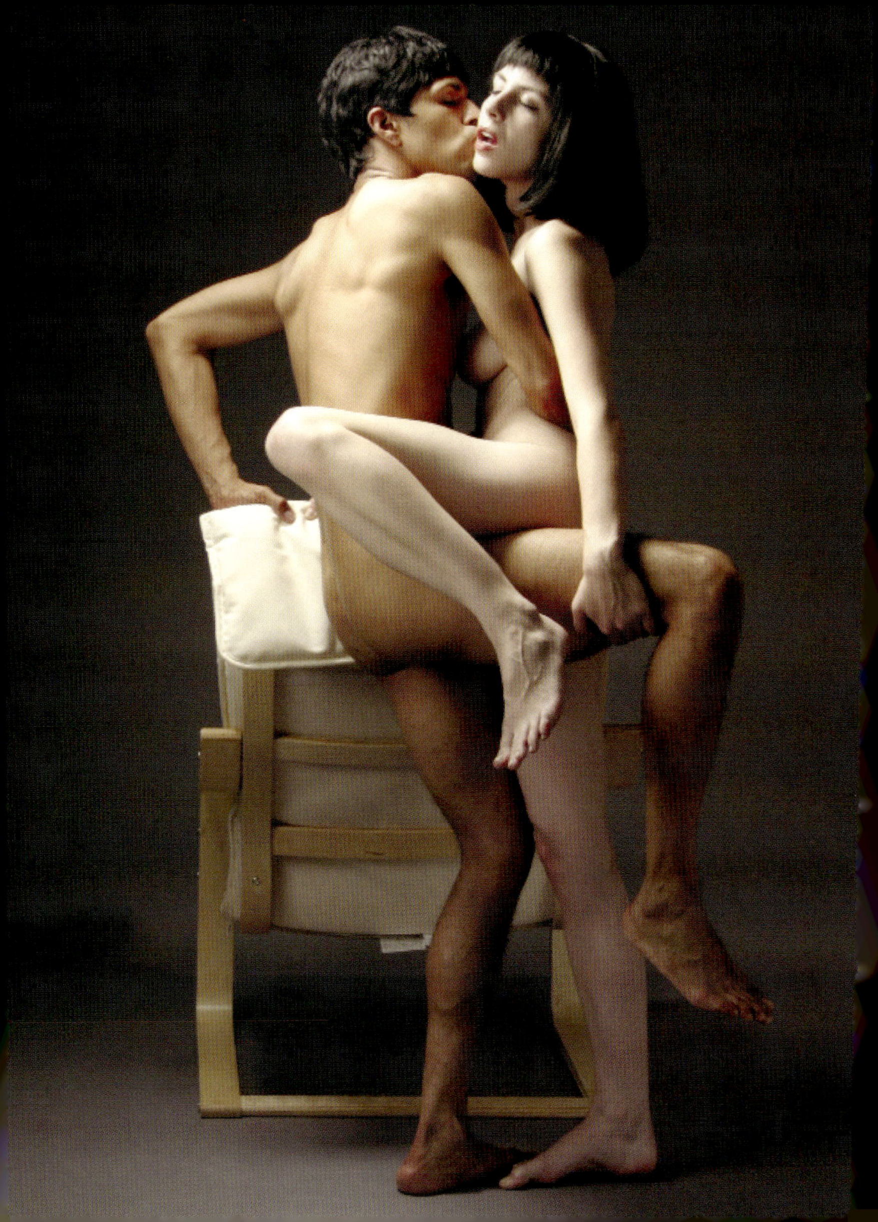

90

Beinheben

Beide Partner stehen und wenden sich einander zu. Die Frau legt das linke Bein über den Oberschenkel des Partners und hält den Oberschenkel fest, damit der Partner tief eindringen kann.

Stuhl-Action

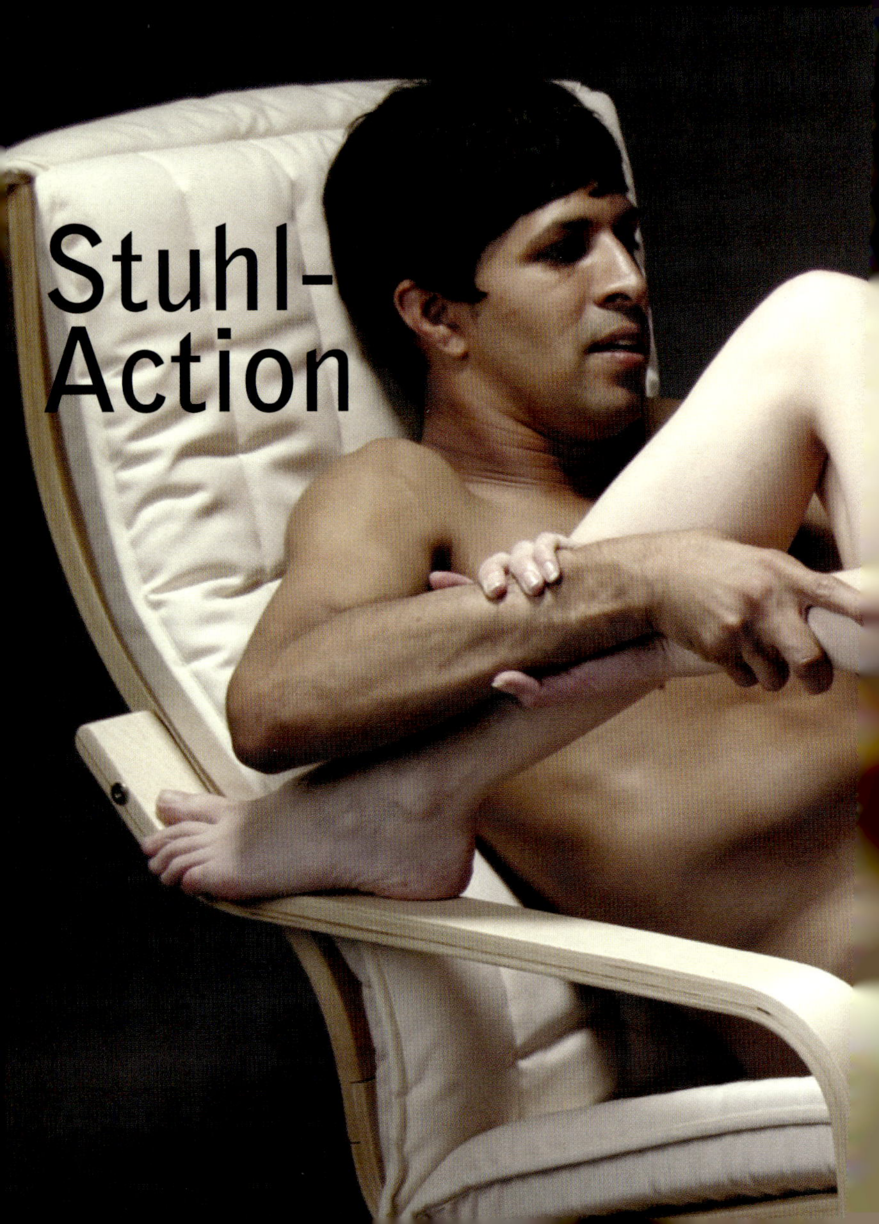

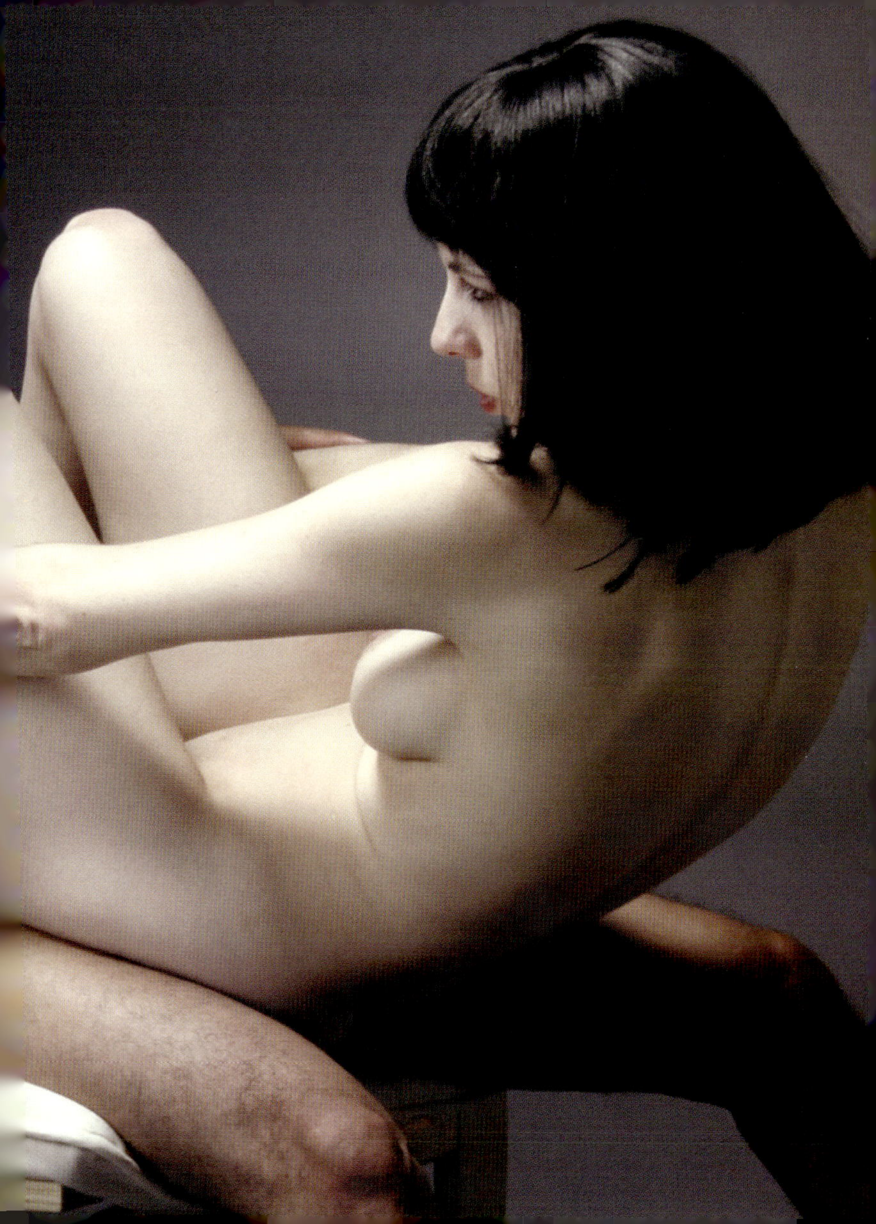

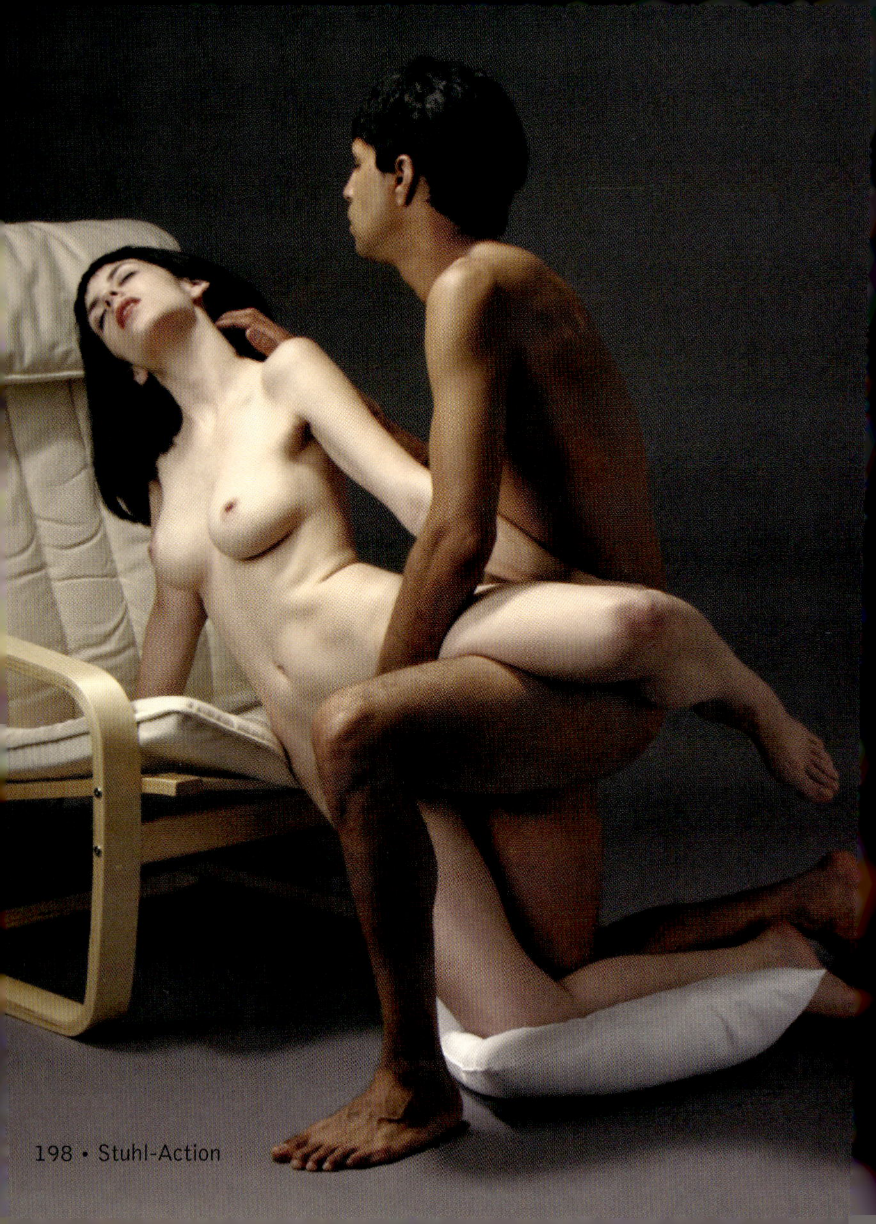

91

Stuhl-Lift

Mit Hilfe eines Stuhls und eines Kissens ermöglicht diese kniende Stellung neue Winkel für tiefes Eindringen. Die Frau lehnt sich seitlich auf den Stuhl, der Partner kniet vor ihr. Sie kann ein Bein über seinen Oberschenkel legen, damit die Klitoris besser stimuliert wird.

92

Perfektes Eintauchen

Diese Katzen-Stellung ähnelt dem Hündchen (67), aber die Frau ist weniger gestreckt. Sie kniet aufrecht und beugt sich über ein Bett oder stützt sich auf einen Stuhl, während der Partner von hinten eindringt. Die Beine der Frau bleiben zwischen seinen, und ihre aufrechte Position ermöglicht es dem Partner, ihre Brüste und ihre Klitoris zu stimulieren.

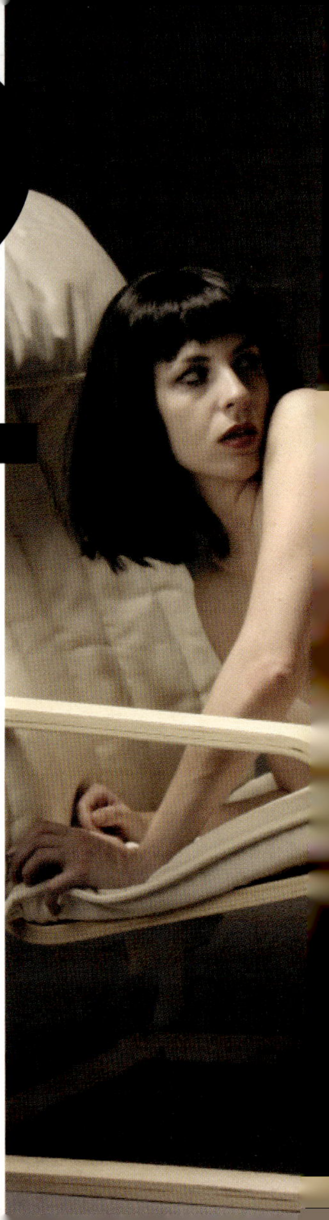

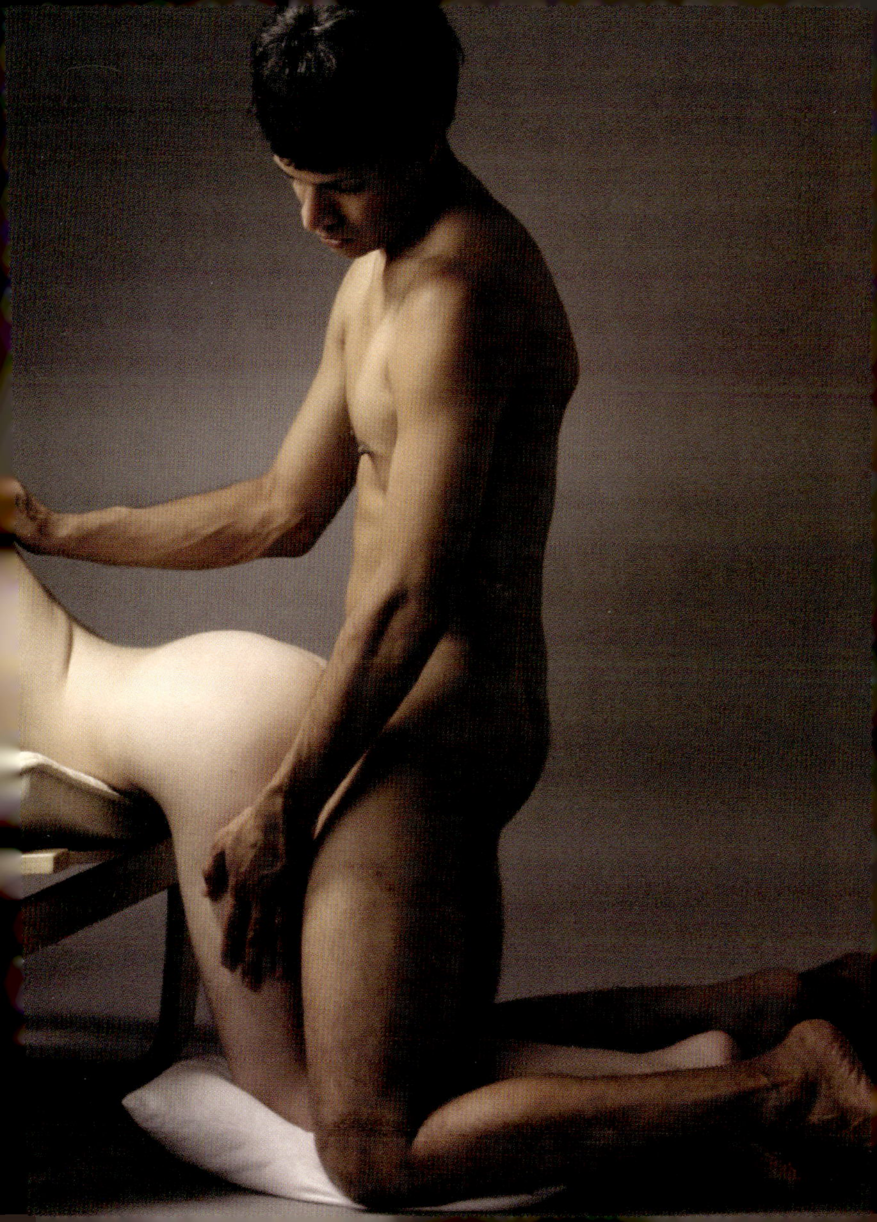

93

Die Salonkatze

Dies ist das Perfekte Eintauchen (92), aber hier kniet die Frau auf einem Stuhl. Der Partner dringt im Stehen von hinten ein.

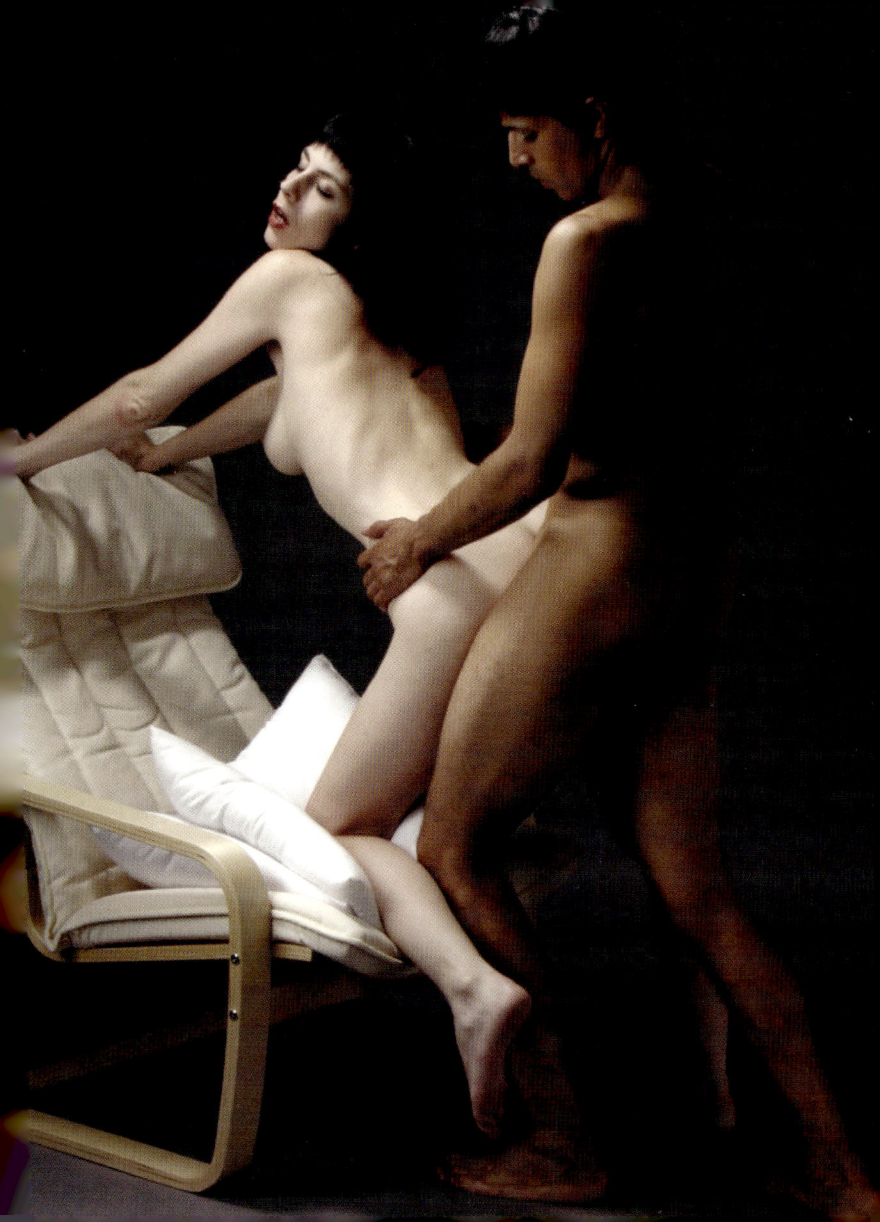

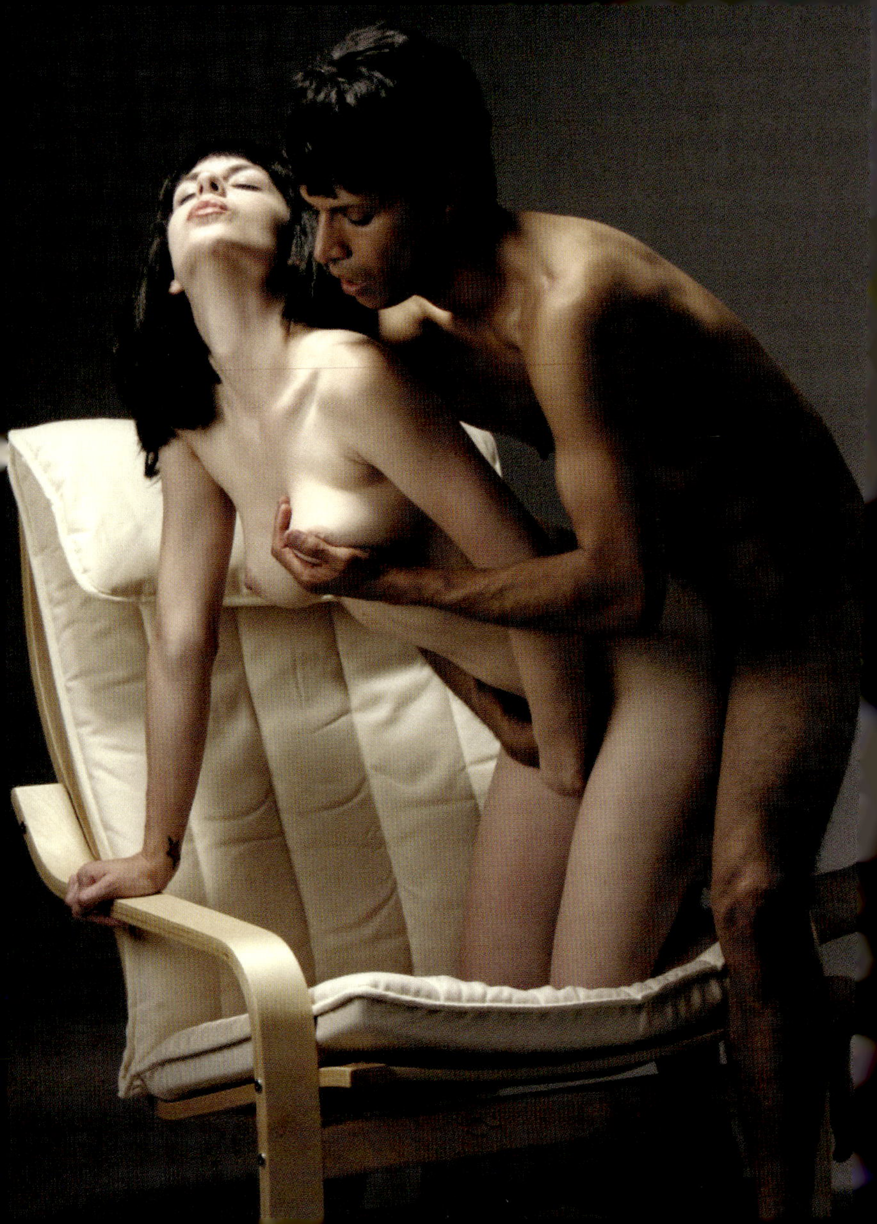

94

Fido auf den Füßen

Eine Hündchen-Stellung ohne Bett. Die Frau lässt sich auf alle Viere nieder oder kniet auf einem Sessel. Der Partner steht hinter ihr und dringt ein.

95

Die Schubkarre

Der Staubsauger (87) auf dem Bett oder auf einem Sessel. Hier liegen die Unterarme der Frau jedoch auf einem Kissen, und der Winkel ist nicht so extrem.

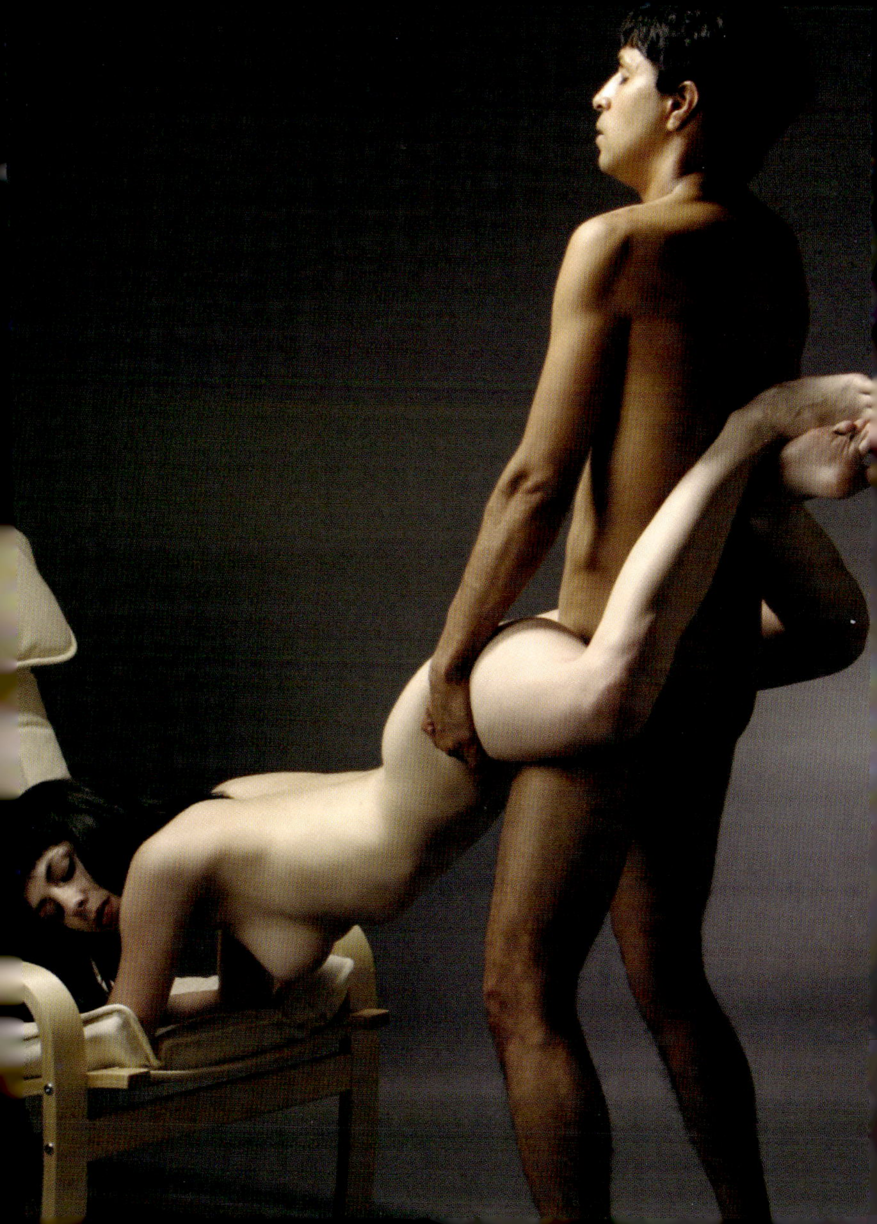

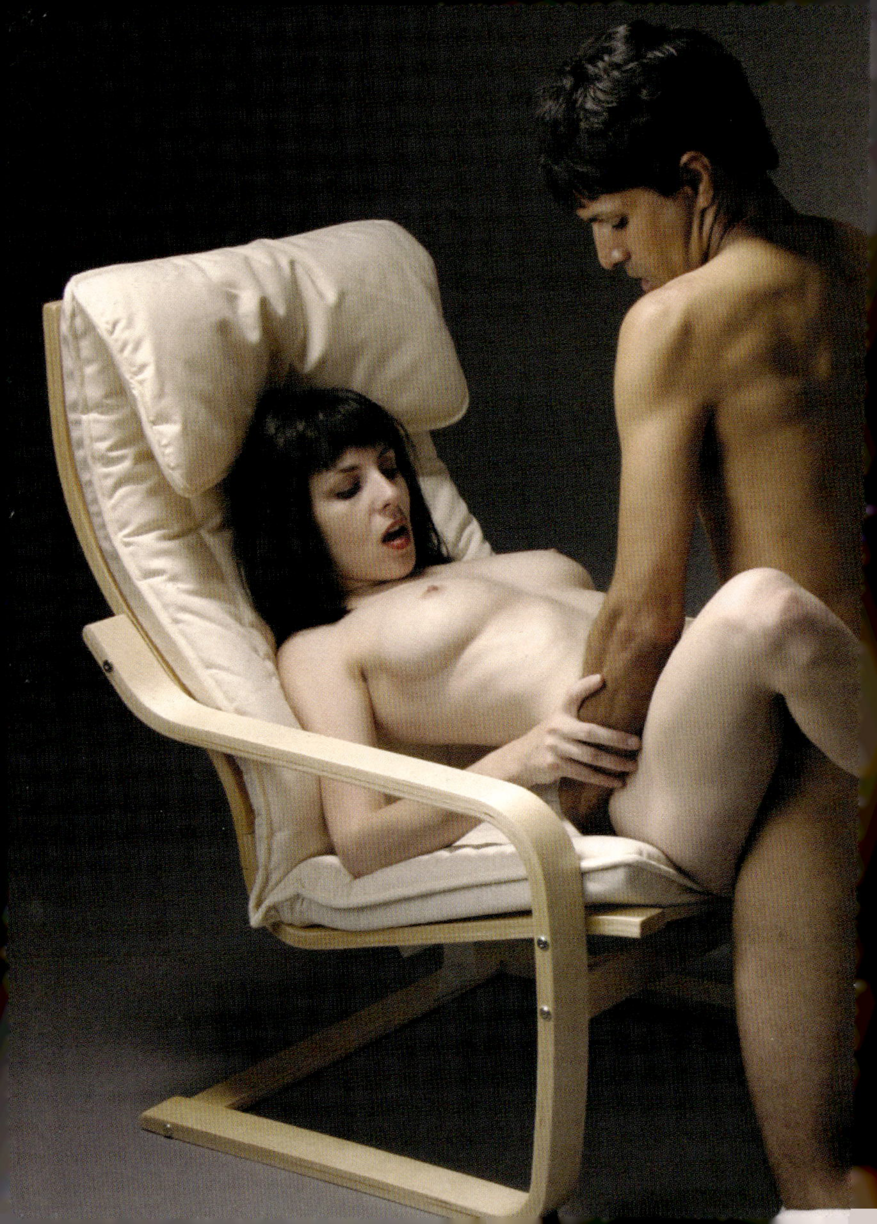

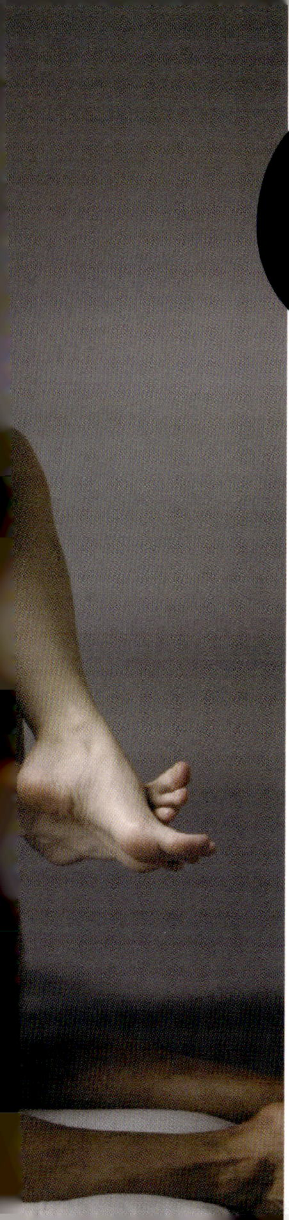

96

Faules Mädchen

Die Frau sitzt in einem großen Sessel, der Mann kniet vor ihr. Sie schlingt die Beine um seinen Rücken. Dies ist eine einfache Stellung für beide Partner, weil keiner das Gewicht des anderen tragen muss.

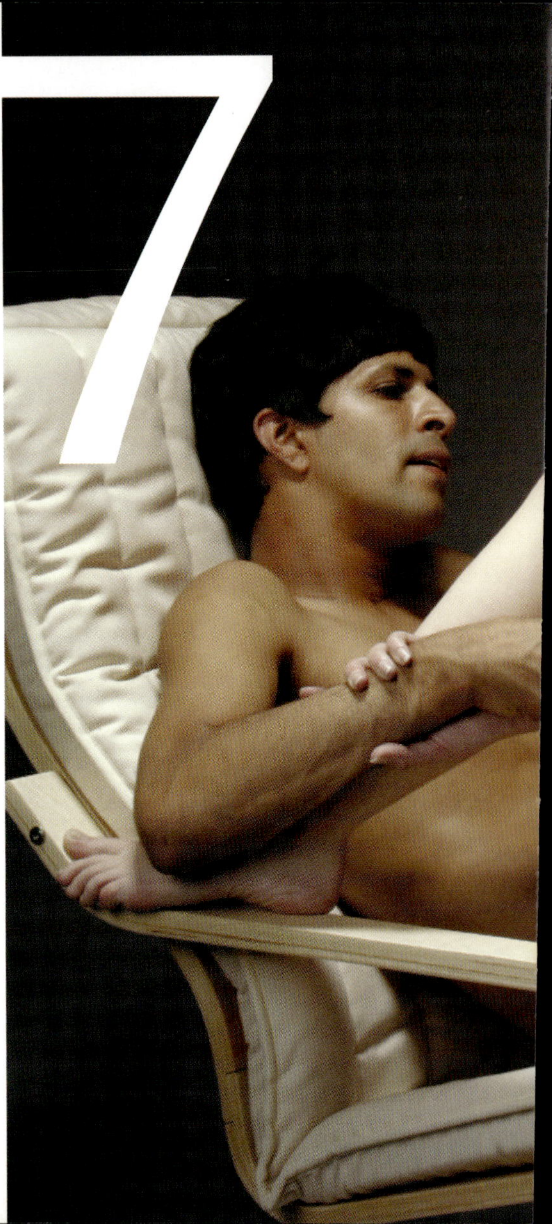

97

Seilziehen

Der Mann sitzt in einem Sessel und rutscht nach vorne, sodass nur die Schultern und der Kopf an der Lehne liegen. Die Partnerin setzt sich auf ihn, stützt die Füße unten an der Stuhllehne oder auf den Armlehnen ab und hält sich an den Händen des Partners fest.

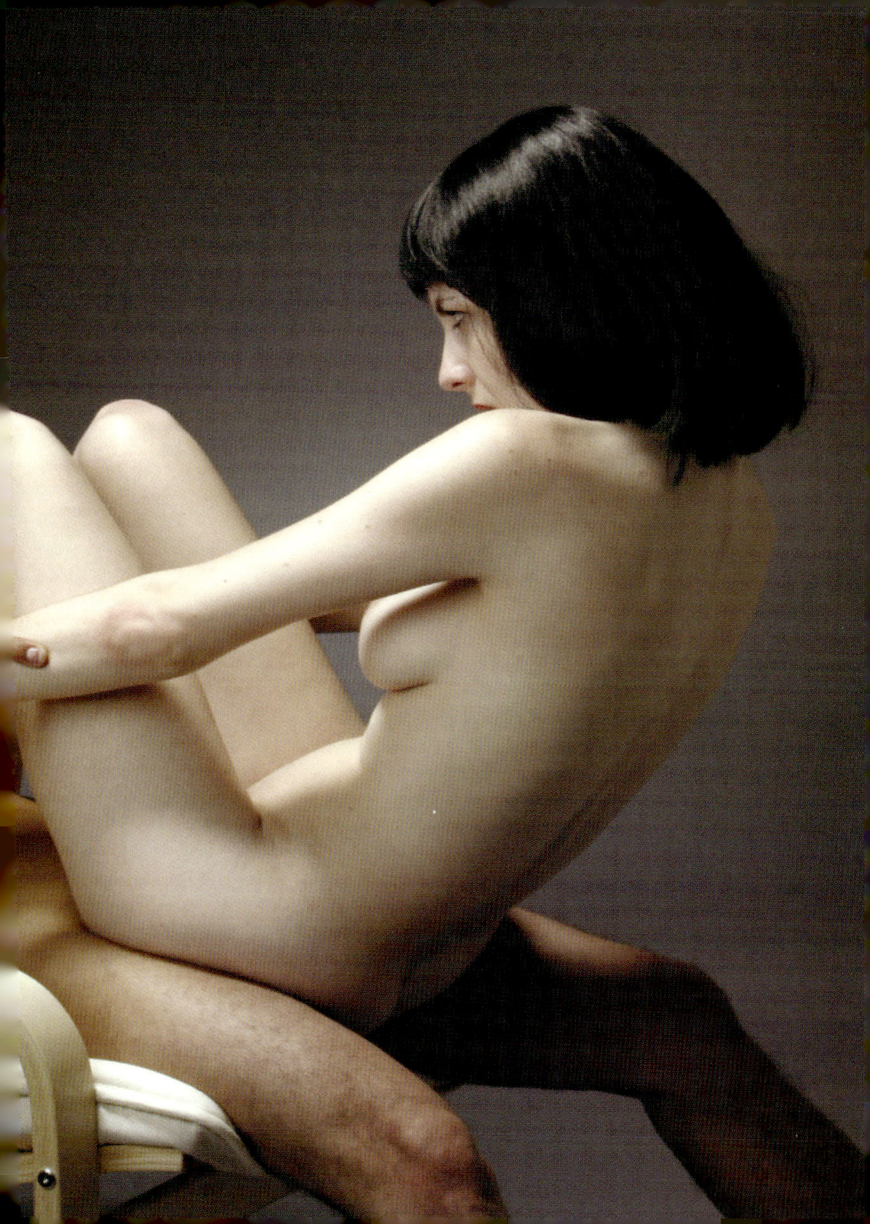

98

Setz dich auf meinen Schoß

Der Mann sitzt oder liegt in einem Sessel, die Partnerin sitzt rücklings auf seinem Schoß.

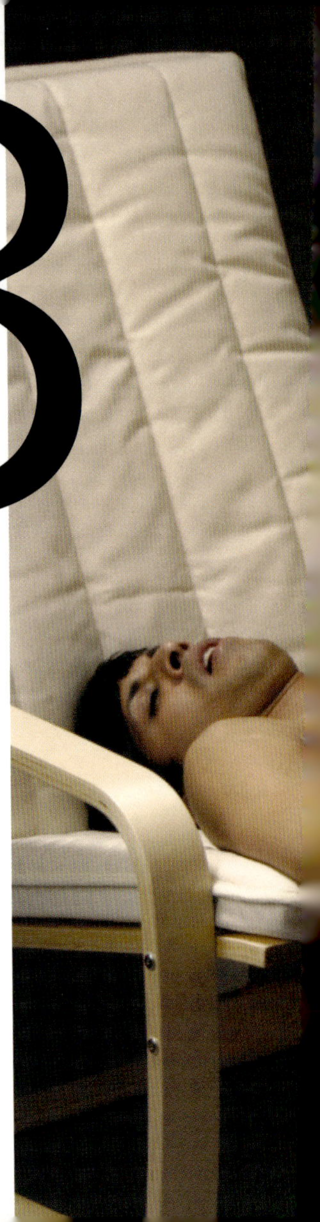

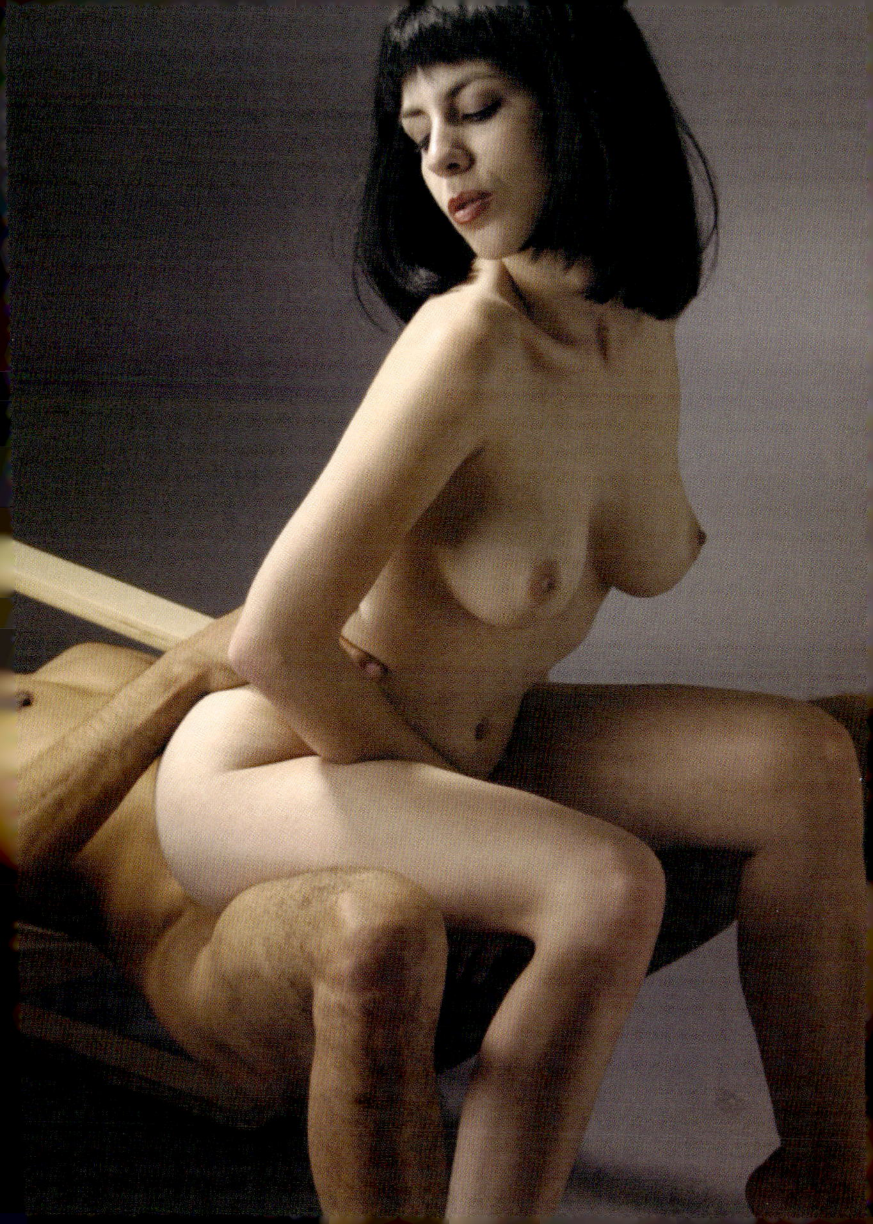

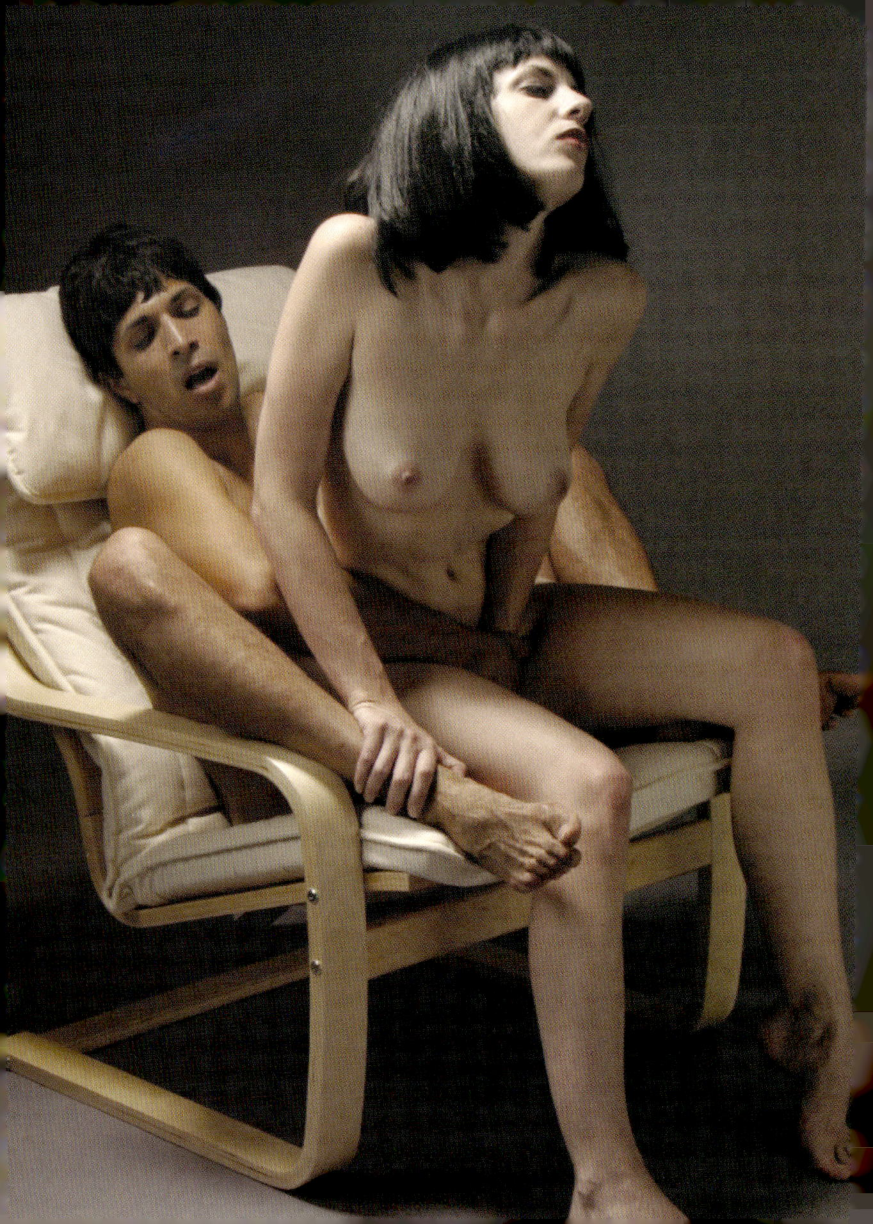

99

Rückwärtsgang

Anstatt auf dem Schoß des Partners zu sitzen, steht die Frau vor ihm und wendet ihm den Rücken zu. Er sitzt im Sessel und zieht die Beine an. Dann dringt er von hinten ein und zieht die Partnerin zu sich heran.

100

Mein Ritter, mein Sessel

Der Mann liegt mit dem Kopf nach unten in einem Sessel. Die Partnerin setzt sich auf ihn und stützt sich mit den Knien und Armen auf den Armlehnen ab. Er kann ihre Knöchel festhalten, um nicht hinunter zu rutschen. (Beeilen Sie sich – ihm könnte schwindlig werden!)

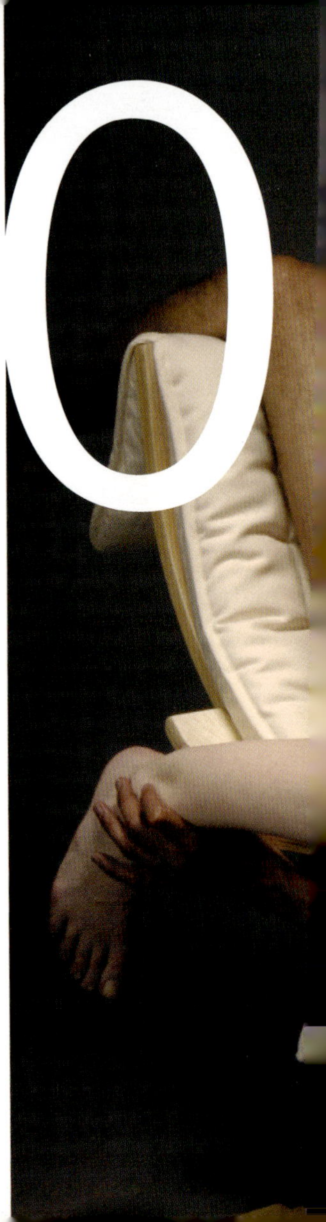

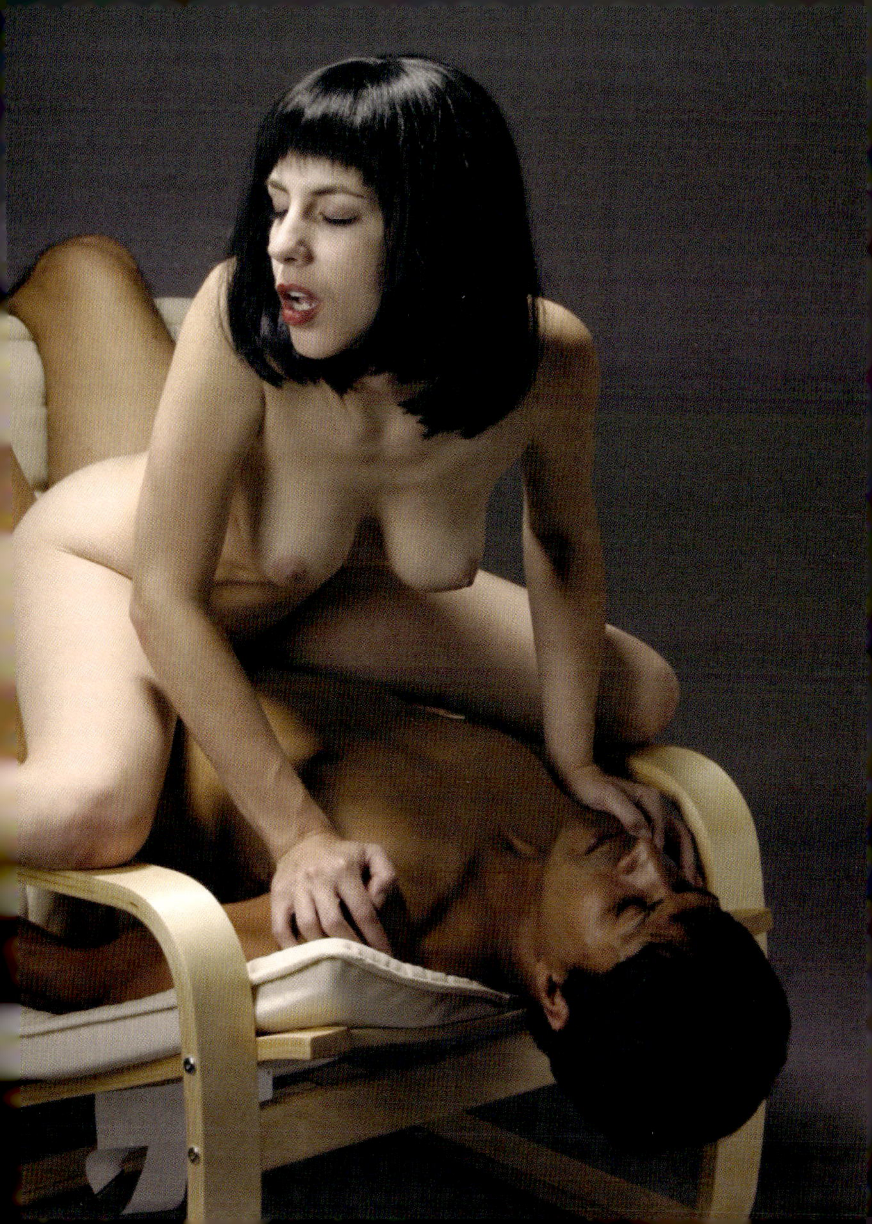

101

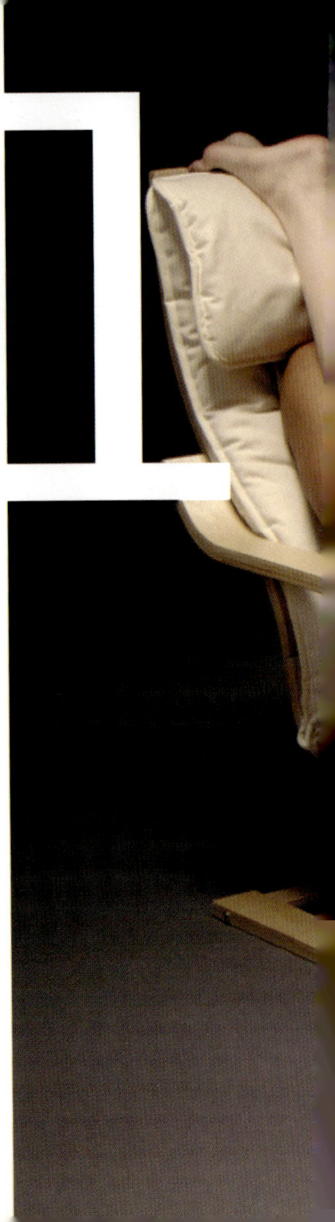

Sesseltwist

Der Mann sitzt in einem Sessel, die Frau nimmt vor ihm die Staubsauger-Stellung (87) ein. Ihre Beine liegen an seinen Wangen. Beide Partner gewinnen, aber das Spiel hat eben erst begonnen!

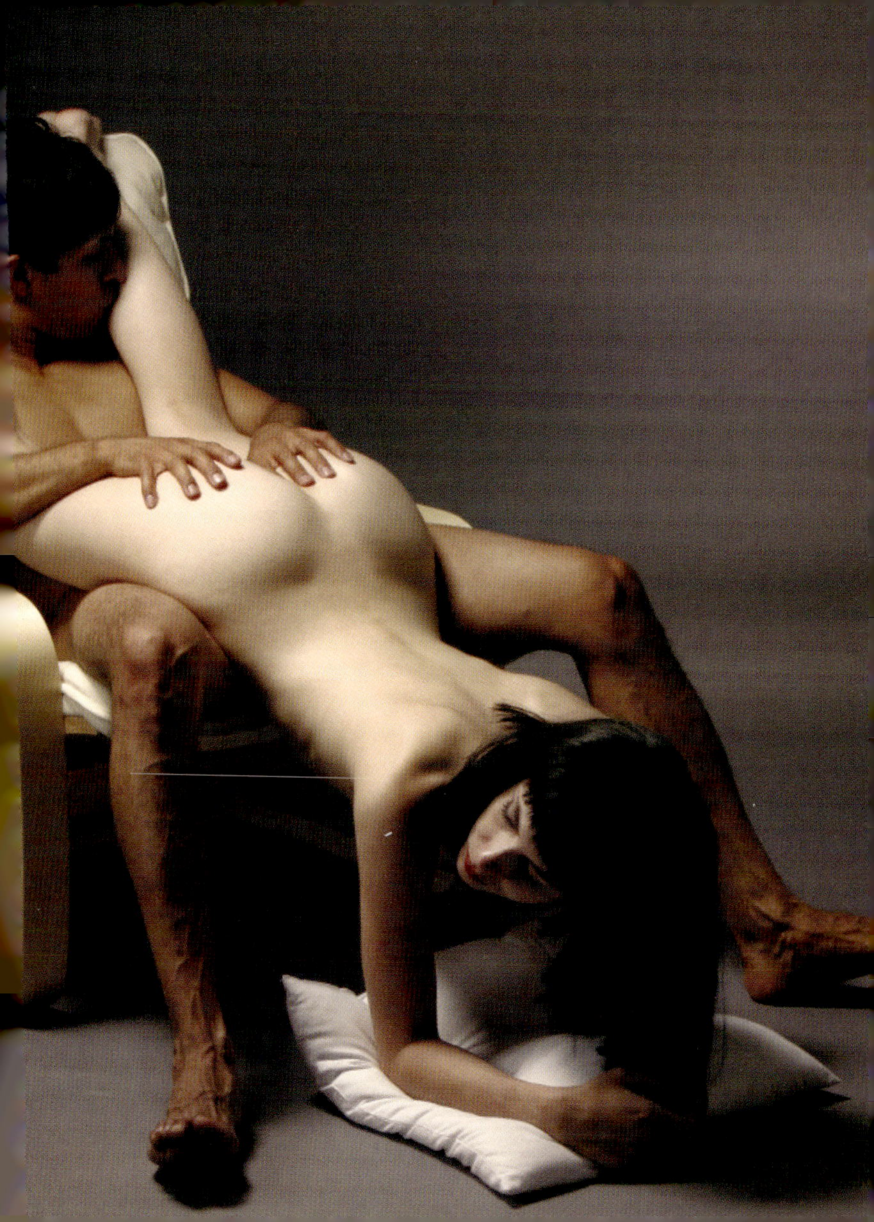

Checkliste

Diese praktische Checkliste ist in vieler Hinsicht nützlich. Sie zeigt einen Schnappschuss jeder Stellung und hilft Ihnen, den Überblick zu behalten. Seien Sie kreativ, und kreuzen Sie Ihre Lieblingsstellungen an – oder markieren Sie die einfachen Stellungen oder jene, die einen Yogakurs voraussetzen!

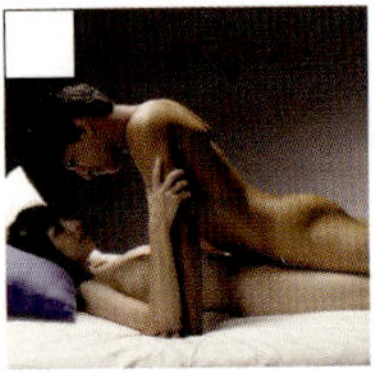

1 Lineal A

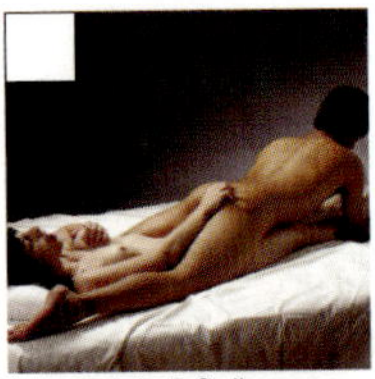

2 Rhythmische Fußreibung

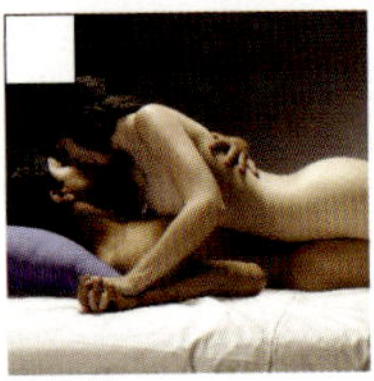

3 Lineal B

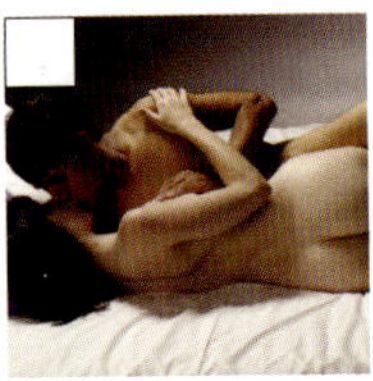

4 Immer an deiner Seite

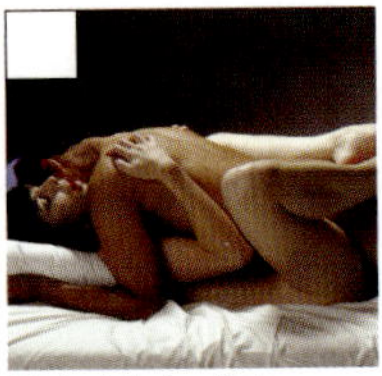

5 Schwein in einer Decke

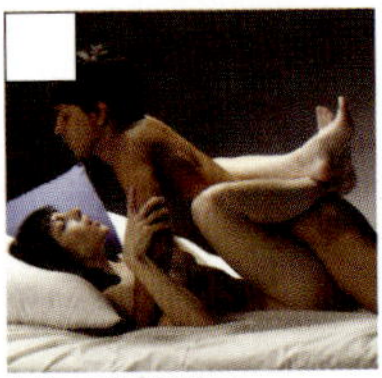

6 Der reuige Sünder

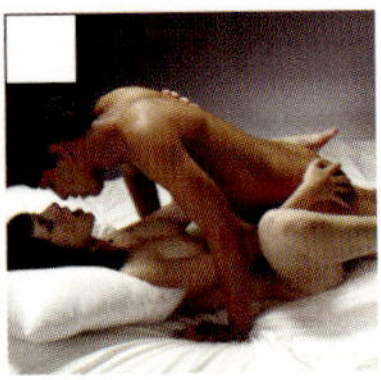

7 Das Erwachen

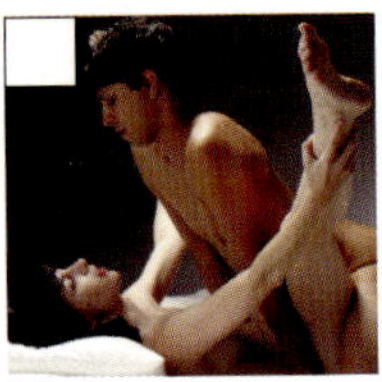

8 Das Erwachen am Spieß

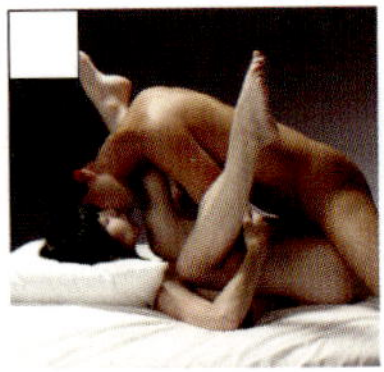

9 Inneres Erwachen

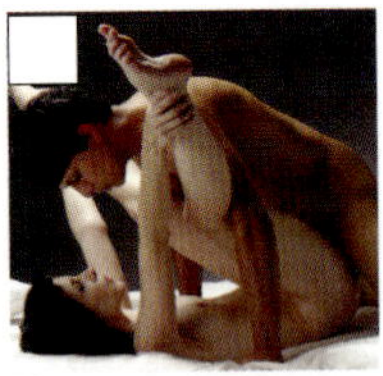

10 Schere

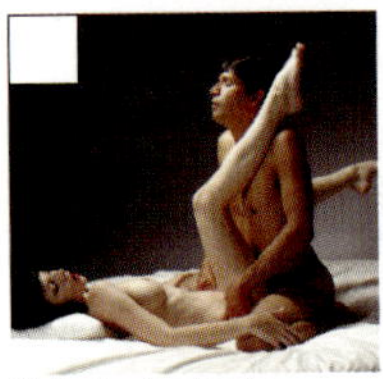

11 Spalten eines Bambus

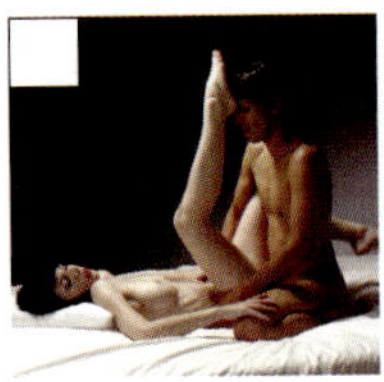

12 Hammerkopf

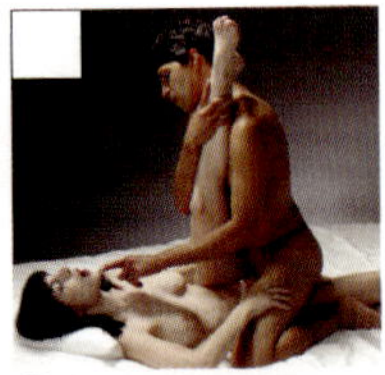

13 Klappmesser

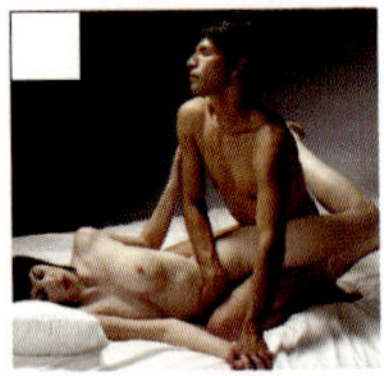

14 Klappmesser seitlich

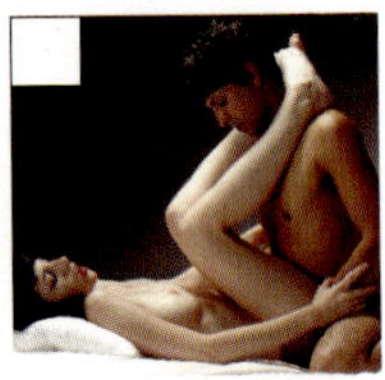

15 Kletter-Efeu

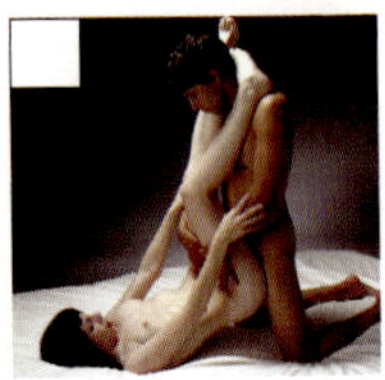

16 Umgekehrte Schubkarre

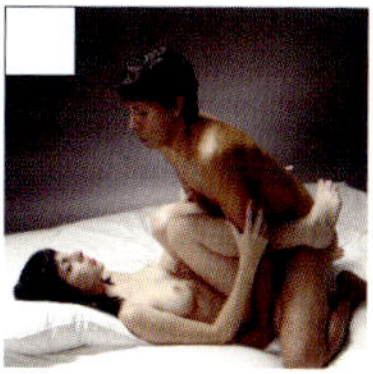

17 Der Krebs

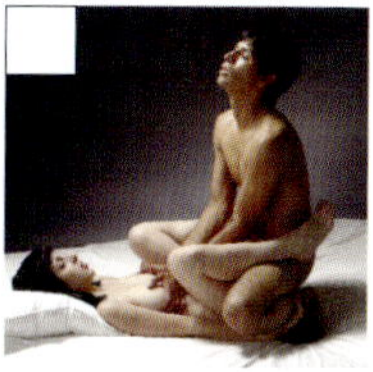

18 Der umschlungene Krebs

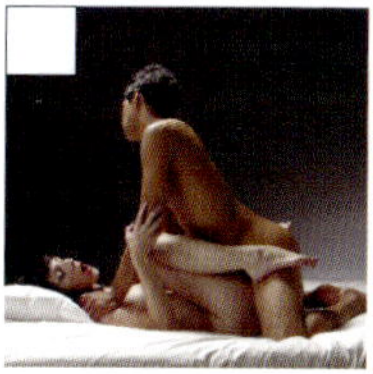

19 Der offene Krebs

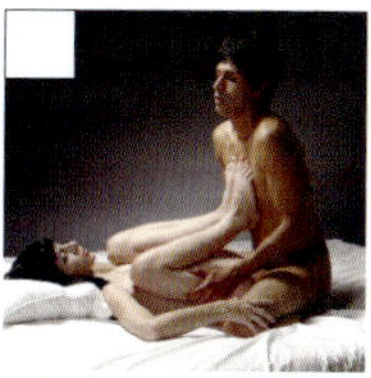

20 Die Presse

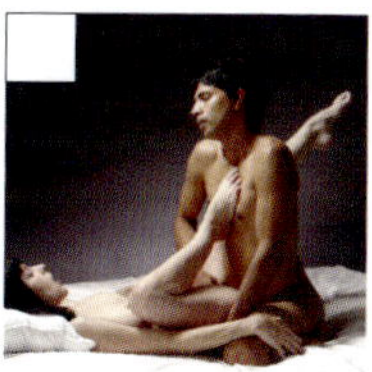

21 Das Fahrrad

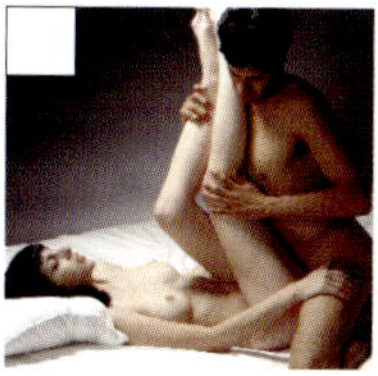

22 Seitliche Presse

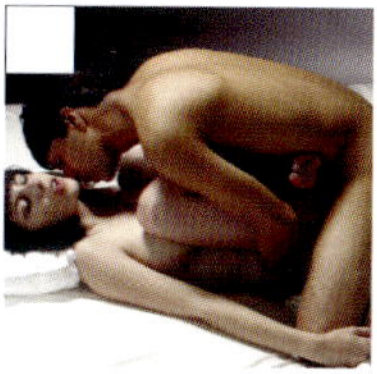

23 Halber Lotus

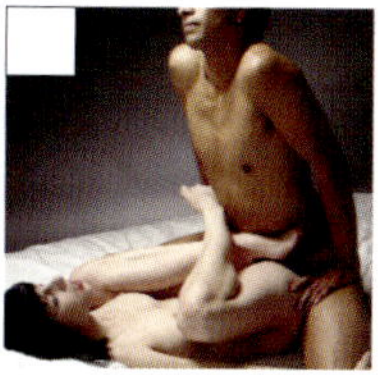

24 Ganzer Lotos

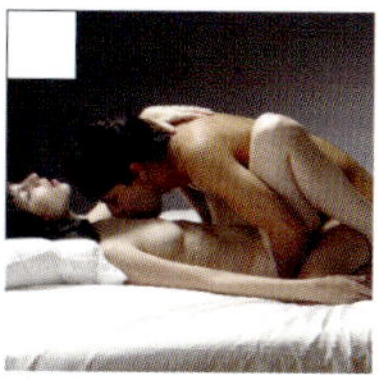

25 Indras Gemahlin

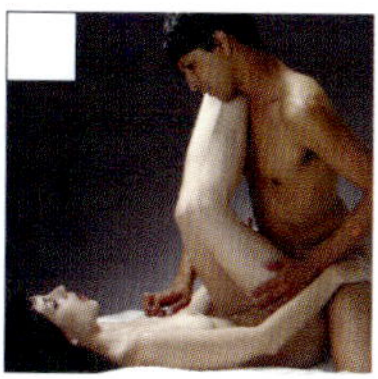

26 Knien und strecken

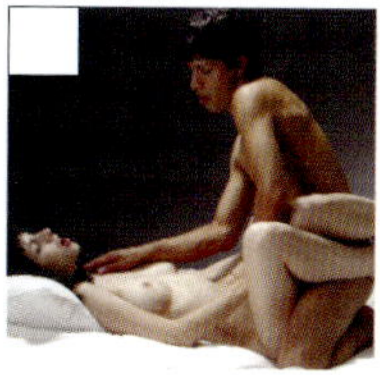

27 Knien und seitlich strecken

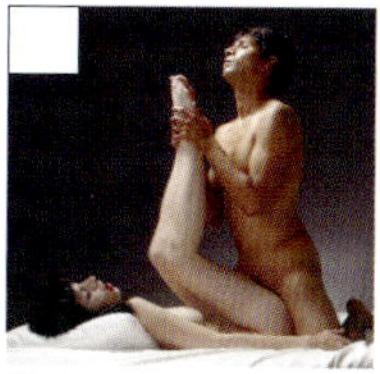

28 Knien und nach hinten drücken

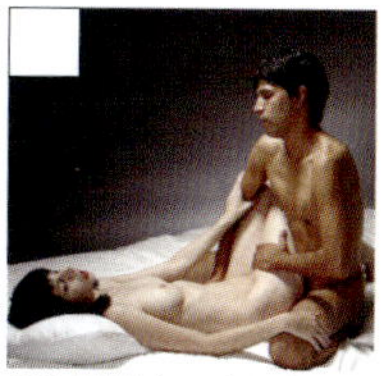

29 Seitlich knien und strecken

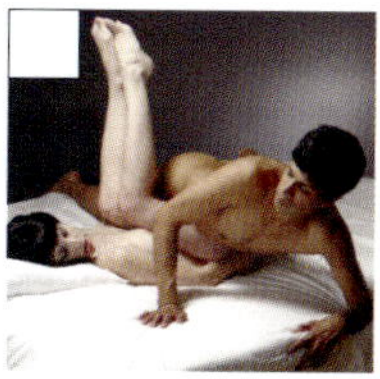

30 Wellenkamm

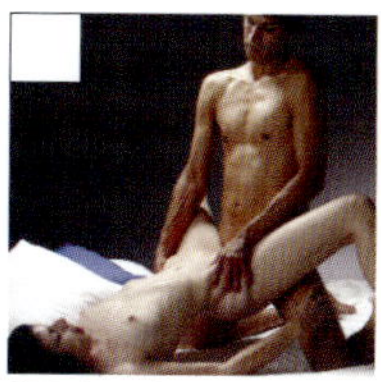

31 Beckenstoß

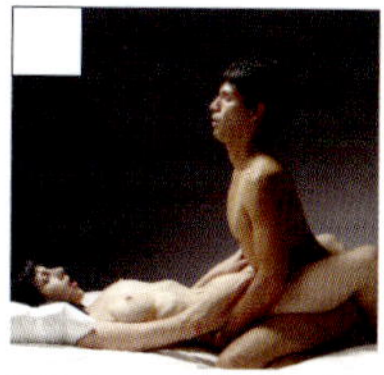

32 Beckentanz auf dem Schoß

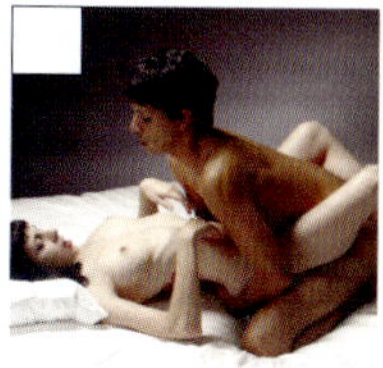

33 Umschlungener Beckentanz

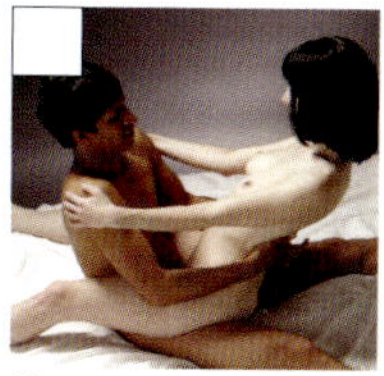

34 Kamas Rad

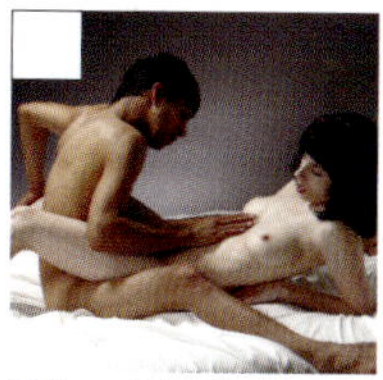

35 Kamas Rad im Liegen

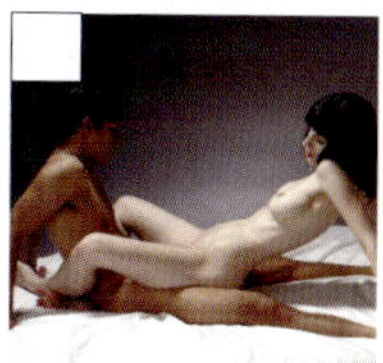

36 Schlangenfalle

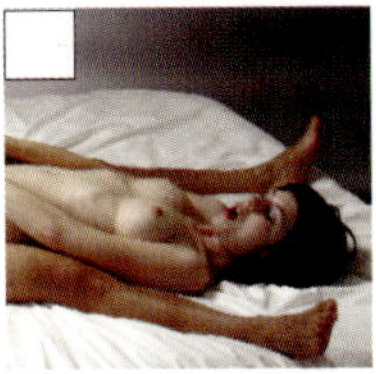
37 Schlangenfalle im Liegen

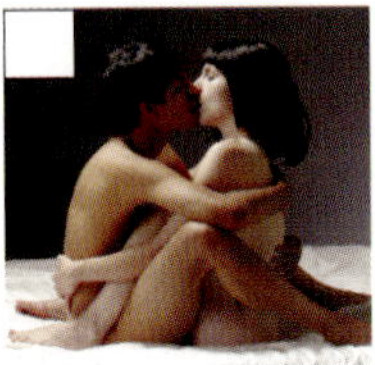
38 Die endlose Umarmung

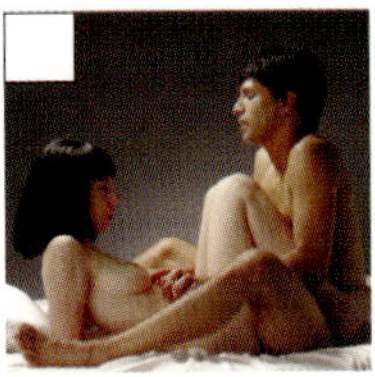
39 Fußpaare

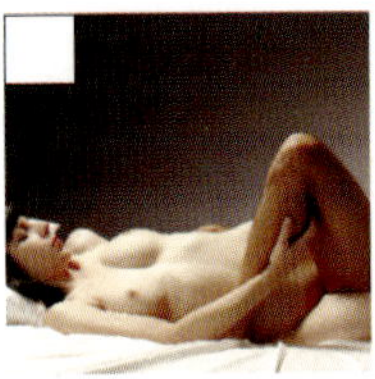
40 X zeigt den Punkt

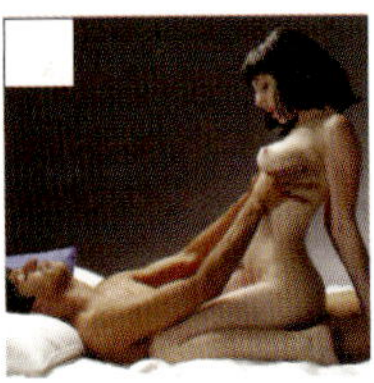
41 Der Mährentrick

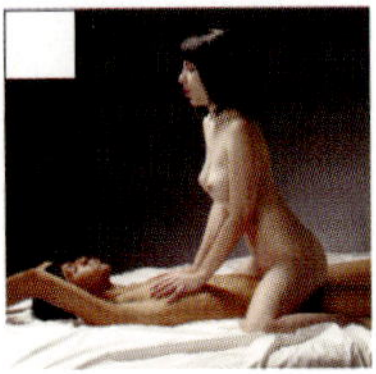
42 Die Zange

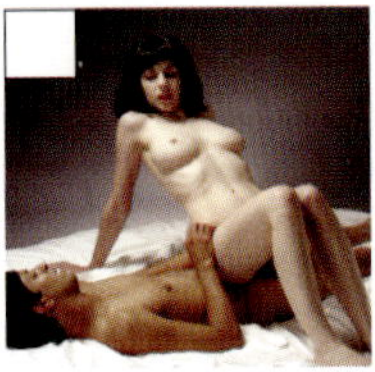
43 Die Spinnerin

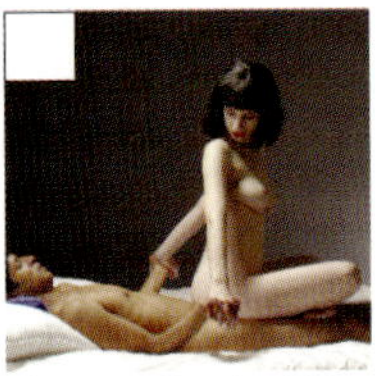
44 Meditation hinter dem Rücken

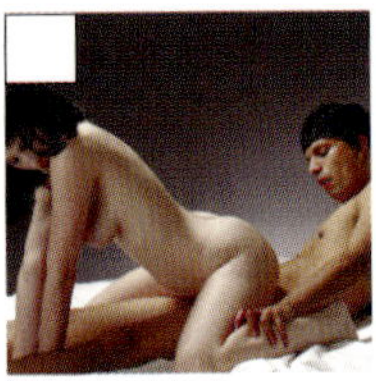
45 Die Nadel

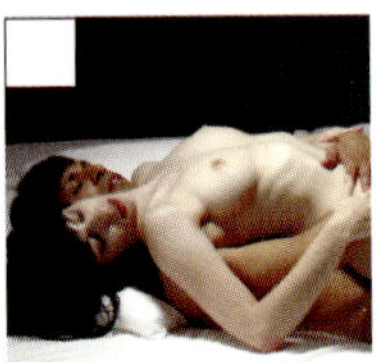
46 Löffel an Löffel

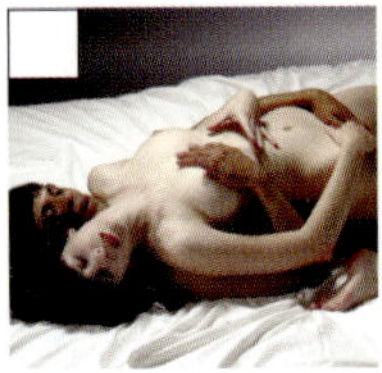
47 Löffel an Löffel gestreckt

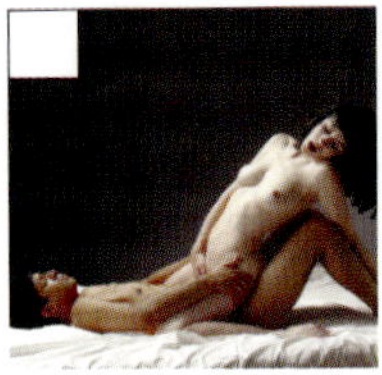
48 Ins Haus gleiten

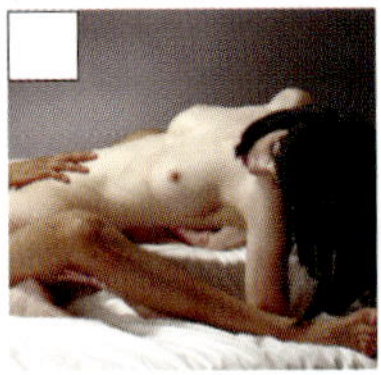
49 Ruhesessel

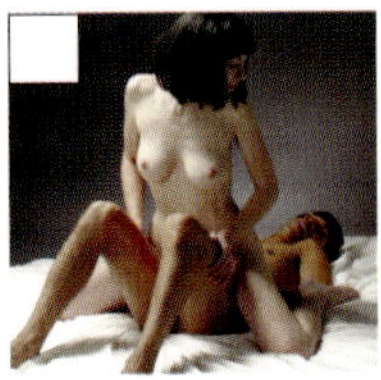
50 Die Umschlingung

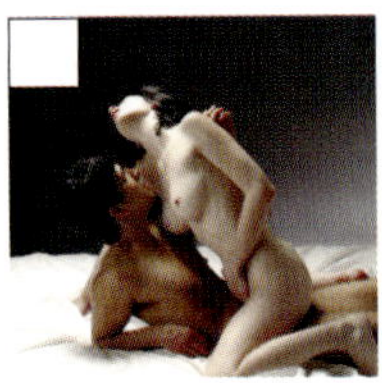
51 Das bockende Wildpferd

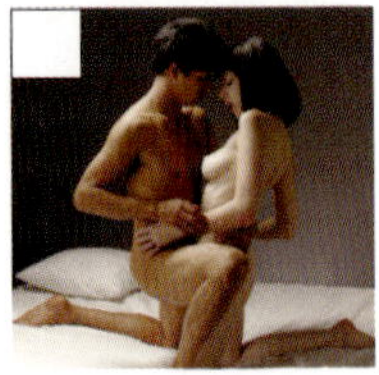
52 Hast du Lust?

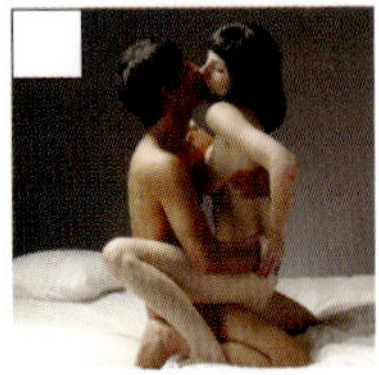
53 Kauernder Tiger, verborgene ...

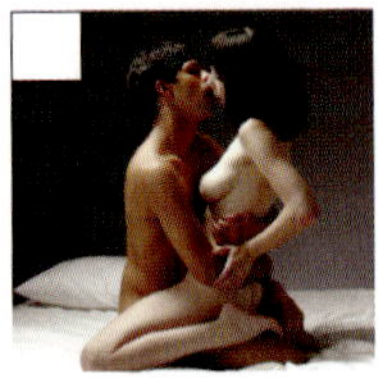
54 Lasst uns beten

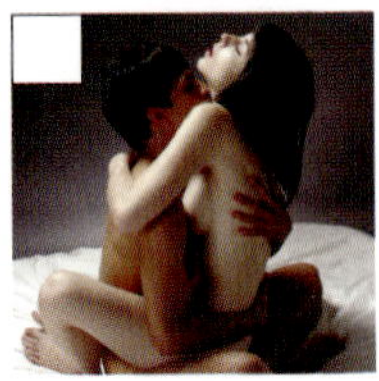
55 Körperumarmung

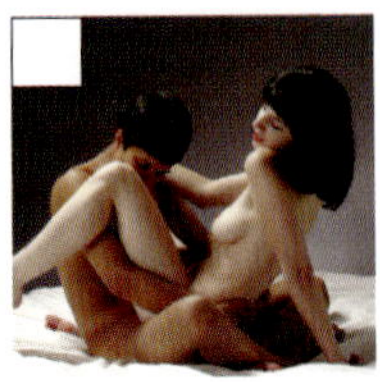
56 Gebeugte Körperumarmung

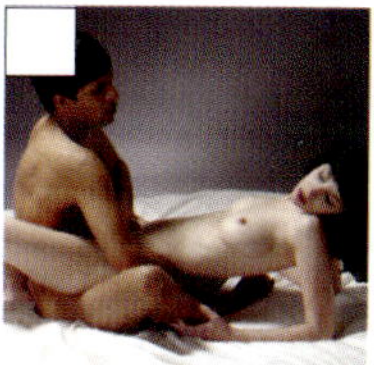
57 Körperumarmung im Liegen

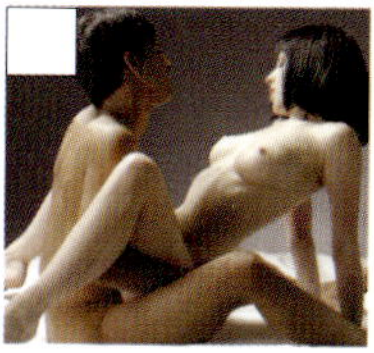
58 Aufschrei

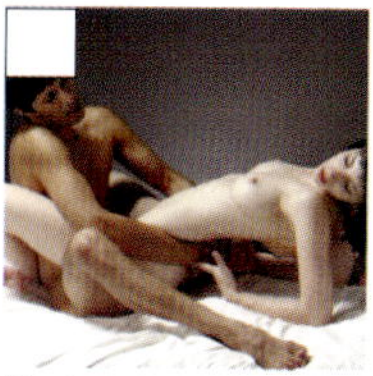
59 Süße Hingabe

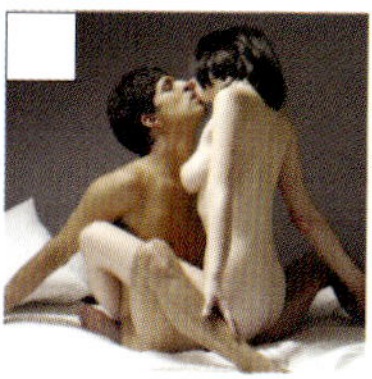
60 Der Korkenzieher

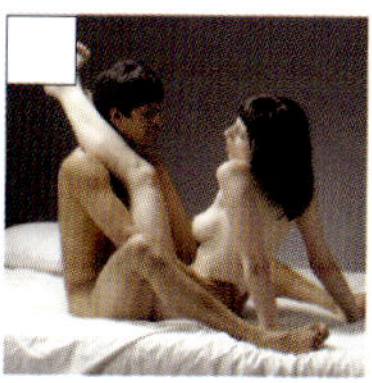
61 Der gebeugte Korkenzieher

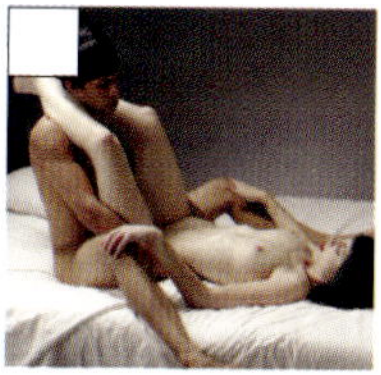
62 Umgekehrte Nackenklammer

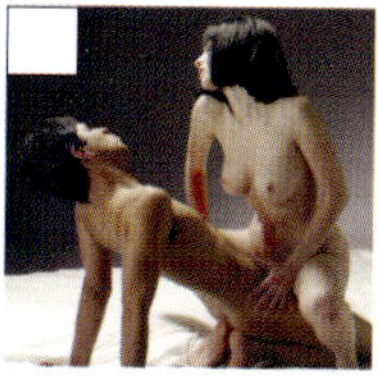
63 Die Wippe A

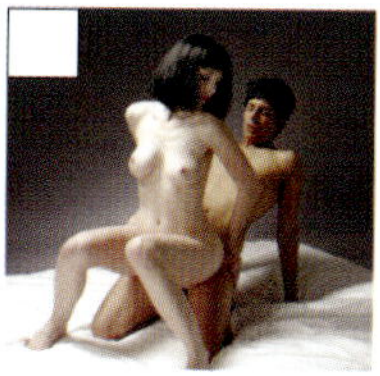
64 Die Wippe B

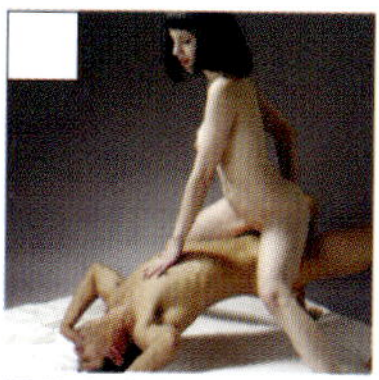
65 Die Rückenbeuge A

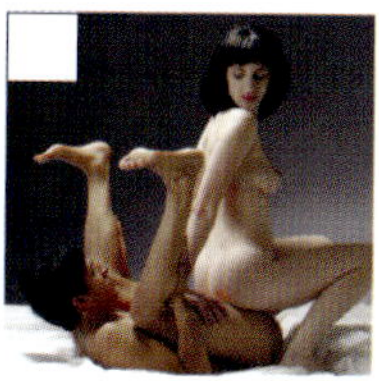
66 Der Thron

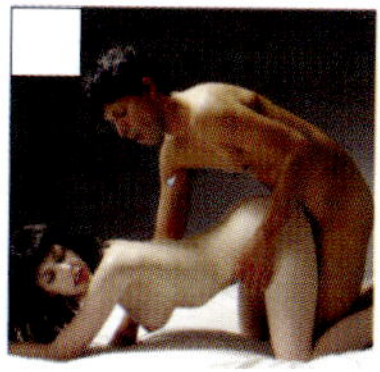
67 Hündchen

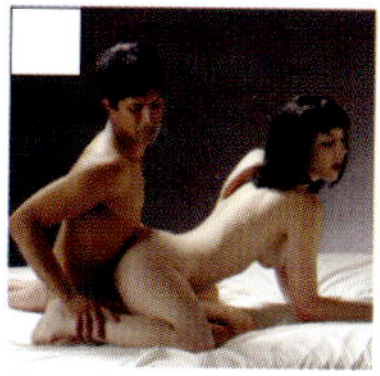
68 Das holländische Hündchen

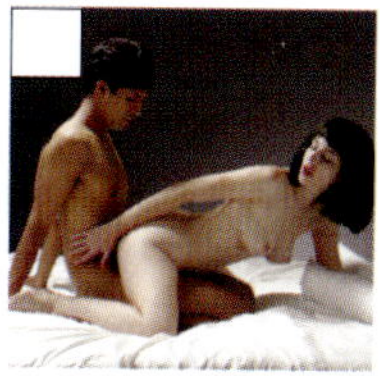
69 Hündchen seitwärts

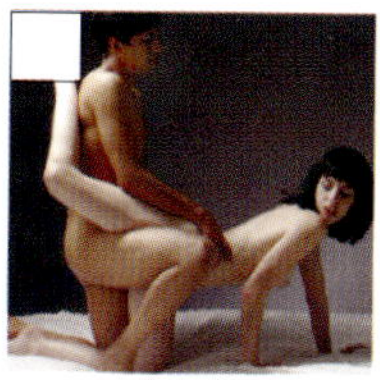
70 Rückenkraulen

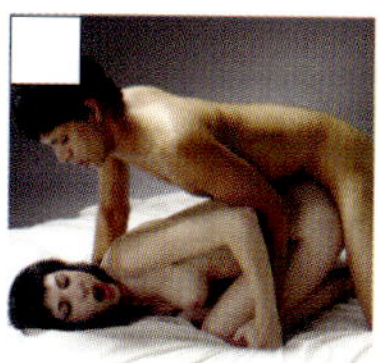
71 In Liebe gehüllt

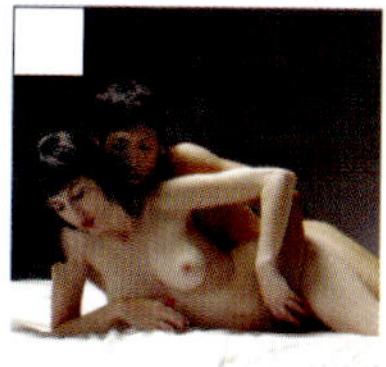
72 Baby-Elefant

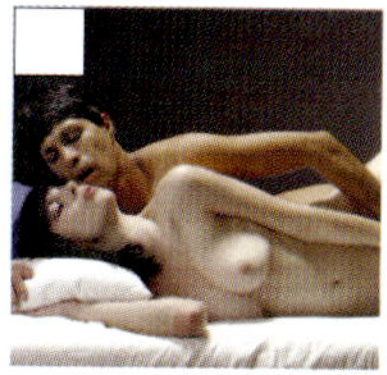
73 Offener Elefant

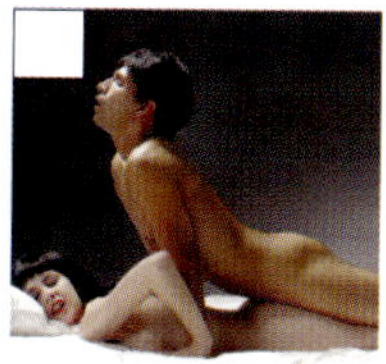
74 Der Elefant

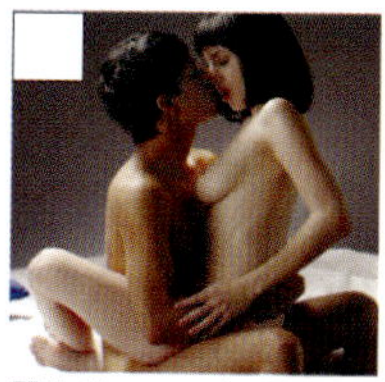
75 Umklammerung im Sitzen

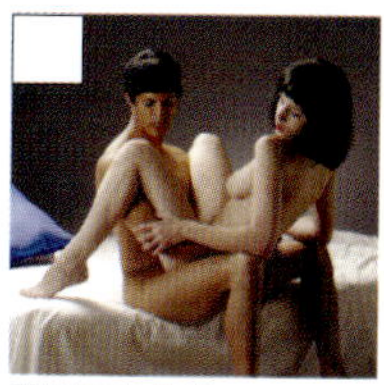
76 Gebeugte Umklammerung ...

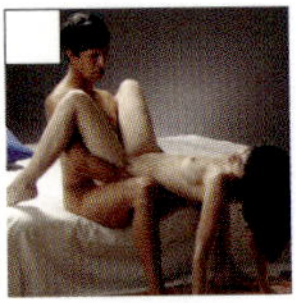
77 Die Rückenbeuge B

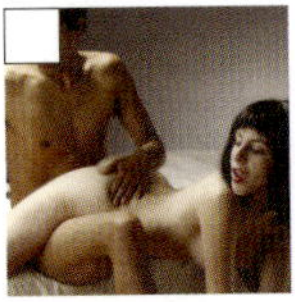
78 Der Vorstoß

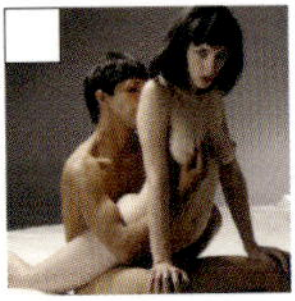
79 Die Kobra

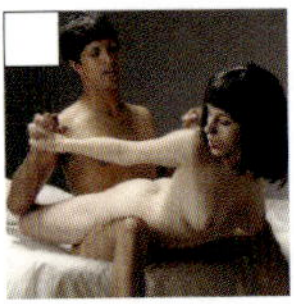
80 Der Pilot

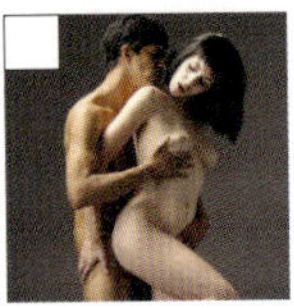
81 Der Überfall

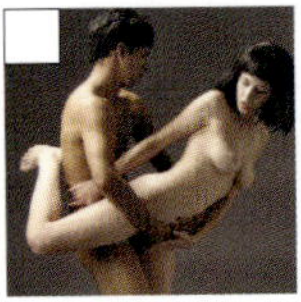
82 Steh ihm bei

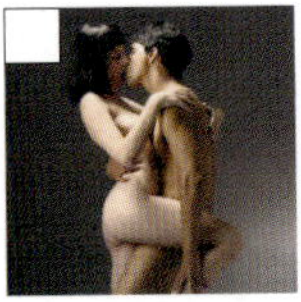
83 Der Tango

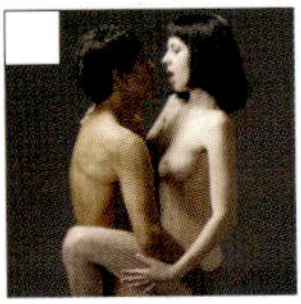
84 Der Harnisch

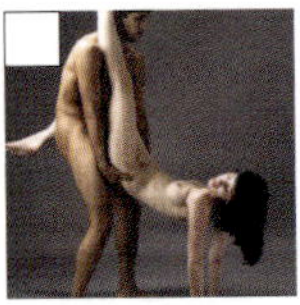
85 Die Rückenbeuge C

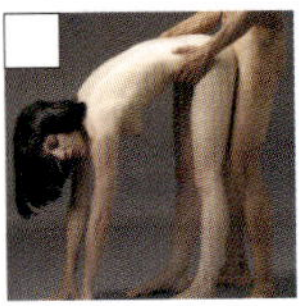
86 Begegnung mit der Kuh

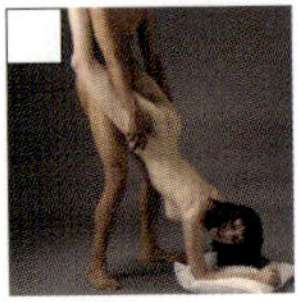
87 Der Staubsauger

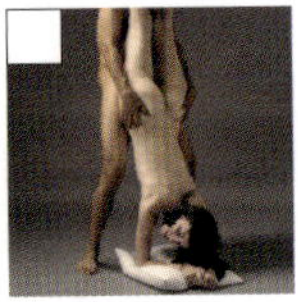
88 Der aufrechte Staubs...

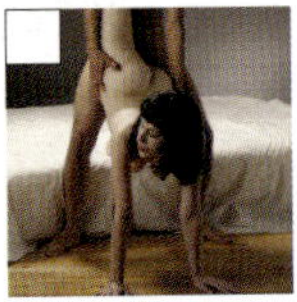
89 Der Handstand

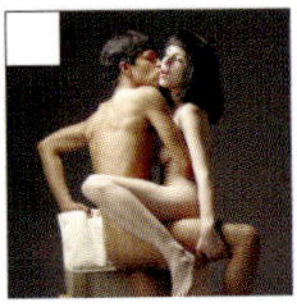
90 Beinheben

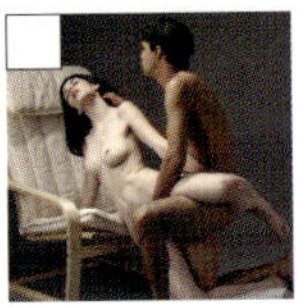
91 Stuhl-Lift

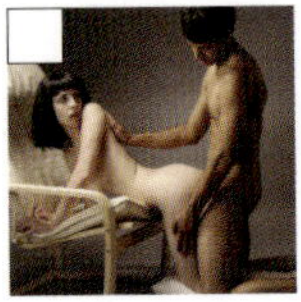
92 Perfektes Eintauchen

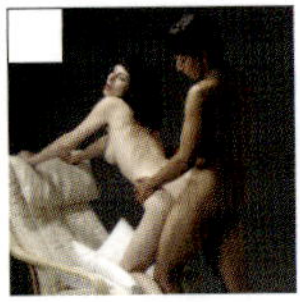
93 Die Salonkatze

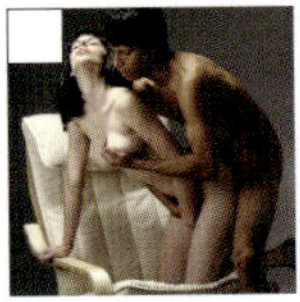
94 Fido auf den Füßen

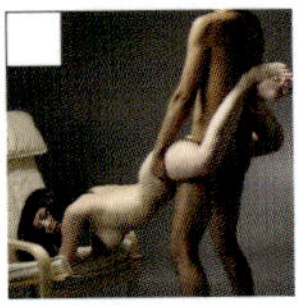
95 Die Schubkarre

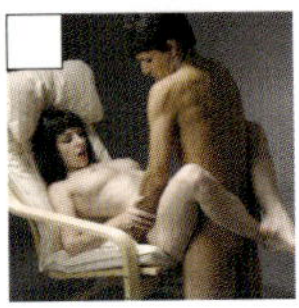
96 Faules Mädchen

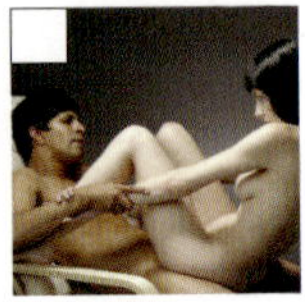
97 Seilziehen

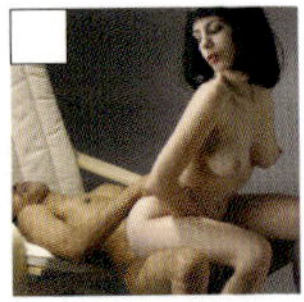
98 Setz dich auf meinen ...

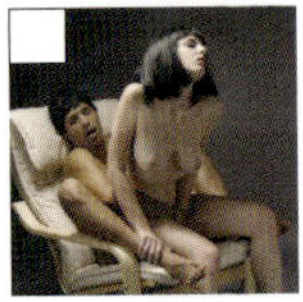
99 Rückwärtsgang

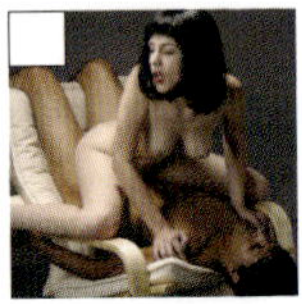
100 Mein Ritter, mein ...

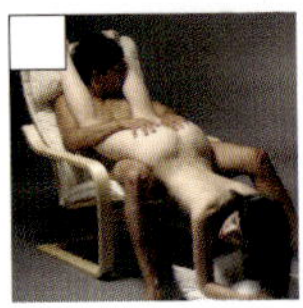
101 Sesseltwist